DIAGNÓSTICO Y TRATAMIENTO DEL COVID-19

A TRAVÉS DE LA COMBINACIÓN DE LA MEDICINA TRADICIONAL CHINA Y LA MEDICINA OCCIDENTAL

BOLI ZHANG

QINGQUAN LIU

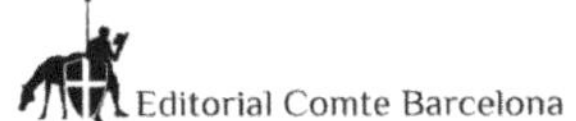

Editorial Comte Barcelona

Boli Zhang, Qingquan Liu

Diagnóstico y tratamiento del COVID-19 a través de la combinación de la Medicina Tradicional China y la Medicina Occidental

© Boli Zhang, Qingquan Liu

© Editorial Comte Barcelona

OPOSBOX SL

C/Rodrigo Caro 73, 08914 Barcelona(España)

https://comtebarcelona.com

Primera edición: Mayo de 2023

ISBN: 978-84-123199-7-2(Paperback)

ÍNDICE

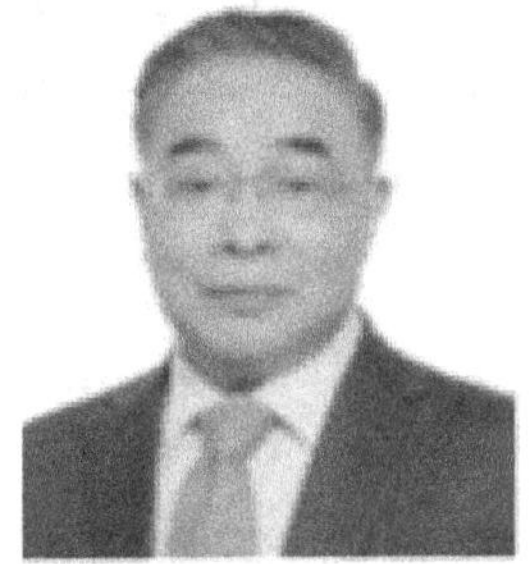

Boli Zhang, es un académico de la Academia China de Ingeniería, presidente honorario de la Universidad de Medicina Tradicional China de Tianjin y de la Academia China de Medicina Tradicional China. También es miembro del Grupo Directivo Central de Hubei, director del Departamento de Medicina y Salud de la Academia China de Ingeniería, director del Laboratorio Estatal Clave de Medicina Tradicional China y destacado miembro del Partido Comunista.

Zhang Boli es el subdirector técnico especial nacional de "creación de un nuevo medicamento importante" y uno de los líderes nacionales clave en medicina china. Además, es el presidente del Comité de Educación de Medicina China del Ministerio de Educación, el undécimo subdirector de la Comisión de Farmacopea, vicepresidente de la Asociación Mundial de Medicina Tradicional China, presidente del Comité Directivo de la Asociación Mundial de Medicina Tradicional China, presidente honorario de la Asociación China de Medicina Integrativa, vicepresidente de la Asociación Médica China y vicepresidente de la Asociación China de Medicina Tradicional China.

Durante décadas, Zhang Boli se ha dedicado a la medicina tradicional china clínica, investigación científica y educación. Ha ganado 7 premios nacionales, incluido el primer premio de progreso científico y tecnológico nacional, y 10 premios de progreso científico y tecnológico a nivel provincial y ministerial. Además, ha publicado más de 400 disertaciones, ha supervisado más de 300 doctorados y postdoctorados.

Zhang Boli disfruta de la asignación especial del gobierno emitida por el Consejo de Estado y ha ganado varios premios, incluyendo el Premio Nacional de Innovación, el Premio de Ciencia y Tecnología de Guanghua, el Premio de la Fundación He Liang He Li, el Premio de Medicina Wu Jieping, el Premio de Medicina Shulan y el Premio de Logros de Ciencia y Tecnología de Tianjin. También ha sido reconocido como un destacado profesional y personal técnico nacional, un modelo nacional de enseñanza y educación, un trabajador nacional avanzado y un destacado científico y tecnólogo nacional.

Como experto del Grupo Directivo Central, Zhang Boli fue a Wuhan el día 82 de la epidemia para luchar contra ella. Presidió la investigación y formulación de un plan de tratamiento integrado de medicina tradicional china y occidental para guiar todo el proceso de la medicina tradicional china en el tratamiento de la neumonía por coronavirus. En 2020, fue galardonado con el título honorífico de "héroe del pueblo". También apoyó la epidemia de Hebei el día 20, desarrolló programas de rehabilitación para pacientes convalecientes con medicina tradicional china y occidental integrada, resumió las características y medidas de prevención y control de epidemias rurales y proporcionó la base para la toma de decisiones.

ACERCA DEL AUTOR

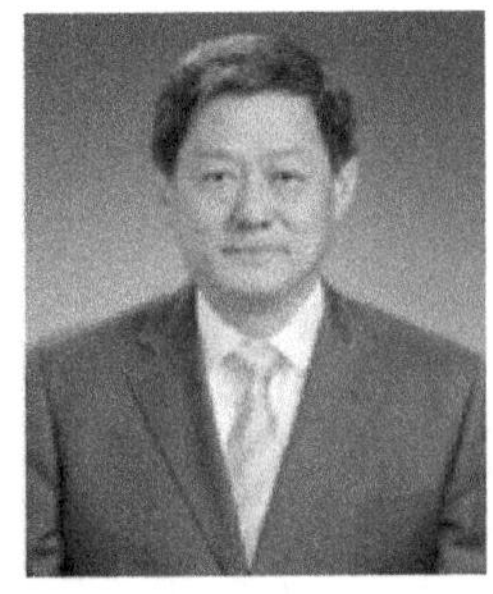

Qingquan Liu, es el decano del Hospital de Medicina China de Beijing afiliado a la Universidad Médica Capital, así como médico jefe y tutor de doctorado. Como líder del grupo de expertos en prevención y control, ha trabajado con la Administración Estatal de Medicina Tradicional China para combatir la epidemia de neumonía por coronavirus. Es también el presidente del Comité Profesional de Emergencia de la Asociación China de Medicina Tradicional China y del Comité de Control de Infecciones Hospitalarias de la Federación Mundial de Medicina China.

Además, ha presidido importantes proyectos como el "XIII Plan Quinquenal" y el "Doceavo Plan Quinquenal" de apoyo a la ciencia y tecnología, así como la "gran creación de nuevos medicamentos" y más de 10 proyectos en la Fundación Nacional de Ciencias Naturales de China. Como autor, ha publicado más de 100 artículos, incluyendo 14 artículos de SCI, 11 monografías y 23 patentes. También ha trabajado como editor de materiales didácticos para la educación superior en medicina china y ha ganado varios premios, como el primer premio del Premio de Ciencia y Tecnología de Beijing y el tercer premio del Premio de Ciencia y Tecnología de la Asociación China de Medicina Tradicional China.

PRÓLOGO 1

La repentina aparición de la nueva neumonía por coronavirus a finales de 2019 se ha convertido en una "pandemia mundial" debido a su amplia capacidad de contagio y su fuerte patogenicidad. En la actualidad, el número de infectados por el nuevo coronavirus en el mundo ha superado los 100 millones, convirtiéndose en la mayor crisis de salud pública que la humanidad ha enfrentado en los últimos 100 años. Desde el comienzo de la epidemia, el partido y el gobierno han otorgado la máxima prioridad a la seguridad de la vida y la salud de las personas, tomando decisiones precisas, decisivas y uniendo a todo el pueblo para hacer esfuerzos concertados contra la epidemia. En la actualidad, la prevención y el control de la epidemia en nuestro país han logrado importantes avances por etapas y la situación de aceleración en la recuperación del orden de producción y vida se ha consolidado y ampliado continuamente.

La medicina china ha desempeñado un papel destacado en la historia de la lucha contra las epidemias en China. Ha acumulado una rica experiencia en prevención y control, ha desarrollado un sistema teórico único y es un recurso valioso para la prevención y el control de las enfermedades infecciosas. En los últimos años, la medicina china ha desempeñado un papel irremplazable en la respuesta a los incidentes de salud pública respiratoria causados por virus como el síndrome respiratorio agudo grave (SARS) en 2003 y la gripe H1N1 en 2009. En el curso de la lucha contra la nueva epidemia de neumonía por coronavirus, la medicina china ha estado involucrada en la prevención y el tratamiento de la epidemia de manera temprana, completa y profunda. La intensidad y amplitud de su participación no tienen precedentes. La combinación de la medicina china y occidental tiene ventajas complementarias y mejora conjuntamente el concepto y el plan de tratamiento de la medicina tradicional china y occidental integrada. Se ha establecido un mecanismo de cooperación entre la medicina china y occidental para la prevención y el control de las principales epidemias, lo cual es una característica distintiva de la experiencia de tratamiento antiepidémico de China y una salvaguarda común de la salud pública.

El académico Zhang Boli y el profesor Liu Qingquan lideraron un equipo de medicina china para apoyar a la ciudad de Wuhan y unirse a la primera línea de la lucha contra la nueva neumonía por coronavirus. Han promovido activamente la intervención temprana de la medicina china y han participado en todo el trabajo de prevención y control. El libro *Diagnóstico y tratamiento del COVID-19 a través de la combinación de la Medicina Tradicional China y la Medicina Occidental* se basa en datos clínicos de primera línea contra la epidemia y combina la experiencia teórica y práctica, destacando en particular las características de la medicina china y occidental. Este libro no solo detalla las características etiológicas, la patogénesis, las características epidemiológicas, el diagnóstico clínico, el tratamiento, la prevención, la rehabilitación y el progreso de la investigación de fármacos clínicos de la nueva neumonía por coronavirus, sino que también resume la comprensión de la nueva neumonía por coronavirus desde la perspectiva de la medicina tradicional china, los puntos dialécticos, los principios de tratamiento y las medidas de prescripción. Además, destaca las ventajas de combinar la medicina tradicional china y occidental en el diagnóstico y tratamiento de la enfermedad.

En el contexto de la actual pandemia mundial de neumonía por coronavirus, es importante resumir la experiencia clínica y la prevención y el tratamiento de la nueva neumonía por coronavirus en China, perfeccionar y optimizar el plan de tratamiento chino mediante la integración de la medicina tradicional china y occidental y ayudar a combatir la epidemia a nivel mundial. Esperamos que la medicina china continúe haciendo una contribución significativa a la lucha contra la epidemia a nivel mundial.

Nanshan Zhong

ACADEMIA CHINA DE INGENIERÍA
JEFE DEL GRUPO DE EXPERTOS DE ALTO NIVEL DEL COMITÉ NACIONAL DE SALUD
DIRECTOR, NATIONAL CENTER FOR CLINICAL MEDICAL RESEARCH ON RESPIRATORY DISEASES

En la historia del desarrollo de la sociedad humana a lo largo de miles de años, las enfermedades infecciosas han tenido un profundo impacto en la historia y la civilización humana. Desde la antigüedad, las enfermedades infecciosas han amenazado la existencia humana, alterado la rutina histórica, reformado la estructura humana y afectado los fundamentos económicos y culturales, así como el ascenso y la caída de las naciones, la victoria o la derrota en guerras, la reforma política, el desarrollo de la civilización y el progreso científico y tecnológico. Aunque el siglo XX fue una era de rápido desarrollo de la medicina y la tecnología modernas, las nuevas enfermedades infecciosas, como la gripe, la peste, la malaria, el SIDA, el SARS y el Ébola, nunca han estado lejos de los seres humanos. En cierto sentido, la historia del desarrollo humano es una historia de lucha constante contra las enfermedades infecciosas. Mientras recordamos el brote de SARS en 2003, el nuevo coronavirus llegó a principios de este año. En solo unos pocos meses, el nuevo brote de neumonía por coronavirus se intensificó y se extendió rápidamente por todo el mundo. Esta repentina y nueva epidemia de neumonía por coronavirus, con una amplitud y profundidad sin precedentes, se ha convertido en la crisis mundial más grave que enfrenta la sociedad humana en lo que va del siglo XXI. Hasta la fecha, el nuevo brote de neumonía por coronavirus ha estado en pleno apogeo en todo el mundo durante más de un año y su impacto aún se está expandiendo. Frente a una enfermedad tan nueva, debemos estar completamente preparados para la coexistencia a largo plazo y planificar la prevención y el control a largo plazo con una actitud positiva.

Como el primer país en enfrentar el brote de neumonía por coronavirus, China ha adoptado medidas de prevención y control sin precedentes y activas bajo el poderoso despliegue del partido y el gobierno, y ha logrado un control efectivo de la epidemia. Como señaló el Director General de la Organización Mundial de la Salud, Tedros Adhanom Ghebreyesus, China ha limitado por completo la incidencia del 99% en su territorio, creando un valioso período de ventana para que la comunidad internacional resuelva conjuntamente el brote y estableciendo un nuevo punto de referencia para la prevención mundial de epidemias. Esta extraordinaria experiencia y logros en la lucha contra la epidemia reflejan el respeto de la cultura china por la vida y la salud y demuestran las ventajas de su sistema y la fuerza de su país. Al mismo tiempo, también se debe a las acciones profesionales del personal médico y la noble profesionalidad, así como a la búsqueda firme y persistente de los investigadores.

En este nuevo tratamiento antiepidémico para la neumonía por coronavirus, la medicina china y occidental trabajaron juntas en la primera línea de la lucha contra la epidemia con el objetivo común de combatir la propagación y salvar vidas. Durante este proceso, se dieron cuenta de las ventajas complementarias y la convergencia de fuerzas, lo que demostró el papel activo de la medicina china y occidental en el tratamiento de grandes brotes. Además, este éxito también abre la puerta a una integración médica más profunda y a la defensa de la medicina integrada en el futuro.

La medicina china y occidental se complementan entre sí, lo que refleja la característica importante del desarrollo coordinado en la salud médica de China. Esta integración permitirá una mejor atención médica para los pacientes y una mayor comprensión de las diversas prácticas médicas y sus aplicaciones. Es importante destacar que esta colaboración es una gran oportunidad para avanzar en la investigación médica y mejorar la salud global.

El académico Zhang Boli y el profesor Liu Qingquan lideraron de manera destacada el equipo de medicina china en el tratamiento de la epidemia en Wuhan y promovieron activamente la medicina china en diversos campos, incluyendo el mecanismo de prevención y control, el tratamiento y la formulación de programas, el manejo de emergencias y la investigación científica. Es fundamental escribir una experiencia de tratamiento antiepidémico para documentar los aprendizajes y mejorar en el futuro. Su nuevo libro, *Diagnóstico y tratamiento del COVID-19 a través de la combinación de la Medicina Tradicional China y la Medicina Occidental*, expone de manera clara y detallada los conceptos básicos, estudios epidemiológicos, métodos de diagnóstico y tratamiento, investigación preventiva, investigación y desarrollo de fármacos y vacunas, así como el progreso de la prevención de epidemias en relación a la nueva neumonía por coronavirus.

Desde la perspectiva de la prevención, el diagnóstico, el tratamiento y la rehabilitación, este libro proporciona una interpretación sistemática y en profundidad de la medicina tradicional china en relación a la nueva neumonía por coronavirus, incluyendo los métodos de diagnóstico y tratamiento, experiencia clínica y la investigación y desarrollo de fármacos. Este libro es un resumen integral del trabajo antiepidémico actual en China y se espera que su compilación y publicación contribuya significativamente en la prevención y control de la actual epidemia de neumonía por coronavirus. El libro estará disponible para su compra y con mucho gusto, me encargaré de realizar el pedido y escribir el prefacio en nombre de Sri Lanka.

Chen Wang

ACADEMIA CHINA DE INGENIERÍA

VICEPRESIDENTE DE LA ACADEMIA CHINA DE INGENIERÍA

DECANO DE LA FACULTAD DE MEDICINA DE LA UNIÓN DE PEKÍN, ACADEMIA DE CIENCIAS MÉDICAS

DE CHINA

Con una sabia toma de decisiones y un fuerte liderazgo del partido y el gobierno, y con el apoyo y la cooperación de todas las personas en el país, se ha logrado una victoria gradual en la prevención y control de la nueva epidemia de neumonía por coronavirus en nuestro país.

Durante este brote, la participación y alcance de la medicina china ha sido sin precedentes. Más de 4.900 médicos chinos acudieron a la primera línea para participar en el tratamiento y se estableció un pabellón de medicina tradicional china. Se crearon hospitales designados, como el Hospital de Medicina Tradicional China de Hubei y el Hospital de Medicina Tradicional China de Wuhan, y se preparó el Hospital Jiangxiafangjiafang para obtener un buen efecto de tratamiento. En ausencia de medicamentos y vacunas, la medicina china implementó por primera vez una intervención temprana a gran escala y organizada, un hospital completamente administrado, un sistema completo para hacerse cargo de la sala, la primera visita conjunta de medicina china y occidental y rondas de tratamiento en pacientes graves y críticamente enfermos. Por primera vez, se exploró la integración de la medicina tradicional china y occidental en el tratamiento de pacientes con programas de sistema y se cubrió todo el proceso de tratamiento y rehabilitación con la medicina china. Esto representa una práctica vívida de la herencia y la innovación de la medicina tradicional china. La combinación de la medicina tradicional china y occidental también se ha convertido en un punto brillante en el programa de nuevo trabajo de tratamiento de la neumonía por coronavirus.

Tanto la medicina china como la occidental tienen el mismo propósito en el tratamiento de la enfermedad para salvar a las personas. La cooperación entre la medicina china y occidental es muy tácita y se ha demostrado que en el tratamiento de los principales brotes, la medicina china y occidental se pueden integrar perfectamente. La medicina china y occidental tienen sus propias ventajas y pueden complementarse entre sí, pero no pueden reemplazarse entre sí. La implementación de las ventajas de ambos sistemas de atención médica es la base de un sistema de atención médica con características chinas y también es un beneficio para nuestra gente.

El académico Zhang Boli y el profesor Liu Qingquan son expertos destacados del Grupo Directivo Central y líderes en la comunidad de medicina china. Han sido testigos del desarrollo de la epidemia en Wuhan durante más de 80 días. El académico Zhang propuso por primera vez el método de integración de la medicina tradicional china y occidental, indicando la dirección del tratamiento de la epidemia. Actuaron como guías activos para el gobierno central en la creación de directrices y recomendaciones, participaron en la formulación de la versión nacional del plan de tratamiento y profundizaron en la "Zona Roja" para el diagnóstico y tratamiento de pacientes. Bajo su liderazgo, se trataron un total de 564 pacientes leves y moderados en el Hospital Jiangxiafang, el cual también fue construido bajo su liderazgo. Al utilizar la terapia combinada de medicina tradicional china, se lograron resultados significativos en la mejora de los síntomas, la promoción de la reparación de la función inmunológica y la reducción del tiempo de conversión del ácido nucleico a negativo, logrando finalmente la rotación cero de pacientes con enfermedades leves.

El libro *Diagnóstico y tratamiento del COVID-19 a través de la combinación de la Medicina Tradicional China y la Medicina Occidental* explica desde diferentes perspectivas los nuevos conceptos básicos de la neumonía por coronavirus, la epidemiología, el diagnóstico clínico, el tratamiento, la rehabilitación, la prevención, la introducción del hospital modular, la investigación de medicamento y el progreso internacional. El libro aborda el nuevo tipo de coronavirus y el tratamiento de la neumonía del coronavirus, y destaca la combinación de la medicina tradicional china y occidental. En particular, detalla cómo la medicina tradicional china se utiliza en todas las etapas del tratamiento de la nueva neumonía por coronavirus y cómo se aprovechan sus ventajas para presentar a los lectores un hermoso "cuestionario" de la medicina tradicional china en la lucha contra la epidemia, que se ha convertido en el "paradigma" de la nueva neumonía por coronavirus.

Es importante señalar que este libro tiene un costo y se ofrece una vista previa. Por lo tanto, me gustaría presentar un prefacio antes de adquirirlo, para que los lectores sepan lo que pueden esperar de su contenido.

Lanjuan Li

Academia China de Ingeniería

Director del Laboratorio Clave de Estado para el Diagnóstico y Tratamiento de

Enfermedades Infecciosas

~

Al final de la guerra, Gengzi, el nuevo brote de neumonía por coronavirus, se extendió rápidamente por todo el mundo. Debido a que el nuevo coronavirus es altamente contagioso, oculto, se propaga rápidamente y tiene muchos canales de transmisión, y la población es generalmente susceptible, se ha convertido en el desafío más urgente y más serio para la salud humana, la paz y el desarrollo mundial. En la actualidad, este ha barrido más de 200 países y regiones. La epidemia mundial presenta una característica de "pandemia" y su alcance y gravedad de transmisión supera con creces las expectativas. La Organización Mundial de la Salud señaló que el brote de neumonía por coronavirus es una crisis de salud humana que solo ocurre una vez en un siglo, y su influencia durará décadas. Como el primer país afectado y afectado por el nuevo brote de neumonía por coronavirus, China, frente a este desafío sin precedentes, bajo el fuerte liderazgo del partido y el gobierno, juzgó la situación epidémica de manera precisa y objetiva y tomó una serie de medidas de prevención y control específicas, efectivas, estrictas y exhaustivas. Todas las personas se unieron y trabajaron juntas para combatir la epidemia y trabajar juntas para frenar resueltamente su propagación. En la actualidad, la situación de prevención y control en China ha entrado en la fase de normalización de la prevención epidémica de "prevención interna y recurrencia y prevención y control exteriores". Sin embargo, la situación epidémica mundial sigue siendo extremadamente grave.

La medicina china tiene una larga historia de lucha contra la epidemia. En la historia de miles de años de civilización, la nación china ha experimentado más de 300 epidemias y ha acumulado una rica experiencia en prevención y control. En el curso de la prevención y el control de esta epidemia, la intervención temprana y la participación completa de la medicina china han desempeñado un papel importante en todas las etapas y se han convertido en el punto culminante de la lucha de China contra la epidemia. Bajo la guía del Grupo Directivo Central para Combatir la Epidemia, la Administración Estatal de Medicina Tradicional China desplegó urgentemente a casi 5,000 médicos de medicina china para ayudar a Hubei y llevar a cabo el tratamiento por clasificación. Se hicieron cargo del hospital y de la cabina del contratista y se hicieron cargo de la sala severa. Al mismo tiempo, exploraron una nueva forma de combinar la medicina tradicional china y occidental para hacer frente a las emergencias de salud pública. Centrados en el tratamiento clínico, el descubrimiento de nuevos medicamentos y la investigación científica y tecnológica al mismo tiempo, y con el objetivo de la prevención, el tratamiento, la rehabilitación y la intervención temprana de la nueva neumonía por coronavirus, seleccionaron los "tres medicamentos" efectivos y presentaron el "programa de medicina tradicional china para la prevención y el tratamiento de la nueva neumonía por coronavirus". A medida que la epidemia se expandía en el extranjero, la fuerza de la medicina china apoyó activamente la "guerra" mundial contra la epidemia, tomó la iniciativa de cooperar con la Organización Mundial de la Salud para compartir la experiencia relevante de la medicina china en la prevención y control de epidemias, donó productos de medicina china, envió expertos médicos al extranjero para ayudar a combatir la epidemia y contribuyó a la "sabiduría de la medicina china".

El nuevo brote de neumonía por coronavirus es una prueba real de la medicina china, y después de esta batalla, la medicina china en la prevención y el tratamiento de las principales enfermedades una vez más captó la atención mundial. El Secretario General Xi Jinping señaló: "La combinación de medicina tradicional china y occidental y la combinación de medicina china y occidental son una característica importante de la prevención y el control de esta epidemia. También es una práctica vívida de heredar la esencia de la medicina tradicional china y mantener la innovación y la innovación".

En la actual situación epidémica mundial cada vez más complicada, es de gran importancia práctica resumir el progreso de la investigación existente y la comprensión básica de la nueva neumonía por coronavirus y las medidas, experiencias y logros de la medicina tradicional china y occidental integrada en la prevención y el control de la epidemia. El editor en jefe del libro, el académico Zhang Boli, y el profesor Liu Qingquan, como experto del Grupo Directivo Central, lideraron la línea de frente del "equipo nacional de medicina china" y lucharon en Wuhan durante más de 80 días. Se encargaron de la medicina tradicional china, la medicina tradicional china y occidental integrada, la formulación del programa, la orientación y el manejo de nuevos pacientes con neumonía por coronavirus y llevaron a cabo una serie de investigaciones clínicas y básicas sobre la prevención y el tratamiento de la neumonía por coronavirus. El consejo editorial del libro reúne a varios expertos clínicos y miembros del equipo de investigación científica que luchan en la primera línea.

Con base en la evidencia médica existente y la experiencia antiepidémica de primera línea, se clasifican las características etiológicas, epidemiológicas y clínicas, los métodos de diagnóstico y la clasificación clínica de la nueva neumonía por coronavirus, el tratamiento y la aplicación de la medicina occidental desde un punto de vista profesional.

Desde la perspectiva de la medicina tradicional china, se introduce sistemáticamente la comprensión básica de la nueva neumonía por coronavirus, como la etiología y la patogénesis, las características del síndrome, el estadio clínico, los puntos clave del tratamiento y el pronóstico. Se presta atención y se sigue los puntos calientes actuales y los nuevos avances en la prevención de la neumonía por coronavirus, los medicamentos clínicos y las terapias emergentes, las complicaciones y secuelas de la enfermedad, la situación internacional de prevención de epidemias, etc.

Con base en la información de primera mano sobre la epidemia, este documento presenta y demuestra el tratamiento de la medicina tradicional china y occidental integrada, el diagnóstico y el tratamiento de la medicina tradicional china y occidental en el hospital de refugio y el modo de atención. Al mismo tiempo, este libro también presenta la experiencia poco a poco del equipo en la evaluación de medicamentos y la investigación y el desarrollo de nuevos medicamentos, tratando de describir la verdad, la claridad objetiva y clara, dejando un texto real para luchar contra la epidemia.

Tenemos un largo camino por recorrer para hacer frente a la crisis mundial de salud pública causada por la nueva pandemia de neumonía por coronavirus. En el futuro, los seres humanos pueden enfrentarse a la nueva norma de coexistencia a largo plazo con el nuevo coronavirus, lo que destaca aún más la urgencia y la importancia de construir una comunidad de destino humano. Solo a través de una respuesta conjunta, el apoyo mutuo, la solidaridad, la cooperación y el intercambio oportuno de recursos, experiencias y lecciones podemos ganar la victoria final.

En la guerra general y el bloqueo de la prevención y el control de la epidemia sin precedentes en China, la medicina china ha desempeñado efectivamente un papel importante y es una característica importante y un punto brillante en la prevención y el control de la epidemia. La preparación de este libro comenzó en la primera línea de Wuhan, donde duró varios meses y no fue fácil de escribir. El libro resume muchas experiencias y logros en la prevención y el tratamiento de la nueva neumonía por coronavirus mediante la combinación de la medicina tradicional china y occidental, y espera proporcionar una valiosa referencia para la prevención y el control de la nueva epidemia de neumonía por coronavirus en el país.

Aunque hemos preparado cuidadosamente y llevado a cabo muchas discusiones e intercambios, debido a las limitaciones de tiempo y los niveles limitados, junto con la investigación y la comprensión de la nueva neumonía por coronavirus también se están profundizando. Por lo tanto, es inevitable que haya lagunas.

Aquí, agradezco sinceramente al académico Zhong Nanshan, al académico Wang Chen y al académico Li Lanjuan por su lucha contra la epidemia y por hacer una contribución significativa al libro. Gracias al personal médico que luchó en la primera línea de la lucha contra la epidemia y al personal médico en Wuhan, cuyo arduo trabajo ha acumulado experiencia práctica. Gracias también al Ministerio de Ciencia y Tecnología por haber aprobado el proyecto "Medicina Integrativa para la Prevención y el Tratamiento de la Neumonía por el Nuevo Proyecto de Prevención y Tratamiento de la Infección", el cual sirvió como base para este libro. ¡Muchas gracias por el trabajo duro realizado por nuestro equipo delantero y trasero!

Editores
Marzo de 2021

CAPÍTULO I: LA TEORÍA GENERAL

~

SECCIÓN I: UNA DESCRIPCIÓN GENERAL

La nueva neumonía por coronavirus (COVID-19) es una enfermedad respiratoria aguda causada por el nuevo coronavirus (SARS-CoV-2), también conocido como el nuevo virus del síndrome respiratorio agudo grave coronariovirus. Esta enfermedad se ha clasificado como una enfermedad infecciosa del Grupo B según las disposiciones de la "Ley de Prevención y Control de Enfermedades Infecciosas de la República Popular de China", y se maneja según las pautas establecidas para las enfermedades infecciosas del Grupo A. El 11 de marzo de 2020, la Organización Mundial de la Salud (OMS) declaró la nueva neumonía por coronavirus como una pandemia mundial y, en diciembre de 2020, se registraron más de 80 millones de nuevas muertes por neumonía por coronavirus en todo el mundo.

Desde el 27 de diciembre de 2019, el Hospital Integrado de Medicina Tradicional China y Occidental de la provincia de Hubei informó de casos de neumonía inexplicada en el Centro de Control de Enfermedades del Distrito de Jianghan en Wuhan. La Comisión Nacional de Salud organizó un grupo de expertos de alto nivel sobre prevención y control médico nacional en Wuhan para inspeccionar la situación epidémica. China tomó medidas clave para bloquear la propagación del virus, incluyendo el cierre resuelto y decisivo del canal de Han y Hubei, así como la guerra de defensa en Wuhan y la guerra de defensa en Hubei. El 27 de enero, el Grupo Directivo Central ingresó a Wuhan y fortaleció integralmente la orientación sobre la prevención y el control de los brotes en la primera línea.

A partir del 2 de febrero de 2020, siguiendo la orientación de la Unidad Central de Orientación, se llevará a cabo la administración centralizada de los "cuatro tipos de personal", con el objetivo de cobrar las cuentas pendientes, realizar un tratamiento completo, llevar a cabo una inspección exhaustiva y separar los requisitos de los "cuatro tipos" y aplicar tempranamente medidas de aislamiento y tratamiento precoz. Se ha movilizado al equipo nacional de rescate médico de emergencia y se ha establecido un hospital de cabina. Se aislará centralmente a pacientes con sospecha de fiebre y a pacientes cercanos para inhibir eficazmente la propagación de la epidemia. Para el diagnóstico de pacientes, se clasificará según su gravedad y se determinará el lugar de tratamiento, ya sea en un hospital designado o en un hospital cuadrado. Las personas sanas pueden prevenir la nueva neumonía por coronavirus tomando precauciones activas, como reducir las reuniones, usar mascarillas, lavarse las manos con frecuencia y ventilar diligentemente, así como mantener un estilo de vida saludable. A partir del 18 de febrero de 2020, el número de nuevos casos diagnosticados en todo el país comenzó a disminuir. A mediados de marzo, el número de nuevos casos confirmados en el país disminuyó a un solo dígito y continuó disminuyendo, con niveles generalmente bajos. El 4 de abril, el número de pacientes graves y críticamente enfermos tratados en el hospital de la provincia de Hubei cayó a dos dígitos por primera vez. El 26 de abril, se eliminaron todos los nuevos casos de neumonía por coronavirus en Wuhan y la prevención y el control de la epidemia nacional entraron en la normalización.

Desde el brote en Wuhan, la epidemia en China ha sido en gran medida controlada y se han logrado logros estratégicos por etapas. Sin embargo, desde el brote de casos en el mercado mayorista en Beijing el 11 de junio de 2020, ha habido varios casos de distribución local y brotes en Heilongjiang, Jilin, Liaoning, Dalian, Beijing, Qingdao, Xinjiang, Shanghai, Tianjin, Anhui, Mongolia Interior y Chengdu. Los brotes en diferentes lugares mostraron características de distribución en múltiples puntos y brotes locales, que involucraron una amplia gama de áreas, una propagación rápida, principalmente a través de la entrada de casos importados y la aparición de transmisión por objetos. A finales de 2020, en Hebei, Jilin, Heilongjiang y otros lugares se observó una tendencia predominante en las zonas rurales y la prevalencia de muchos ancianos y niños. En algunas áreas, hubo transmisión comunitaria, transmisión de múltiples generaciones y aumento de infecciones asintomáticas, lo que prolongó el período de incubación. Algunos de estos pacientes mostraron una prueba de ácido nucleico negativa pero luego presentaron síntomas relacionados y la detección de ácido nucleico resultó positiva, o se diagnosticaron mediante la detección de anticuerpos (inmunoglobulina), lo que sugiere que nuestra nueva infección por coronavirus es compleja y que la tecnología de detección actual no puede alcanzar una precisión del 100%, pero la detección de "ácido nucleico + anticuerpo" puede mejorar la precisión de detección y reducir el número de diagnósticos erróneos. Esto es crucial para prevenir y controlar la propagación de la epidemia.

En comparación con la situación doméstica, la epidemia en otros países del mundo sigue siendo muy grave. El primer caso de neumonía por coronavirus en el extranjero se informó el 13 de enero de 2020. En febrero, se produjeron brotes en cruceros japoneses y en iglesias coreanas, lo que resultó en la propagación de la enfermedad. Posteriormente, también se produjeron infecciones de transmisión comunitaria en Irán y en países del sudeste asiático. Italia fue el primer país en

Europa en experimentar un brote a gran escala de neumonía por coronavirus. Estados Unidos informó de más de 10,000 casos confirmados de neumonía por coronavirus a fines de marzo de 2020. En la actualidad, todos los países europeos han confirmado nuevos casos de neumonía por coronavirus. Aunque la primera ola de brotes en el extranjero fue controlada mediante la prevención y el control en junio de 2020, muchos países reabrieron sus actividades económicas urgentemente, lo que provocó una segunda ola de brotes en agosto y septiembre del mismo año, incluso más intensa que la primera. Los países afectados por la segunda ola de brotes incluyen a Estados Unidos, Francia, España, Italia, Bélgica, Alemania, la República Checa, Gran Bretaña, Australia, Japón, Corea del Sur, Vietnam, Malasia y Tailandia.

La medicina tradicional china ha desarrollado una nueva comprensión de la neumonía por coronavirus como una "epidemia de virus húmedos". Esta enfermedad se caracteriza por un inicio oculto, una duración persistente y características cambiantes. En el tratamiento, se recomienda el aislamiento centralizado de pacientes sospechosos y el uso de medicina china a través del riego por inundación. Para el diagnóstico y tratamiento de pacientes, se deben considerar la clasificación clínica y la gravedad de la enfermedad, desarrollando así programas de tratamiento integrados que aprovechen las ventajas de la medicina china y occidental para optimizar el efecto del tratamiento. Durante este brote, se estableció el Hospital Jiangxia Fang, especializado en el tratamiento con medicina tradicional china. Los pacientes con neumonía coronaria leve y moderada fueron tratados con éxito, sin informes de infección por parte del personal médico.

A partir de la tercera edición del nuevo programa de diagnóstico y tratamiento de la neumonía por coronavirus, la Administración Estatal de Medicina Tradicional China participó en la elaboración de las directrices para el diagnóstico y tratamiento de la medicina tradicional china. En el período posterior, la comprensión de la nueva neumonía por coronavirus continuó siendo revisada y perfeccionada, y en la actualidad, se ha actualizado a la octava edición. Las diversas versiones de los programas de diagnóstico y tratamiento han desempeñado un papel importante en guiar la medicina tradicional china en el tratamiento de la nueva neumonía por coronavirus.La tercera edición de los principios rectores es relativamente simplificada y fácilmente adaptable, permitiendo la adición o sustracción de enfermedades como referencia. Las versiones posteriores del programa de medicina tradicional china han refinado la aplicación de medicamentos recetados y dosis, pero han ignorado las diferencias en el clima y el entorno geográfico en todo el país, lo que ha dificultado su implementación en todo el país debido a la falta de flexibilidad en su aplicación clínica y algunos cambios en las características derivadas de los síndromes.Con la profundización de la investigación, se está mejorando la comprensión de la nueva neumonía por coronavirus, incluyendo las características etiológicas y la patogénesis, y se están desarrollando una serie de medidas terapéuticas. La investigación clínica también está en progreso.

Las características etiológicas

SARS-CoV-2 es un nuevo virus mutado de la familia de los coronavirus que se ha demostrado que pertenece al subgénero Sarbecovirus del coronavirus β mediante secuenciación del genoma completo. Tiene una envoltura, partículas redondas u ovaladas con un diámetro de 60-140 nm y un genoma completo de aproximadamente 29 kb. En 2003, el síndrome respiratorio agudo severo coronavirus (SARS-CoV) tenía una homología del 85% con SARS-CoV-2 (bat-SL-CoVZC45) aislado de un murciélago de cabeza de crisantemo chino (una especie de murciélago de herradura chino) y homología del 96% con SARS-CoV RaTG del genoma completo. Sin embargo, aún no se sabe si existen otros posibles huéspedes de vida silvestre para SARS-CoV-2.

El aislamiento y cultivo in vitro han demostrado que SARS-CoV-2 puede encontrarse en las células epiteliales respiratorias humanas en aproximadamente 96 horas, mientras que el aislamiento y cultivo en células renales de mono verde africano (Vero E6) y la línea celular de cáncer de hígado humano (Huh-7) requieren aproximadamente 6 días. Se considera que el nuevo coronavirus es sensible a los rayos UV y al calor (56°C durante 30 minutos), éter dietílico, 75% de etanol, desinfectante que contiene cloro, ácido peracético y cloroformo, y puede ser inactivado por estos métodos.

La homología de nucleótidos entre SARS-CoV-2 y SARS-CoV humano es inferior al 80%, pero el marco de lectura abierto (ORF) puede pertenecer a siete especies conservadas en el mismo dominio SARF6CoCo6. El virus puede mutar y recombinarse en el medio ambiente o in vivo, lo que puede debilitarlo o hacerlo más tóxico.

SARS-CoV-2 es el séptimo coronavirus humano conocido y se ha secuenciado su genoma completo (NCBI BioProject: PR-JNA485481), con mutaciones en 14 genes en 2020. A través del estudio del gen SARS-CoV-2, se han identificado tres cepas diferentes (tipo A, tipo B, tipo C), con características regionales de distribución de la población. Las diferencias en los polimorfismos de nucleótido único (SNP) del SARS-CoV-2 pueden formar nuevos haplotipos (L y S) que pueden diferenciarse por haplotipos en pacientes clínicos. Con base en diferentes fenotipos clínicos, se obtienen más subtipos de datos de secuencia a través de la reacción en cadena de la polimerasa digital (PCR) de alto rendimiento y la tipificación del genoma completo, lo que será de gran valor para guiar el tratamiento clínico.

La patogénesis

SARS-CoV-2, al igual que el SARS-CoV, entra en las células al unirse a la enzima convertidora de angiotensina 2 (ACE2) en las células del huésped. La región de unión de la proteína de la espícula superficial de SARS-CoV-2 y el genoma de SARS-CoV tienen una similitud del 73% al 76%. Una de las razones del aumento significativo de la capacidad de unión de SARS-CoV-2 al receptor ACE2 humano fue la mutación de la asparagina de SARS-CoV-2 a treonina. El equipo de McLellan demostró que la proteína de la espícula superficial de SARS-CoV-2 y la constante de disociación de equilibrio de ACE2 (15 nmol/L) eran significativamente más bajas que las de SARS-CoV (325.8 nM). ACE2 se encuentra comúnmente en las células epiteliales alveolares y tiene un efecto protector sobre la función pulmonar. En el caso de la infección viral, la expresión de la proteína S del virus y la ACE2 se regulan negativamente, lo que da como resultado niveles elevados de angiotensina II (Ang II). Esto a su vez activa la señalización del receptor AngII 1 (AT 1 R) y contribuye al aumento de los pulmones.

Debido a la alta expresión de ACE2 en cardiomiocitos, células epiteliales del túbulo proximal renal, células epiteliales de la vejiga e incluso del esófago y el íleon, estudios recientes demuestran que el SARS-CoV-2 puede afectar la circulación, el tracto urinario y el sistema digestivo. Por lo tanto, los pacientes críticos pueden sufrir daño orgánico e incluso falla orgánica. En la actualidad, entre los casos clínicos confirmados de neumonía por coronavirus, la insuficiencia renal es más común en pacientes con enfermedades subyacentes, y están en mayor riesgo de insuficiencia renal y muerte. La lesión cardíaca en los pacientes puede estar relacionada con hipoxemia, insuficiencia respiratoria, inflamación e infección viral, lo que afecta directamente al miocardio. Las complicaciones cardiovasculares recientes también representan una gran amenaza para los nuevos pacientes con neumonía por coronavirus. Del 8% al 28% de los nuevos pacientes con neumonía por coronavirus desarrollaron liberación de troponina al inicio de la enfermedad, lo que indica daño cardíaco. Debido a la afinidad del virus por los receptores ACE2, la activación y el daño de las células endoteliales pueden conducir a la pérdida del estado antitrombótico natural. La liberación de citocinas proinflamatorias por las células endoteliales puede propagar la lesión de la microcirculación. Las citoquinas proinflamatorias asociadas con la neumonía por coronavirus y los mecanismos de coagulación activados y las concentraciones plasmáticas elevadas pueden ser responsables de los niveles elevados de dímero D. Los niveles elevados de dímero D también pueden encontrarse en muchas otras enfermedades más allá del tromboembolismo. La disfunción endotelial es un factor importante en la disfunción microvascular, que causa una contracción de los vasos sanguíneos al alterar el equilibrio de los vasos sanguíneos, seguido de la isquemia de los órganos, la inflamación y el edema tisular asociado, y la coagulación. La presencia de microangiopatía y microtrombos también puede hacer que los pacientes sean propensos a microinfartos en múltiples órganos, como el hígado, el corazón y el riñón, lo que agrava aún más el estado de daño e insuficiencia de múltiples órganos.

El análisis de muestras de sangre de nuevos pacientes con neumonía por coronavirus ha demostrado que esta enfermedad comparte similitudes con el SARS y MERS, ya que se incrementa la respuesta Th1 y la liberación de citoquinas proinflamatorias. Sin embargo, también se ha encontrado la interleucina-4 en pacientes con neumonía por coronavirus. Estudios clínicos han demostrado que los pacientes con esta enfermedad tienen niveles más altos de citoquinas inflamatorias, como interferón, interleucina, factor estimulante de colonias, factor de necrosis tumoral, entre otros. La infección por SARS-CoV-2 desencadena la sobreactivación de las "tormentas de citocinas" y las células inmunes, que se activan y reclutan en los pulmones, causando daño difuso a las células endoteliales capilares pulmonares y las células epiteliales alveolares. La acumulación de exudado causa obstrucción de las vías respiratorias, deterioro de la función pulmonar, aumento de la circulación y síndrome de distrés respiratorio agudo (ARDS).

En pacientes críticamente enfermos con neumonía por coronavirus, el análisis de muestras de sangre también ha mostrado una disminución de los linfocitos T en sangre periférica, especialmente de los linfocitos T CD4+ y CD8+. El daño a los linfocitos T puede causar que las partículas del virus se propaguen a través de la mucosa del tracto respiratorio e infecten las células diana. Los pacientes con "tormenta de citocinas" in vivo, que producen una serie de respuestas inmunitarias, desarrollan rápidamente el síndrome de respuesta inflamatoria sistémica intratable (síndrome de respuesta inflamatoria sistémica) y el nuevo síndrome de respuesta inflamatoria sistémica (SIRS), acompañado de shock y filtración de vasos sanguíneos (difusión de los vasos sanguíneos).

La comprensión de la medicina china de la nueva neumonía por coronavirus

La neumonía causada por el coronavirus tiene características como un inicio rápido, una rápida transmisión, una alta susceptibilidad y un patrón epidémico, lo que la sitúa en la categoría de enfermedades epidémicas en la medicina tradicional china. Los principales elementos del síndrome incluyen humedad, calor, veneno, estasis sanguínea, viento frío y virtual. El primer elemento de este síndrome es la humedad, que se refleja en el nuevo programa de diagnóstico y tratamiento emitido por la Administración Estatal de Medicina Tradicional China y los programas de diagnóstico y tratamiento publicados por varias provincias y ciudades.La enfermedad se manifiesta principalmente en los pulmones, seguida del bazo, el estómago y en casos graves, puede afectar el corazón y los riñones. Dado que China tiene un vasto territorio y diferentes condiciones climáticas, los programas de diagnóstico y tratamiento de la neumonía por coronavirus se han adaptado a las características locales de cada región. Por ejemplo, el programa de la provincia de Shaanxi establece la patogénesis básica de la nueva neumonía por coronavirus como "fría, húmeda, caliente y tóxica", y propone considerar completamente el clima frío y seco en ese momento.

Además, la patogénesis de la nueva neumonía por coronavirus se ve afectada por muchos factores, lo que la hace variable y compleja. Los síndromes también difieren en las diferentes etapas de la enfermedad. Por lo tanto, es importante considerar los cambios dinámicos de los síndromes de humedad, veneno, frío, calor, estasis sanguínea y deficiencia en diferentes etapas de la enfermedad, y utilizar el principio rector del sistema de tres factores y resumir las leyes correspondientes para prevenir y tratar esta enfermedad infecciosa del virus coronario.

SECCIÓN II: CARACTERÍSTICAS EPIDEMIOLÓGICAS

La fuente de infección

La principal fuente de infección de la neumonía por coronavirus es la infección por el virus y la infección asintomática. Durante el período de incubación, la infección latente asintomática es contagiosa, y 5 días después del inicio de la infección, se produce una infección más fuerte. En particular, se han detectado resultados positivos de RT-PCR en muestras de vías respiratorias superiores en pacientes prodrómicos y asintomáticos, y los virus infecciosos se han cultivado 6 días antes de la aparición de los síntomas típicos. La cantidad y la duración del ARN del tracto respiratorio superior en pacientes asintomáticos son similares a las de los pacientes con síntomas evidentes. Además, los pacientes en recuperación y los pacientes "rehabilitados" tienen una baja transmisibilidad del virus. Un estudio mostró que la eliminación del ARN viral en pacientes "rehabilitados" es intermitente e inestable en niveles bajos. Los 96 contactos cercanos de 23 pacientes "rehabilitados" dieron negativo para el nuevo coronavirus y no fueron infectados por un "reavivamiento".

La ruta de transmisión

(1) Transmisión a través de gotículas respiratorias

La transmisión principal del nuevo coronavirus se produce a través de las gotículas respiratorias y del contacto cercano. Cuando los pacientes tosen, estornudan o hablan, las gotículas se propagan a las personas susceptibles y pueden causar la infección si se inhalan por la nariz o la boca.

(2) Transmisión por contacto indirecto

La transmisión indirecta se refiere a la deposición de gotículas con virus en superficies como mesas, sillas, teléfonos celulares, manijas de puertas, etc. Cuando las manos entran en contacto con estas superficies contaminadas, las partículas virales pueden transferirse a las manos y luego al tocarse la boca, la nariz u otros puntos de entrada del cuerpo.

(3) Transmisión fecal-oral

La transmisión fecal-oral aún no se ha confirmado como una vía de propagación del virus, aunque se han encontrado trazas del virus en las heces de algunos pacientes. Por precaución, es importante evitar el contacto con superficies contaminadas y lavarse las manos con frecuencia.

(4) Propagación de aerosoles

La propagación de aerosoles se refiere a las pequeñas partículas suspendidas en el aire que contienen el virus. Estas partículas se forman cuando las gotas respiratorias se secan y se vuelven más pequeñas, permitiéndoles flotar en el aire por más tiempo. En un entorno cerrado con una alta concentración de aerosoles, puede haber un mayor riesgo de transmisión. Sin embargo, aunque un estudio mostró que el virus puede permanecer estable en aerosoles durante un período de tiempo, la tasa de transmisión general indica que los aerosoles no son la forma principal de propagación del virus. Por lo tanto, es importante seguir las medidas de prevención recomendadas, como el uso de mascarillas y la ventilación adecuada, para reducir el riesgo de transmisión..

(5) Transmisión de madre a hijo

Se ha informado de casos en los que madres han sido diagnosticadas con la infección por el nuevo coronavirus y se ha detectado la presencia del virus en recién nacidos. Sin embargo, aún no está claro si la infección neonatal se debe a una transmisión congénita o si se produce después del nacimiento por contacto con la madre o con superficies contaminadas. En una revisión sistemática de 936 recién nacidos infectados con coronavirus nacidos de madres, solo el 2,9% de las muestras nasofaríngeas recolectadas después del nacimiento o dentro de las 48 horas posteriores al nacimiento fueron positivas para la detección del ARN del virus neonatal, lo que indica que la transmisión congénita no es común.Otra fuente de transmisión de madre a hijo es el virus que se excreta en las heces de la madre (ver la sección "transmisión fecal"), lo que puede llevar a la infección del recién nacido. La transmisión también puede ocurrir después del parto, a través de la leche materna o por contacto con las vías respiratorias u otras secreciones infecciosas de la madre infectada (u otros cuidadores).En cualquier caso, se recomienda precaución y medidas de prevención adecuadas para prevenir la transmisión de madre a hijo durante el embarazo, el parto y la lactancia.

Personas susceptibles

(1) Susceptibilidad de la población en general

Según un informe de investigación de la OMS publicado el 20 de febrero de 2020, se han diagnosticado con neumonía por coronavirus personas desde 2 días de edad hasta 100 años de edad. Sin embargo, las personas mayores y aquellas con enfermedades subyacentes como el asma, la diabetes y las enfermedades cardíacas tienen un mayor riesgo de fallecer después de la infección.

(2) Grupos de alto riesgo

Los contactos cercanos de nuevos pacientes con neumonía por coronavirus y las personas con infección latente tienen un alto riesgo de contraer la infección por coronavirus. Además, los trabajadores de la salud y las familias de los pacientes en tratamiento, cuidado, acompañamiento y aquellos en contacto cercano con pacientes infectados también están en mayor riesgo de infección.

El período de incubación y el período de infección

Basándose en la investigación epidemiológica actual, se ha determinado que el período de incubación del coronavirus es de 1 a 14 días, siendo el período principal de 3 a 7 días. Durante el período prodrómico o la etapa temprana de la enfermedad, los nuevos pacientes con neumonía por coronavirus pueden no presentar síntomas obvios, pero el tracto respiratorio superior puede producir una gran cantidad de virus, lo que aumenta su infectividad y toxicidad. Un informe de investigación realizado en 94 laboratorios en China confirmó un nuevo modelo de tiempo de eliminación del virus de la neumonía por coronavirus. Para simular el perfil infeccioso del coronavirus, se utilizó una muestra de 77 pacientes infectados. Los resultados mostraron que el intervalo de secuencia promedio entre los síntomas fue de 5,8 días. La infectividad comenzó 2 a 3 días antes de la aparición de los síntomas y alcanzó su pico 0,7 días antes de la aparición de los síntomas. El período de infección puede continuar hasta 7 a 10 días después de la aparición de los síntomas. Según un estudio multicéntrico en Singapur que incluyó a 73 nuevos pacientes con neumonía por coronavirus, se encontró que los pacientes eran positivos para la detección de ácido nucleico el día 11 después del inicio de la enfermedad, pero el ARN viral no pudo ser aislado ni se pudieron desarrollar virus vivos, lo que sugiere que los nuevos pacientes con neumonía por coronavirus pueden no ser contagiosos después de 11 días.

Características demográficas

(1) Distribución por edad y proporción de sexos de la enfermedad

El informe de los Centros para el Control y la Prevención de Enfermedades de China del 11 de febrero de 2020 mostró que de los 72,314 casos diagnosticados en China continental, 44,672 casos (61.8%) fueron confirmados, 16,689 casos (22.4%) eran sospechosos, y 10,926 casos (15.2%) aún no habían sido diagnosticados. Los pacientes confirmados tenían entre 30 y 79 años de edad, representando el 89.8% del número total de casos confirmados en Wuhan, el 88.6% en la provincia de Hubei (que incluye Wuhan), y el 86.6% en todo el país (que incluye Hubei). Los pacientes mayores de 60 años representaron el 44.1% en Wuhan, el 35.1% en Hubei (que incluye Wuhan) y el 31.2% en todo el país (que incluye Hubei). La proporción de hombres y mujeres en casos confirmados fue de 0.99:1 en Wuhan, 1.04:1 en Hubei y 1.06:1 en todo el país.

(2) Distribución de la etapa de la enfermedad

La neumonía por coronavirus se divide en leve, moderada, grave y crítica. Actualmente, se ha observado que los pacientes con enfermedad leve o moderada en China representan aproximadamente el 81% de los nuevos casos confirmados de neumonía por coronavirus, mientras que los casos graves y críticos representan alrededor del 14% y el 5%, respectivamente.

(3) Tasa de mortalidad

A partir del 31 de diciembre de 2020, el número total de casos confirmados en China fue de 87,071. El número total de fallecidos fue de 4,634 y la tasa de mortalidad nacional total fue del 5.32%, mientras que la tasa de mortalidad total, excluyendo Wuhan, fue del 2.08%. La tasa de mortalidad en otras partes de Hubei fue del 0.64%. A través del análisis de la fase temporal, se observó que la tasa de mortalidad en el primer y segundo mes fue más alta que en el tercero y cuarto mes en la etapa inicial del brote. Además, hubo pocos informes de muerte después de seis meses. La tasa de mortalidad total en Wuhan y la provincia de Hubei fue del 7.69% y 6.62%, respectivamente. Según el informe de la Organización Mundial de la Salud del 20 de febrero de 2020, la tasa de mortalidad aumentó con la edad y la tasa de mortalidad más alta se observó en personas mayores de 80 años con un 21.9%. Además, la tasa de mortalidad en hombres fue mayor que en mujeres, con un 4.7% y 2.8%, respectivamente. Los jubilados presentaron la tasa de mortalidad más alta entre todos los grupos ocupacionales, con un 8.9%. La mortalidad fue del 1.4% en pacientes sin complicaciones y del 13.2% en pacientes con complicaciones, incluyendo un 13.2% en pacientes con enfermedades cardiovasculares, 9.2% en pacientes diabéticos, 8.4% en pacientes con hipertensión, 8.0% en pacientes con enfermedades respiratorias crónicas y 7.6% en pacientes con cáncer.

En la segunda mitad de 2020, la pandemia de la nueva neumonía por coronavirus no se controló en el extranjero, sino que surgieron la segunda e incluso la tercera oleada de brotes. En comparación con el brote inicial, la incidencia de la neumonía por coronavirus aumentó significativamente. A partir del 27 de diciembre de 2020, se han reportado más de 79 millones de nuevos casos confirmados de neumonía por coronavirus en todo el mundo y el número de fallecidos supera los 1.7 millones. Los Estados Unidos y la India continúan siendo los países con el mayor número de fallecimientos notificados en las Américas y Asia, respectivamente.

(4) Distribución global de países o regiones

Para el 30 de junio de 2020, la Organización Mundial de la Salud informó de 10 millones de casos confirmados de neumonía por coronavirus en todo el mundo, y 215 países o regiones, fuera de China, informaron de casos confirmados. Los cuatro países europeos con la incidencia más alta, Rusia, Reino Unido, España e Italia, acumularon más de 230,000 casos confirmados. Estados Unidos fue el país con el mayor número de nuevos casos diagnosticados de neumonía por coronavirus en el mundo, con más de 2.53 millones de casos confirmados. Otros países con brotes significativos incluyen Brasil (América del Sur), Irán (Medio Oriente) e India (Sur de Asia), donde la enfermedad se está propagando rápidamente.

En la segunda mitad de 2020, las Américas continuaron siendo la región con la mayor incidencia de neumonía por coronavirus en el mundo, con más de 3.44 millones de casos confirmados, siendo el 68% de los casos confirmados en Estados Unidos y 1.86 millones de casos confirmados en otros países de la región. En Europa y Asia, se registró la segunda y tercera incidencia más alta, con un total de más de 25.27 millones de casos confirmados y 11.84 millones de casos, respectivamente. Rusia, Reino Unido y Alemania son los tres países con la mayor incidencia en Europa, con un total de 3.05 millones de casos confirmados, 2.25 millones de casos y 1.64 millones de casos, respectivamente.

India, Indonesia y Bangladesh son los tres países con la mayor incidencia en Asia, con un total de 10.18 millones de casos confirmados, 700,000 casos y 500,000 casos, respectivamente.

(5) Brote

La nueva epidemia de neumonía por coronavirus surgió inicialmente en algunos casos, seguida de un brote comunitario antes de la implementación de medidas de control. Esto a su vez condujo a una transmisión limitada de persona a persona debido al gran movimiento de la población. Un estudio retrospectivo de 425 pacientes con neumonía por coronavirus en la etapa inicial del brote mostró que el período de incubación promedio fue de 5,2 días (IC 95%: 4,1~7,0) y P95 fue de 12,5 días. En las primeras etapas, el tiempo de duplicación epidémica fue de 7,4 días, lo que significa que el número de personas infectadas se duplicó cada 7,4 días. El intervalo promedio de transmisión de persona a persona fue de 7,5 días (IC 95%: 5,3-19) y se estimó un Ro promedio de 2,9 casos (con un intervalo continuo de 7,5). La Organización Mundial de la Salud estima que el número básico de reproducción Ro está entre 1,4 y 2,5. El valor de Ro generalmente varía con la implementación de medidas de prevención y control. La cuarta generación de informes sobre la transmisión del coronavirus muestra que el virus puede lograr una transmisión interpersonal sostenida.

(6) Encuesta de ácidos nucleicos de Wuhan

Actualmente, la detección de nuevos coronavirus se centra principalmente en la detección de ácidos nucleicos y anticuerpos. Una prueba positiva de ácido nucleico indica la presencia del material genético viral en la muestra, lo que sugiere que la infección puede ser contagiosa. Por lo tanto, las pruebas de ácidos nucleicos son útiles para determinar si los pacientes en la ventana de incubación están infectados y son más sensibles que las pruebas de anticuerpos. Las pruebas de ácido nucleico también pueden detectar infecciones asintomáticas, lo que puede ayudar a prevenir la propagación del virus. Cuando se combinan con pruebas de anticuerpos y síntomas clínicos, estas pruebas pueden ayudar a clasificar claramente a los pacientes y proporcionar una base etiológica para la posterior clasificación y tratamiento.

Con el objetivo de entender completamente la situación de las personas infectadas asintomáticas en la población de Wuhan, minimizar la propagación del nuevo coronavirus y brindar mayor protección a la salud de las personas, desde las 0:00 del 14 de mayo de 2020 hasta las 24:00 del 1 de junio se llevaron a cabo pruebas de ácido nucleico. Un total de 109.09 millones de personas completaron la prueba, junto con el personal encargado de la realización de las pruebas. La cobertura básica del personal se logró. Los resultados del censo de ácido nucleico no encontraron casos confirmados, pero se detectaron 300 infecciones asintomáticas, con una tasa de detección de 0.303/millón de personas. Se realizaron pruebas de ácido nucleico a 1174 contactos cercanos, pero los resultados fueron negativos. La infección asintomática en la población de Wuhan fue muy baja y las muestras de infección asintomática, aislamiento y cultivo de virus y análisis de secuenciación no arrojaron resultados de virus vivo ni infecciones asintomáticas. A pesar de esto, la ciudad de Wuhan continuó adoptando medidas de precaución, aislamiento y manejo de todo el proceso de gestión en circuito cerrado, estableciendo un equipo de expertos clínicos y psiquiatras para tratar a los pacientes asintomáticos y implementando un programa de tratamiento. El censo de ácido nucleico refleja que la prevención y el control de la epidemia deben ser inspeccionados y que está dispuesto a verificar el principio de la inspección. Tiene un papel importante en la investigación y eliminación de la recurrencia de la nueva neumonía por coronavirus, así como en la elaboración de medidas de prevención y control para Wuhan y el país en el futuro.

La correlación y la diferencia entre el SARS y la nueva neumonía por coronavirus

En cuanto al brote de SARS en 2003, el número total de casos en China alcanzó los 8.098, con una tasa de mortalidad de alrededor del 11%. El brote fue controlado en un plazo de 8 meses hasta julio de 2003. En aquel momento, 26 países o regiones en todo el mundo informaron de casos. La mayoría de los casos se concentraron en cuatro países: China continental, Taiwán, Singapur y Toronto, Canadá. En lo que respecta a la nueva neumonía por coronavirus, hasta el 16 de junio de 2020, el número total de casos confirmados en todo el mundo superó los 7,94 millones. En China se confirmaron un total de 86.469 casos, con una tasa de mortalidad de alrededor del 5,37%. Un estudio realizado en febrero de 2020 encontró que la Ro promedio de la nueva neumonía por coronavirus fue de 3,28 y la mediana de Ro fue de 2,79. En comparación, la Ro promedio del SARS fue de 3,0. Esto sugiere que la tasa de transmisión de la nueva neumonía por coronavirus fue significativamente mayor que la del SARS.

La principal vía de transmisión del SARS-CoV y del SARS-CoV-2 es la transmisión por gotículas respiratorias, y también hay informes relacionados con la posible transmisión a través de las heces. Ambos virus se unen al receptor ACE2 en la superficie del tracto respiratorio inferior humano e invaden las células. La latencia media del SARS-CoV-2 y del SARS-CoV fue de aproximadamente 5 días, mientras que el intervalo promedio del SARS-CoV-2 y del SARS-CoV fue de 7.5 días y 8.4 días, respectivamente. La progresión de la enfermedad de los dos virus en pacientes graves siguió un patrón similar. Después de 8 a 20 días de la aparición de los primeros síntomas, un pequeño número de pacientes desarrolló el síndrome de dificultad respiratoria aguda. Aproximadamente 10 días después de la aparición de los primeros síntomas, se pueden mostrar anormalidades pulmonares en la tomografía computarizada de tórax. La nueva neumonía por coronavirus y el SARS causaron daño orgánico a los pulmones. La nueva neumonía por coronavirus principalmente causa daño respiratorio y alveolar profundo y la presencia de secreciones mucosas, e incluso puede afectar múltiples órganos; el SARS principalmente causa fibrosis pulmonar y consolidación.

Dado que el pico de la infección del virus SARS ocurre cuando el paciente ya tiene síntomas respiratorios y se puede identificar fácilmente, las medidas de aislamiento jugaron un papel importante en la contención del brote de SARS. Por el contrario, el SARS-CoV-2 comienza a propagarse incluso antes de que se presenten síntomas respiratorios evidentes al comienzo de la enfermedad, lo que resulta en un retraso en el diagnóstico y en el aislamiento temprano. Esto también es consistente con la patogenicidad del SARS-CoV-2, que se caracteriza por la "enfermedad tóxica", con síntomas persistentes y cambiantes, muy diferentes de la fiebre del virus SARS.

En condiciones experimentales, la estabilidad del SARS-CoV-2 es similar a la del virus SARS. Esto sugiere que las diferencias en las características epidemiológicas entre los dos virus pueden estar relacionadas con las diferencias en los fenotipos genéticos. También pueden ser causadas por otros factores, incluyendo una alta carga viral en el tracto respiratorio superior y la posibilidad de que el virus se transmita en condiciones asintomáticas en personas infectadas con SARS-CoV-2. En cuanto a las manifestaciones clínicas, la mayoría de los casos de la nueva neumonía por coronavirus presentan fiebre baja o temperatura corporal normal, mientras que el SARS se caracteriza principalmente por fiebre alta, lo que sugiere que la nueva neumonía por coronavirus tiene una virulencia más débil, pero causa un daño más grave a la función inmunológica que el SARS. También se ha observado el fenómeno de infección asintomática conocido como "Yang Yang".

Comparación de la nueva neumonía por coronavirus con SARS (Tabla 1.1).

Puntos de distinción		COVID-19	SARS
Nombre de la enfermedad de la medicina tradicional china		"Enfermedad del virus de la humedad"	Epizootia
Características de la enfermedad		El curso de la enfermedad es persistente. Enfermedad cambiante	Veneno ardiente
Epidemiología	Infectividad	Fuerte	Relativamente débil
	Virulencia	Relativamente débil	Fuerte
	Número de personas infectadas en China	85000+	7000+
	Mortalidad	Alrededor del 5.45%	Alrededor del 11%
Características clínicas	Fiebre	Fiebre baja o temperatura corporal normal	Fiebre alta
	Lesión visceral	Principalmente pulmón, puede atacar múltiples órganos	Predominio pulmonar
	Lesión de la función inmune	Grave	Relativamente ligero
	"Fu Yang"	A veces hay pacientes con "Fu Yang" y "Chang Yang"	Casi no hay " Fu Yang "
	Infección asintomática	Sí.	Ninguna
	Autopsia	Lesiones respiratorias y alveolares profundas, Secreción mucinosa	Fibrosis pulmonar y consolidación

Tabla 1.1 Comparación de la nueva neumonía por coronavirus con SARS

Sección III: características clínicas

Las manifestaciones clínicas

La nueva neumonía por coronavirus se puede clasificar clínicamente en leve, moderada, grave y crítica. Según la investigación epidemiológica actual, la mayoría de los nuevos pacientes con neumonía por coronavirus presentan síntomas leves o moderados. Los principales síntomas clínicos de la nueva neumonía por coronavirus incluyen fiebre, tos seca y fatiga. Un pequeño número de pacientes también pueden presentar congestión nasal, secreción nasal, dolor de garganta, mialgia y otros síntomas. Sin embargo, en algunos casos clínicos, los pacientes no tienen síntomas respiratorios típicos, como fiebre y tos, en el momento del tratamiento. En cambio, pueden presentar síntomas recientes del sistema digestivo, como anorexia leve, fatiga, náuseas, entre otros, o síntomas del sistema nervioso, como dolor de cabeza, síntomas cardiovasculares, como palpitaciones o síntomas oftálmicos, como conjuntivitis, como primera manifestación. Otro estudio que incluyó a 1099 pacientes con neumonía por coronavirus mostró que solo el 43,8% de los pacientes presentaron fiebre al inicio de la infección por coronavirus, lo que sugiere que el diagnóstico de nuevos pacientes con neumonía por coronavirus no debe enfocarse únicamente en la presencia de fiebre.

Los pacientes con síntomas leves y moderados suelen presentar fiebre baja, fatiga leve y sin neumonía. La lengua puede mostrar un color rojo múltiple y un musgo delgado o amarillo delgado, y el número de pulso puede ser flotante. En los pacientes graves, se puede observar disnea y/o hipoxemia más de 1 semana después del inicio de la enfermedad, junto con lengua roja, musgo amarillo graso, pulso o número de deslizamiento o inundación. Los pacientes críticamente enfermos presentan una progresión rápida de la enfermedad, síndrome de dificultad respiratoria aguda, shock séptico, acidosis metabólica difícil de corregir, disfunción de la coagulación e insuficiencia orgánica múltiple. La lengua puede presentar un color púrpura oscuro o carmesí, con áreas focales en los labios, y el número de pulso puede ser subdividido, flotante o grande.

Es importante mencionar que los pacientes graves y críticamente enfermos pueden tener fiebre media o baja, o incluso sin fiebre significativa. La mayoría de los pacientes tienen un buen pronóstico, mientras que los ancianos y aquellos con enfermedades subyacentes crónicas tienen un pronóstico pobre. La mayoría de las muertes por neumonía por coronavirus ocurrieron en la provincia de Hubei y en pacientes mayores de 60 años con enfermedades cardiovasculares y cerebrovasculares y más de una enfermedad subyacente. Los síntomas de los niños son relativamente leves. Los diferentes tipos clínicos pueden transformarse entre sí, y el diagnóstico y tratamiento oportunos son cruciales en pacientes leves y moderados, dentro de la primera semana.

Durante el período de recuperación, el pronóstico es bueno. Sin embargo, si el diagnóstico y tratamiento no se realizan de manera oportuna, la enfermedad puede progresar y llevar a complicaciones graves como dificultad respiratoria e insuficiencia orgánica múltiple. Por lo tanto, es importante recibir tratamiento tan pronto como sea posible para bloquear eficazmente la progresión de la enfermedad. Los pacientes en el período de recuperación también deben descansar adecuadamente y mantener el autoaislamiento para evitar una posible recaída de la enfermedad y afectar el pronóstico. Además, es importante continuar con el tratamiento farmacológico si es necesario. (Figura 1.1).

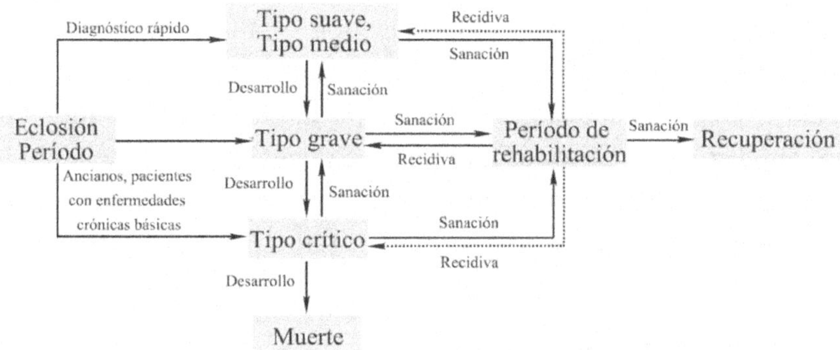

Figura 1.1 Relación entre la tipificación clínica y la transformación de la neumonía por Coronavirus

Pruebas de laboratorio

(1) Examen de sangre periférica

Al inicio de la enfermedad, el número total de glóbulos blancos periféricos puede ser normal o disminuido, y el recuento de linfocitos también puede ser normal o disminuido.

(2) Examen bioquímico de sangre

Algunos pacientes pueden presentar elevación de enzimas hepáticas, lactato deshidrogenasa (LDH), enzimas musculares y mioglobina. En algunos pacientes críticamente enfermos, puede observarse elevación de troponina. En la mayoría de los pacientes, la proteína C-reactiva (PCR) y la velocidad de sedimentación globular (VSG) aumentan, y la calcitonina es normal. En casos graves, el dímero D puede aumentar y los linfocitos periféricos pueden disminuir progresivamente. En comparación con los casos leves y moderados, los pacientes graves y críticamente enfermos a menudo presentan niveles más altos de citoquinas inflamatorias, así como leucopenia, linfopenia, trombocitopenia y elevación de la proteína C-reactiva.

(3) Examen etiológico y serológico

- Examen etiológico

En muestras de hisopos nasofaríngeos, esputo, secreciones del tracto respiratorio inferior, sangre, heces y otras muestras se pueden detectar nuevos ácidos nucleicos del coronavirus. Pueden surgir problemas en la toma de muestras y en la detección de los kits, lo que puede generar resultados falsos negativos. La detección de muestras del tracto respiratorio inferior (esputo o extracto del tracto respiratorio) será más precisa. Es importante realizar la inspección tan pronto como sea posible después de la recolección de las muestras.

- Examen serológico

La mayoría de los anticuerpos contra el coronavirus, específicamente la inmunoglobulina M (IgM), comienzan a aparecer positivos después de 3 a 5 días desde el inicio de la enfermedad, mientras que los anticuerpos contra la inmunoglobulina G (IgG) aumentan más de 4 veces durante el período de recuperación.

El rendimiento de la imagen

Debido a la alta tasa de diagnóstico erróneo mediante radiografías simples de tórax, se recomienda el uso de tomografía computarizada

(TC) para el examen. La TC de tórax muestra lesiones tempranas limitadas, parcheadas, subsegmentarias o en sombra de vidrio esmerilado segmentarias, con o sin engrosamiento septal lobular. En las lesiones avanzadas, el alcance se amplía, involucrando múltiples lóbulos y una parte de la lesión se consolida, aparece la sombra del vidrio esmerilado y la sombra real o ambas coexisten. En casos graves con lesiones pulmonares difusas, se puede observar una apariencia de "pulmón blanco", principalmente como una sombra sólida con sombra de vidrio esmerilado, a menudo con sombra de cable y broncosis de aire. El derrame pleural o la linfadenopatía son raros. Durante la recuperación de la enfermedad, la TC de tórax muestra una reducción gradual en la absorción y disminución de la densidad de las lesiones similares al vidrio abrasivo y el área de consolidación hasta su desaparición gradual. Algunos pacientes pueden presentar sombra de cable de fibra en el área original de la lesión, lo que es más obvio que en otras causas de neumonía. Un estudio de principios de febrero de 2020 mostró que el 76,4% de los 840 pacientes ingresados en la TC de tórax mostraron neumonía, lo que indica que la prueba de TC por sí sola no puede descartar completamente la nueva neumonía por coronavirus. El diagnóstico de la nueva neumonía por coronavirus debe ser múltiple.

Las características patológicas

Debido a que las características patológicas de la nueva neumonía por coronavirus son muy similares a las causadas por el SARS y el coronavirus MERS, algunas lesiones pulmonares pueden progresar rápidamente y dar lugar al síndrome de dificultad respiratoria aguda. Las características patológicas incluyen lo siguiente:

(1) Pulmones

Vista macroscópica de los pulmones: se observa una lesión pulmonar significativa, irregular y con lesiones grises visibles (lesiones inflamatorias) y hemorragia de color rojo oscuro. Además, se puede observar una gran cantidad de secreciones viscosas derramadas de los alvéolos. Esto sugiere que la nueva neumonía por coronavirus causa principalmente una respuesta inflamatoria caracterizada por una lesión alveolar y del tracto respiratorio profundo.

Examen histológico pulmonar: se observa una lesión alveolar bilateral con exudado fibroso mucinoso, fibrosis pulmonar masiva con degeneración parcial, e infarto hemorrágico pulmonar. Además, se observa hiperplasia vascular pequeña, engrosamiento de la pared vascular, oclusión de la estenosis, y síndrome de dificultad respiratoria aguda. Hay infiltración de células inflamatorias mononucleares intersticiales pulmonares, principalmente linfocitos. Las células sincitiales multinucleadas visibles en la cavidad alveolar muestran cambios similares a los de las células virales. La expresión positiva de las células inmunes se concentra principalmente en los pulmones y los vasos sanguíneos cercanos. La "tormenta de citocinas" se asocia con una respuesta inmune excesiva y una respuesta proinflamatoria incontrolada, que causa enfermedades graves de los órganos, incluyendo la lesión pulmonar. Los gránulos de coronavirus se observan en el citoplasma del epitelio de la mucosa bronquial y las células epiteliales alveolares de tipo II bajo un microscopio electrónico. La tinción inmunohistoquímica muestra que algunos de los epitelios alveolares y los macrófagos son positivos para el antígeno del nuevo coronavirus.

(2) Bazo, ganglios linfáticos hiliares y médula ósea

Se redujo significativamente el tamaño del bazo y se observó hemorragia focal y necrosis. Se pudo apreciar la proliferación de macrófagos en el bazo, quienes realizaron fagocitosis visible; asimismo, el número de linfocitos disminuyó significativamente tanto en el bazo como en los ganglios linfáticos, donde se evidenció degeneración de los linfocitos, necrosis y proliferación de macrófagos. La tinción inmunohistoquímica arrojó resultados que muestran una disminución en el número de células T CD4 + y células T CD8 + en el bazo y los ganglios linfáticos. Se detectó la presencia de ácido nucleico de coronavirus en el tejido de los ganglios linfáticos, mientras que la inmunotinción en los macrófagos evidenció una detección positiva del antígeno del nuevo coronavirus. Además, se observó una disminución en el número de células de las tres líneas en la médula ósea.

(3) Corazón y vasos sanguíneos

Los cardiomiocitos presentan degeneración, necrosis, edema intersticial evidente y un pequeño número de monocitos, linfocitos y/o infiltración de neutrófilos. En algunas ocasiones, la nueva prueba de ácido nucleico coronavirus resulta positiva. En los vasos sanguíneos pequeños se pueden observar desprendimiento de células endoteliales, inflamación del endotelio o inflamación de grosor completo, así como trombosis mixta intravascular, tromboembolismo y las partes correspondientes del infarto. Es posible apreciar trombosis microvascular transparente en los órganos principales.

(4) Hígado y vesícula biliar

El hígado se encuentra aumentado de volumen y tiene un aspecto rojo oscuro. Se evidencia degeneración de hepatocitos, necrosis focal con infiltración de neutrófilos, así como congestión del seno sanguíneo hepático. En el área del portal se pueden observar linfocitos e infiltración de monocitos, así como microtrombosis. La vesícula biliar se encuentra muy llena. Tanto el hígado como la vesícula biliar presentan una nueva prueba positiva de ácido nucleico coronavirus.

(5) Riñón

Se puede observar hiperemia glomerular renal visible, así como hiperplasia segmentaria o necrosis. También se evidencia exudado proteico en la cavidad del globo, degeneración epitelial tubular y desprendimiento, pudiéndose apreciar el tubo transparente. Además, se presenta congestión intersticial, microtrombosis visible y fibrosis focal. En cuanto a la suprarrenal, se aprecia necrosis focal y en ocasiones, se obtiene una nueva prueba positiva de ácido nucleico coronavirus en el tejido renal.

(6) Otros órganos

Se observa congestión del tejido cerebral, edema, degeneración parcial de las neuronas, cambios isquémicos y pérdida, así como ocasionalmente fagocitosis. También se evidencian células mononucleares del espacio perivascular visible e infiltración de linfocitos. En cuanto a la suprarrenal, se aprecia necrosis focal. El epitelio de la mucosa esofágica, gástrica e intestinal presenta diversos grados de degeneración, necrosis y desprendimiento, además de la presencia de monocitos submucosos e infiltración de linfocitos. También se observa degeneración adrenocortical, hemorragia focal y necrosis. Los testículos presentan diversos grados de reducción en el número de células espermatogénicas, células de Sertoli y degeneración de células de Leydig. Por último, se puede detectar un nuevo coronavirus en la nasofaringe, la mucosa gastrointestinal, los testículos, las glándulas salivales, entre otros.

CAPÍTULO II: DIAGNÓSTICO CLÍNICO

~

SECCIÓN I: LOS CRITERIOS DE DIAGNÓSTICO Y CLASIFICACIÓN CLÍNICA

Pruebas de diagnóstico y técnicas de inspección

(1) Tecnología convencional de pruebas de laboratorio

De acuerdo con la situación del paciente, se realizan pruebas de rutina en sangre, orina, función hepática y renal, análisis de gases en sangre, función de coagulación, proteína C-reactiva, creatina quinasa, CK, mioglobina, troponina, calcitonina, sangre/hongos, entre otras. Para los casos leves y comunes, los principales indicadores de preocupación son las proteínas sanguíneas y la proteína C-reactiva. Sin embargo, en casos severos o críticamente enfermos se realizan pruebas adicionales, como la medición de citocinas inflamatorias (IL-6, IL-10, factor de necrosis tumoral α (TNF-α)), subconjuntos de linfocitos T y B11, y pruebas de complemento.

(2) Tecnologías de detección etiológica y serológica

Estas tecnologías incluyen principalmente el aislamiento y cultivo de virus, la detección de ácidos nucleicos virales, la secuenciación de genes virales y la detección de antígenos serológicos (anticuerpos). El aislamiento y cultivo de virus se realiza a partir de muestras respiratorias, donde las partículas del virus SARS-CoV-2 son cultivadas y observadas mediante microscopía electrónica. Es considerado un "estándar de oro" para las pruebas de laboratorio, pero requiere un alto nivel de bioseguridad en los laboratorios y no se puede llevar a cabo en laboratorios comunes.

La prueba de ácido nucleico viral es el principal método de diagnóstico de laboratorio de la nueva neumonía por coronavirus. Se utiliza la técnica de RT-PCR fluorescente en tiempo real para detectar el ácido nucleico SARS-CoV-2 en el tracto respiratorio, heces, sangre y secreciones oculares. Sin embargo, la detección de ácidos nucleicos virales puede verse muy afectada por factores como la recolección de muestras y la sensibilidad metodológica. Cuando los resultados de la prueba son negativos, no se pueden utilizar para descartar la infección.

La secuenciación del gen viral se utiliza para detectar si la muestra tiene homología con el conocido SARS-CoV-2. Aunque la secuenciación del genoma tiene una alta precisión en el diagnóstico de infección por SARS-CoV-2, lleva mucho tiempo y requiere equipos especializados. Es adecuada para la identificación del virus original y el estudio posterior del virus tardío, pero no es adecuada para el diagnóstico rápido y a gran escala en la clínica.

La detección serológica es la detección principal de los anticuerpos IgM e IgG en el suero, lo que puede ser utilizado como base para el diagnóstico de la nueva neumonía por coronavirus. Es simple y fácil de operar, y proporciona resultados rápidos. Las pruebas serológicas pueden compensar la baja tasa de detección de ácidos nucleicos hasta cierto punto, pero también pueden conducir fácilmente a deficiencias de diagnóstico omitidas.

(3) Método de examen de imagen

El examen de rayos X de tórax se utiliza para detectar lesiones en las primeras etapas, pero tiene una tasa de diagnóstico erróneo mayor en lesiones de vidrio pulmonar. El examen de tomografía computarizada (TC) de tórax, especialmente la TC de alta resolución (HRCT), ofrece una alta resolución espacial y no se ve afectado por estructuras fuera del nivel de interés. Gracias a la tecnología de posprocesamiento, se pueden visualizar detalles de las lesiones en múltiples planos y direcciones, convirtiéndose en una herramienta clave para la detección y diagnóstico. Sin embargo, los estudios de imágenes no son específicos para recién nacidos, especialmente para prematuros. Además, otras enfermedades respiratorias como la neumonía viral, neumonía por micoplasma, neumonía por clamidia y neumonía bacteriana pueden presentar hallazgos de imagen similares. Por lo tanto, el examen de imágenes debe combinarse con pruebas de laboratorio para mejorar la sensibilidad y especificidad de la detección.

Criterios de diagnóstico

De acuerdo con el "nuevo programa de diagnóstico y tratamiento de la neumonía por coronavirus (octava edición de prueba)", los criterios de diagnóstico son los siguientes:

(1) Casos sospechosos

Combinado con la siguiente historia epidemiológica y un análisis exhaustivo de las manifestaciones clínicas, se considera un caso sospechoso si cumple con lo siguiente:

1) Historia epidemiológica:

- Historial de viajes comunitarios o de vida en los 14 días anteriores al inicio del caso.
- Contacto con nuevos pacientes con infección por coronavirus o infección asintomática en los 14 días anteriores al inicio del caso.

- Pacientes que habían tenido fiebre o síntomas respiratorios de una comunidad informada dentro de los 14 días anteriores al inicio del caso.
- Enfermedad agregada [2 o más casos de fiebre y/o síntomas respiratorios en una pequeña área como el hogar, la oficina, la clase de la escuela y otros lugares].

2) Manifestaciones clínicas:

- Fiebre y/o síntomas respiratorios y otras nuevas manifestaciones clínicas relacionadas con la neumonía por coronavirus.
- Nuevas características de imagen de neumonía por coronavirus descritas anteriormente.
- El número total de glóbulos blancos en la etapa inicial de la enfermedad fue normal o disminuido, y el recuento de linfocitos fue normal o disminuido.

Si no hay una historia clara de epidemiología pero cumple con las manifestaciones clínicas descritas en (2) y (3) anteriormente y el nuevo anticuerpo IgM específico de coronavirus es positivo, o cumple con las manifestaciones clínicas descritas en (3), se considera un caso sospechoso.

(2) Casos confirmados

Los casos sospechosos también tienen una de las siguientes evidencias etiológicas o serológicas:

- RT-PCR fluorescente en tiempo real para la detección de ácido nucleico del nuevo coronavirus.
- La secuenciación del gen del virus es altamente homóloga al nuevo coronavirus conocido.
- Nuevos anticuerpos IgM e IgG específicos de coronavirus en suero positivos; Los nuevos anticuerpos IgG específicos de

coronavirus en suero de negativo a positivo o convaleciente que la fase aguda 4 veces y más.

La clasificación clínica

(1) De acuerdo con la nueva clasificación de la neumonía por coronavirus

Se puede dividir en cuatro categorías: leve, moderada, grave y críticamente enferma.

Leve

Presenta síntomas clínicos leves y no se observan hallazgos de imagen de neumonía.

Moderada

Se presenta fiebre, síntomas respiratorios y otros síntomas y la imagen muestra signos de neumonía.

Grave

Cumple con alguno de los siguientes criterios: A. aparición de dificultad para respirar, frecuencia respiratoria (frecuencia respiratoria, RR) $\geq$30 veces/min; B. en estado de reposo, la saturación de oxígeno cuando se inhala aire es $\leq$ 93%; C. presión arterial parcial de oxígeno (PaO_2)/concentración de oxígeno (FiO_2) $\leq$ 300 mmHg (1 mmHg = 0.133 kPa). La corrección de PaO_2/FiO_2 a gran altitud (más de 1000 m sobre el nivel del mar) debe seguir la siguiente fórmula: PaO_2/FiO_2 × [presión atmosférica (mmHg)/760]. Los síntomas clínicos empeoran progresivamente y las imágenes pulmonares muestran una progresión significativa de las lesiones > 50% dentro de las 24-48 horas.

Crítico

Cumple con una de las siguientes condiciones:

Insuficiencia respiratoria y requiere ventilación mecánica;

Aparición de shock; Combinado con otra falla orgánica que requiere terapia de cuidados intensivos.

(2) Clasificación clínica de la nueva neumonía por coronavirus en niños

Según las "Directrices para el diagnóstico y tratamiento de la enfermedad del coronavirus 2019 (COVID-19) (segunda edición)":

Leve

Solo se manifiesta como congestión nasal, dolor de garganta, fiebre y otros síntomas de infección del tracto respiratorio superior, con corta duración. Algunos niños pueden ser asintomáticos y solo se encuentran hisopos faríngeos con ácido nucleico positivo para el SARS-CoV-2.

Moderada

Puede tener fiebre, tos, fatiga, dolor de cabeza o mialgia y otros síntomas, con manifestaciones de imagen de neumonía, pero sin complicaciones graves o críticas.

Grave

Ocurre una de las siguientes condiciones con la progresión de la enfermedad:

La respiración es significativamente más rápida (bebés hasta 70 veces/min y más, niños mayores de 1 año hasta 50 veces/min o más);

Hay hipoxia, alteración de la conciencia, apatía, letargo, coma, convulsiones o dificultades para alimentarse, incluso trastornos de la coagulación, como la deshidratación del miocardio.

Crítico

La enfermedad progresa rápidamente y hay insuficiencia orgánica, cumpliendo con cualquiera de los siguientes criterios: A. Insuficiencia respiratoria que requiere ventilación mecánica, manifestada como síndrome de dificultad respiratoria aguda (SDRA), caracterizado por hipoxemia intratable, en la cual los métodos convencionales de oxigenoterapia, como el uso de catéter nasal o máscara de oxígeno, no logran aliviarla; B. Shock séptico, en el cual se combinan disfunciones de diversos sistemas extrapulmonares como la circulación, la sangre, la digestión, el sistema central, el hígado y el riñón, junto con sepsis y shock séptico; C. Otra falla orgánica que requiere monitoreo en la unidad de cuidados intensivos (UCI).

(3) De acuerdo con la clasificación de "Guía de gestión clínica COVID-19"

De acuerdo con las "Directrices para el manejo clínico de COVID-19" publicadas por la Organización Mundial de la Salud el 27 de mayo de 2020, la enfermedad de la neumonía causada por el coronavirus se puede clasificar en cuatro categorías: leve, moderada, grave y crítica. Entre las categorías críticas se incluyen el síndrome de dificultad respiratoria aguda, la sepsis y el shock séptico. (Tabla 2.1).

Peligro Pesado Tipo	Aguda Respiración Vergüenza Síntesis Signo	Inicio: empeoramiento de los síntomas respiratorios o respiratorios dentro de una semana después de una lesión clínica conocida
		Imágenes torácicas (rayos X, TC o ultrasonido pulmonar): como el vidrio molido bilateral, que no puede ser completamente hidropesía, lobar Explicación de exudado, colapso pulmonar o masa pulmonar
		Origen del edema pulmonar: insuficiencia respiratoria no explicada completamente por insuficiencia cardíaca o exceso de fluidos corporales, si no hay factores de riesgo. Se requiere una evaluación objetiva (por ejemplo, ecografía Doppler de color cardíaco) para excluir el edema pulmonar causado por anomalías hemodinámicas.
		Estado de oxigenación (adultos): ARDS leve: 200 mmHg < PaO_2 / FiO_2 ≤ 300 mmHg (PEEP o CPAP ≥ 5 cmH_2O) ARDS moderada: 100 mmHg < PaO_2 / FiO_2 ≤ 200 mmHg (PEEP o CPAP ≥ 5 cmH_2O) ARDS grave: PaO_2 / FiO_2 ≤ 100 mmHg (PEEP ≥ 5 cmH_2O)
		Estado de oxigenación (niños, OI = índice de oxigenación, OSI = índice de oxigenación calculado por SpO_2) Use este indicador. Si no hay datos PaO_2, desconecte FiO_2 y mantenga SpO_2 ≤ 97% para calcular OSI o SpO_2/ FiO_2 Relación. Bilevel (NIV o CACP) ≥ 5 cmH_2O indica ARDS (incluyendo pacientes no ventilados mecónicamente) BiPAP o CPAP bajo cubierta completa: PaO_2 / FiO_2 ≤ 300 mmhg o SpO_2/ FiO_2 ≤ 264 ARDS leve (ventilación mecánica invasiva): 4 ≤ OI < 8 o 5 ≤ OSI < 7.5 ARDS moderada (ventilación mecánica invasiva): 8 ≤ OI < 16 o 7.5 ≤ OSI < 12.3 ARDS grave (ventilación mecánica invasiva): OI ≥ 16 o OSI ≥ 12.3
	Sepsis Enfermedad	Adultos: disfunción orgánica mortal causada por una respuesta anormal del huésped a una infección sospechosa o confirmada. Las manifestaciones de disfunción orgánica incluyen cambios en el Estado de conciencia, disnea o falta de aliento, hipoxemia, volumen de orina Disminución, frecuencia cardíaca demasiado rápida, pulso débil, extremidades frías o ipotensión, equimosis cutánea. Los índices de laboratorio sugieren thrombosis Formación, trombocitopenia, acidosis, hiperlactato o hiperbilirrubinemia
		Niños: sospecha o confirmación de infección y cumplimiento de más de 2 criterios sirs, temperatura corporal anormal o recuento anormal de leucocitos Debe cumplir el artículo 1
	Sepsis Descanso sintomático Gramo	Adultos: después de la reanimación del líquido, el paciente sigue siendo hipotenso y necesita administrar medicamentos vasoactivos para mantener la presión arterial media Presión arterial > 65 mmHg y Lactato sérico > 2 mmol / L
		Niños: Hipotensión (presión arterial sistólica inferior al quintil 500 o a la desviación estándar 2) o 2 – 3 de los siguientes cambios en el Estado de conciencia; Bradicardia o taquicardia (lactantes: HR < 90 veces / min) o HR > 160 veces / min. Niños: HR < 70 veces / min o HR > 150 veces / min; Capilar El tiempo de llenado se prolongó (> 2 s) o la vasodilatación se asoció con pulso débil; Respiración rápida; Equimosis cutánea, púrpura o Equimosis; Aumento del ácido láctico en sangre; Oliguria; Hipertermia o hipotermia
Ligero		Pacientes que cumplen la definición de COVID-19 pero no presentan neumonía viral, hipoxia o neumonía grave
		Niños con neumonía no grave con tos o disnea + falta de aliento (falta de aliento: < 2 meses de edad, ≥ 60 veces / min; 2 – 11 meses, ≥ 50 veces / min; 1 – 5 años, ≥ 40 veces / MIN, sin peso Manifestaciones de neumonía tipo 2)
General Pass Tipo	la neumonía	Adolescentes o adultos: Signos clínicos de neumonía (fiebre, tos, disnea, falta de aliento), no grave Signos y factores de riesgo de neumonía, SPO_2 ≥ 90% sin inhalación de oxígeno
		Niños: Signos clínicos de neumonía no grave [tos o disnea + falta de aliento y / o depresión torácica]. No hay factores de riesgo. Taquipnea: < 2 meses, ≥ 60 veces / min; De 2 a 11 meses de edad, ≥ 50 veces / min; De 1 a 5 años, ≥ 40 veces / min
		También se puede utilizar para ayudar en el diagnóstico o la identificación de acuerdo con un examen clínico, como un examen de imagen torácica (rayos X, TC, ultrasonido). Eliminación de complicaciones pulmonares
Pesado Tipo	Grave la neumonía	Adolescentes o adultos: Signos clínicos de neumonía (fiebre, tos, disnea, falta de aliento), más uno de los siguientes, Frecuencia respiratoria > 30 veces / Min con dificultad respiratoria grave o SPO_2 ≤ 90% sin oxígeno
		Niños: Signos clínicos de neumonía (tos o disnea), más al menos uno de los siguientes. Cianosis central o SPO_2 < 90%; Dificultad respiratoria grave (por ejemplo, dificultad para respirar, ronquidos, muy grave) Depresión torácica); Crisis de neumonía: incapacidad para amamantar o beber, somnolencia o inconsciencia, convulsiones. Taquipnea: < 2 meses, ≥ 60 veces / min; De 2 a 11 meses de edad, ≥ 50 veces / min; De 1 a 5 años, ≥ 40 veces / min
		También se puede utilizar para ayudar en el diagnóstico o la identificación de acuerdo con un examen clínico, como un examen de imagen torácica (rayos X, TC, ultrasonido). Eliminación de complicaciones pulmonares

Tabla 2.1 Gravedad de la neumonía por Coronavirus

Indicadores de alerta temprana clínica severa y crítica

(1) Adultos

Los siguientes indicadores deben ser monitoreados para detectar el empeoramiento de la enfermedad:

A. hipoxemia o dificultad respiratoria progresiva.

B. deterioro delíndice de oxigenación tisular o aumento progresivo del ácido láctico.

C. disminución progresiva en los recuentos de linfocitos en sangre periférica o aumento progresivo de marcadores inflamatorios en sangre periférica como IL-6, CRP, ferritina y otros.

D. Aumento significativo del dímero D y otros indicadores relacionados con la coagulación.

E. Progresión significativa de las lesiones pulmonares según las imágenes de tórax.

(2)Niños

A. Frecuencia respiratoria más rápida.

B. Mala respuesta mental, somnolencia.

C. Aumento progresivo del ácido láctico.

D. Aumento significativo de marcadores inflamatorios como CRP, PCT, ferritina y otros.

E. Las imágenes muestran infiltración lobular bilateral o múltiple, derrame pleural o progresión rápida a corto plazo. F. Enfermedades subyacentes (como cardiopatía congénita, displasia broncopulmonar, malformaciones respiratorias, hemoglobina anormal, desnutrición severa, etc.), inmunodeficiencia o deficiencia (uso a largo plazo de agentes inmunosupresores) y recién nacidos deben ser considerados.

Cinco, diagnóstico diferencial

La neumonía causada por el coronavirus se puede confundir con otras enfermedades respiratorias virales como la gripe, el coronavirus del SARS, el coronavirus MERS, el adenovirus, el virus de la influenza aviar altamente patógena humana, el virus sincitial respiratorio y el rinovirus, así como con la neumonía bacteriana y la neumonía causada por Mycoplasma pneumoniae, Chlamydia y otras bacterias. Además, también puede ser confundida con enfermedades no infecciosas como la vasculitis, la dermatomiositis y la neumonía inducida por ventilación mecánica.

(1) Neumonía por virus de la gripe

La neumonía por virus de la gripe es una enfermedad respiratoria causada por la infección del virus de la influenza. La gripe suele ser endémica durante el invierno y la primavera, con un pico en el norte desde finales de noviembre hasta fines de febrero del año siguiente y otro pico en el sur de mayo a agosto. La gripe puede ser causada por el virus de la influenza A y el virus de la influenza B. Los pacientes con gripe presentan un inicio agudo de síntomas graves y sistémicos, fiebre, y la temperatura corporal puede elevarse a más de 39 °C en 1 a 2 días, así como dolor de cabeza, debilidad muscular, pérdida de apetito y otros síntomas obvios. Los grupos de alto riesgo incluyen a los ancianos, personas con enfermedades subyacentes, personas obesas, inmunosuprimidos, mujeres embarazadas, entre otros. La propagación se produce a través de las gotas de aire y el contacto directo, con un período de incubación que generalmente oscila entre 1 y 7 días, siendo en su mayoría de 2 a 4 días.

(2) Síndrome respiratorio agudo severo

El síndrome respiratorio agudo severo (SARS) es una enfermedad respiratoria causada por el coronavirus del SARS. Los principales síntomas incluyen fiebre, tos, dolor de cabeza, dolor muscular y otros síntomas de infección respiratoria. La mayoría de los pacientes se recuperan completamente, pero la tasa de mortalidad es de alrededor del 14%, especialmente en personas mayores de 40 años con enfermedades subyacentes como enfermedad coronaria, diabetes, asma y enfermedad pulmonar crónica. Aunque los síntomas son leves, el SARS tiene una alta transmisibilidad, lo que lo diferencia del nuevo coronavirus y lo convierte en un desafío en la prevención y control de la epidemia.

(3) Síndrome respiratorio del Medio Oriente

El síndrome respiratorio del Medio Oriente (MERS) se concentró principalmente en Asia en 2015-2016 y tiene muchas similitudes con el brote de SARS en 2003. Para prevenir el MERS, es importante prestar especial atención a las áreas afectadas como Arabia Saudita, Emiratos Árabes Unidos y otros lugares con historial de viajes. El período de incubación es de 2 a 14 días y se cree que el coronavirus MERS no se transmite fácilmente de persona a persona. En contraste, el nuevo coronavirus se transmite rápidamente de persona a persona a través de las gotas respiratorias y el contacto directo, lo que lo hace especialmente difícil de controlar y prevenir.

(4) Personas infectadas con HPAI

La gripe aviar es una enfermedad humana causada por el virus de la influenza aviar. Las personas no tienen inmunidad contra este virus y pueden estar en riesgo si tienen contacto cercano con aves de corral muertas inexplicablemente, visitan mercados de aves vivas o están expuestos a casos confirmados de gripe aviar. El virus se transmite principalmente a través de la exposición a aves muertas y sus productos contaminados y por la transmisión ambiental. Aunque existe una pequeña cantidad de transmisión de persona a persona, el virus H5N1 de la gripe aviar generalmente tiene un período de incubación de alrededor de 7 días y una baja tasa de transmisión interpersonal. El diagnóstico diferencial de la infección humana con HPAI y la nueva neumonía por coronavirus se puede realizar a través de la historia de la exposición epidemiológica, las manifestaciones clínicas y los resultados de las pruebas de laboratorio.

(5) Infección por adenovirus

La infección por adenovirus es una enfermedad infecciosa aguda causada por adenovirus, que puede afectar fácilmente la mucosa del tracto respiratorio y gastrointestinal, la conjuntiva, el tracto urinario y los ganglios linfáticos. Principalmente se manifiesta como una infección aguda del tracto respiratorio superior, seguida de infecciones oculares y gastrointestinales. La transmisión del virus ocurre generalmente a través de gotas en el aire, contacto cercano y transmisión fecaloral. La temporada epidémica de esta infección suele ser de 2 a 5 meses al año, siendo más común en niños y adultos jóvenes sin enfermedades subyacentes. El período de incubación oscila entre 3 y 8 días.

(6) Neumonía bacteriana

Los síntomas comunes son de inicio agudo, con fiebre alta que puede estar asociada con escalofríos, tos y esputo. También puede haber empeoramiento de los síntomas respiratorios originales y presencia de esputo purulento o con sangre, con o sin dolor en el pecho. Los leucocitos en la sangre periférica aumentan significativamente y la proteína C reactiva se eleva. Los pulmones pueden presentar variantes reales o sonidos húmedos, y la imagen puede manifestarse como infiltración alveolar o consolidación de las hojas con distribución segmentaria. Generalmente no es contagioso y no se considera una enfermedad infecciosa.

(7) Mycoplasma pneumoniae

La Mycoplasma pneumoniae es una bacteria que causa enfermedades respiratorias. Los cambios patológicos en la neumonía por micoplasma son principalmente intersticiales, a veces complicados con bronconeumonía. La enfermedad comienza lentamente y los síntomas clínicos son leves, y en ocasiones puede ser asintomática. La infección se produce principalmente en otoño e invierno y se transmite a través de gotitas. El período de incubación es de 1 a 3 semanas y la incidencia es más alta en adolescentes.

Los síntomas iniciales incluyen fiebre, dolor de garganta, náuseas, vómitos, dolor de cabeza, dolor muscular, fatiga y pérdida de apetito. La fiebre suele ser moderada y aparece de 2 a 3 días después de los síntomas respiratorios. Estos síntomas se manifiestan como tos paroxística e irritante, tos nocturna grave, una pequeña cantidad de esputo pegajoso o mucopurulento y, en algunas ocasiones, puede haber sangre en el esputo. También puede haber disnea y dolor en el pecho.

La fiebre puede durar de 2 a 3 semanas y la temperatura corporal puede volver a la normalidad mientras la tos persiste.

Proceso de diagnóstico

El nuevo proceso de diagnóstico de neumonía por coronavirus se muestra en la Figura 2.1.

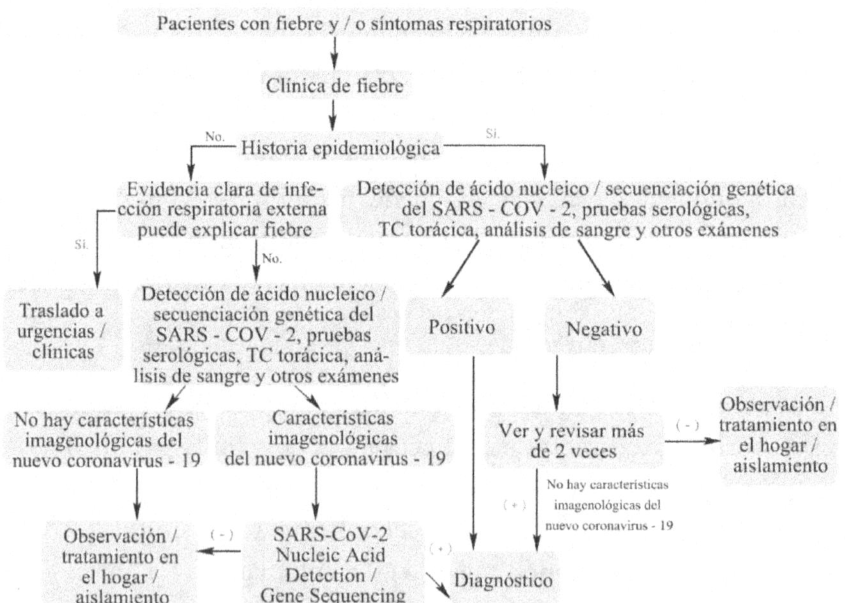

Figura 2.1 Proceso de diagnóstico de neumonía por Coronavirus

SECCIÓN II: DETECCIÓN DE ÁCIDOS NUCLEICOS

La detección de ácidos nucleicos es el principal medio de examen etiológico. Después de que el SARS-CoV-2 infecta el cuerpo, el ARN del material genético del virus se puede detectar primero. De acuerdo con los criterios de diagnóstico del "Nuevo Programa de Diagnóstico y Tratamiento de la Neumonía del Coronavirus (Octava Edición)" promulgado por el Consejo Nacional de Salud, El diagnóstico de nueva neumonía por coronavirus se basa principalmente en RT-PCR fluorescente en tiempo real para detectar muestras respiratorias o muestras de sangre del nuevo ácido nucleico del coronavirus es positivo, O la secuenciación de genes virales en muestras de vías respiratorias o muestras de sangre, la alta homología con la nueva alineación de coronavirus conocida y la detección de anticuerpos IgM e IgG séricos específicos de coronavirus como estándar.

Sin embargo, debido a que el proceso patológico actual de la enfermedad causada por el nuevo coronavirus no se ha dilucidado completamente, la ruta de prueba de laboratorio no está estandarizada, muchos aspectos pueden tener un impacto en la precisión de los resultados de la prueba de ácido nucleico, muchos estudiosos señalaron que para los resultados de la prueba de ácido nucleico del nuevo coronavirus clínico son negativos o de un solo canal positivo. Además, muchos equipos de investigación y laboratorios se centran en explorar nuevos métodos y técnicas de diagnóstico de laboratorio de coronavirus más eficientes y precisos, y se espera que brinden un mejor y más rápido soporte técnico para el diagnóstico clínico de la nueva neumonía por coronavirus.

El principio de detección

SARS-CoV-2 es un virus de ARN monocatenario, y el objetivo de la detección de ácidos nucleicos es encontrar ARN de SARS-CoV-2 en muestras de pacientes. En la actualidad, la detección de ácido nucleico

SARS-CoV-2 es principalmente RT-PCR cuantitativa fluorescente y secuenciación de genes.

La RT-PCR cuantitativa de fluorescencia primero necesita determinar la secuencia de ácido nucleico de SARS-CoV-2 por secuenciación, La secuencia específica de ARN en la muestra se transcribió inversamente en ADNc y luego se amplificó. Teóricamente, el número de fragmentos de genes virales después de cada amplificación se duplicó. Después de más de 30 veces de amplificación, el fragmento del gen diana alcanzó un cierto número y el valor de la muestra se obtuvo mediante RT-PCR cuantitativa fluorescente. El valor de Cot puede ser determinado en pacientes. En la actualidad, la detección de ácido nucleico SARS-CoV-2 se dirige principalmente a tres secuencias conservadas en el genoma del virus, es decir, ORFlab, nucleocápside protein (N) y proteína de envoltura (vene). El 21 de febrero de 2020, el Consejo Nacional de Salud promulgó el "Nuevo programa de prevención y control de la neumonía por coronavirus (quinta edición)" y enfatizó que los dos tipos de objetivos positivos para ORF1ab y el gen N de SARS-CoV-2 en la misma muestra fueron positivos para ambos tipos de RT-PCR.

La detección de ácidos nucleicos es crucial para identificar el SARS-CoV-2 en muestras de pacientes. En la actualidad, la RT-PCR cuantitativa fluorescente y la secuenciación de genes son los principales métodos de detección. Para la secuenciación del gen viral, se utiliza la secuenciación de segunda generación (NGS) para detectar el genoma en muestras clínicas, lo que permite la identificación rápida de microorganismos patógenos y el análisis del proceso de evolución y la mutación del virus. La secuenciación también se puede utilizar para detectar muestras tempranas y confirmar los resultados de RT-PCR, complementando sus deficiencias. Sin embargo, el alto costo y la larga duración del proceso de prueba hacen que este método no sea adecuado para pruebas clínicas de rutina en la mayoría de los hospitales. Por lo tanto, se debe considerar para casos difíciles de diagnosticar.

Recolección de muestras

(1) Recolección de muestras del tracto respiratorio superior

Esto incluye hisopos nasofaríngeos y faríngeos.

Hisopos nasofaríngeos: se inserta un hisopo en la fosa nasal del paciente hasta que la parte superior del hisopo llegue a la pared posterior de la cavidad nasofaríngea. Se gira suavemente durante unos segundos y luego se sumerge en 2-3 ml de solución de preservación del virus.

Hisopos faríngeos: después de hacer que el paciente haga gárgaras con agua, se inserta el hisopo en la fosa nasal o la úvula faríngea y las amígdalas en ambos lados. Se raspa repetidamente o se deja reposar durante unos segundos en un tubo de ensayo estéril que contiene de 2 a 3 ml de solución de preservación del virus.

(2) Colección de secreciones del tracto respiratorio inferior

Esto incluye esputo para la tos profunda, líquido de lavado alveolar, líquido de lavado bronquial y succión respiratoria.

Esputo para la tos profunda: después de que el paciente tosa profundamente, el esputo se recoge en un tubo de muestreo que contiene 3 ml de solución de muestreo.

Líquido de lavado bronquial: se inserta la cabeza del colector en la tráquea desde las fosas nasales o los conectores traqueales, se infunde la solución salina, se enciende la presión negativa, se gira la cabeza del colector y se recolecta el moco extraído.

Líquido de lavado alveolar: después de la anestesia local, se inserta una fibrobroncoscopia a través de la boca o la nariz a través de la faringe en el lóbulo medio derecho o el segmento de la lengua pulmonar izquierda del bronquio. Se agrega lentamente solución salina esterilizada, cada 30-50 ml, para un total de 100-250 ml. No debe exceder los 30000 mL.

(3) Recolección de muestras de orina y heces

Las muestras de orina y heces se pueden recolectar y usar para la detección, pero la sensibilidad no es tan buena como las dos anteriores, por lo que no se usan como muestra ampliamente utilizada clínicamente. Las muestras deben ser detectadas inmediatamente después de la recolección. El tiempo de tránsito de 2-8°C no debe exceder las 72 horas. En cada contenedor de muestra, se debe marcar la información personal del paciente (como sexo, número de identificación, número de registro médico, dirección residencial), el número de muestra y el tipo de muestra (como orina, excremento, etc.). Tenga cuidado con la infección durante el proceso de recolección.

Los criterios de diagnóstico

De acuerdo con el "Nuevo Programa de Diagnóstico y Tratamiento de la Neumonía del Coronavirus (Octava Edición de Prueba)" emitido por el Consejo Nacional de Salud, los casos de diagnóstico clínico o sospechosos pueden confirmarse con la siguiente evidencia etiológica:

Detección de ácidos nucleicos de coronavirus mediante RT-PCR fluorescente en tiempo real en muestras respiratorias o de sangre.

Secuenciación del gen viral en muestras respiratorias o de sangre altamente homóloga al nuevo coronavirus conocido.

Debido a la posibilidad de falsos negativos en la detección de ácidos nucleicos, se puede diagnosticar una infección cuando la detección de ácidos nucleicos es positiva. Si la prueba de ácido nucleico es negativa, la posibilidad de infección no puede descartarse completamente. En estos casos, se debe considerar la historia epidemiológica del paciente, las manifestaciones clínicas, los estudios de imágenes, las pruebas serológicas, etc. Después de múltiples pruebas de muestreo, se puede hacer un diagnóstico integral o sospecha de exclusión.

Las limitaciones de la detección de ácidos nucleicos

En el diagnóstico actual de la nueva neumonía por coronavirus, la detección por RT-PCR de nuevas muestras respiratorias de coronavirus juega un papel importante. Sin embargo, factores como la recolección y limpieza de muestras, así como la preservación y envío de las mismas, pueden afectar la calidad de la muestra. Además, la falta de una correlación lineal entre la distribución del virus y los síntomas clínicos, junto con las diferencias en la operación del personal, pueden afectar la precisión de los resultados de las pruebas de ácidos nucleicos, lo que puede llevar a falsos negativos.

La tecnología de secuenciación de genes puede detectar directamente las secuencias de ácidos nucleicos, pero debido a la necesidad de un cierto tiempo, las condiciones técnicas y del equipo, y el alto costo, no es adecuado para el diagnóstico por lotes. Otras técnicas de detección, como la tecnología de amplificación isotérmica, tienen una alta sensibilidad de detección y un tiempo corto. Sin embargo, el diseño del cebador es más difícil y puede causar falsos positivos debido a técnicas de operación y otras razones. La tecnología de prueba rápida en el sitio (POCT) ahorra tiempo, es portátil y fácil de operar, pero tiene baja sensibilidad y aún no es adecuada para el uso clínico generalizado.

SECCIÓN III: PRUEBAS SEROLÓGICAS

Conforme se profundiza en la comprensión del nuevo coronavirus, también se mejora el diagnóstico y tratamiento de la neumonía por coronavirus. Dado que las pruebas de ácido nucleico pueden verse afectadas por diversos factores, como la recolección y almacenamiento de muestras, la extracción de ARN y la calidad de los kits de prueba, además de ser relativamente engorrosas y llevar mucho tiempo, existe un riesgo de infección para el personal de prueba. Todo ello limita su capacidad para satisfacer las necesidades de investigación y prevención y control de la enfermedad. Por otro lado, los anticuerpos específicos del suero son otra evidencia importante en el diagnóstico de la infección, ya que son moléculas efectoras del sistema inmunológico del cuerpo humano contra el virus. Las pruebas serológicas de anticuerpos solo requieren la recolección de muestras de sangre, son convenientes y fáciles de operar, con requisitos más flexibles para el entorno experimental y del personal, puntualidad, carga de trabajo pequeña y bajo riesgo de infección para el personal de prueba. Son un complemento importante a las pruebas de ácido nucleico del nuevo coronavirus. El Consejo Nacional de Salud enfatiza formalmente la importancia de la detección dinámica de anticuerpos específicos del suero en el diagnóstico y tratamiento de la neumonía por coronavirus en su "Nuevo programa de diagnóstico y tratamiento de la neumonía por coronavirus (octava edición de prueba)". La prueba serológica se incluye en el diagnóstico basado en la detección y secuenciación de ácidos nucleicos originales.

El principio y el método de detección

Después de que el cuerpo se infecta con el nuevo coronavirus, este se inmuniza y produce anticuerpos específicos. Entre ellos, la IgM es el anticuerpo producido temprano después de la infección del cuerpo, que es un índice de diagnóstico de infección aguda. Sin embargo, la concentración es baja, el tiempo de mantenimiento es corto y la afinidad también es baja. La IgG es el principal anticuerpo producido por la respuesta inmune tardía, que produce una concentración alta y mantenimiento prolongado, así como una alta afinidad, lo que sugiere que la enfermedad ha entrado en una etapa de recuperación o que ha habido una infección previa. La detección combinada de IgM e IgG no solo contribuye al diagnóstico de la enfermedad, sino que también ayuda a evaluar la etapa de infección del cuerpo. En la actualidad, existen principalmente tres tipos de métodos de prueba serológica comúnmente utilizados en la práctica clínica.

(1) Ensayo Inmunoabsorbente Ligado a Enzimas

El Ensayo Inmunoabsorbente Ligado a Enzimas (ELISA) es un método para detectar cualitativamente antígenos o anticuerpos en la superficie de un portador sólido, utilizando anticuerpos o antígenos marcados con enzimas para unirse a la prueba y producir un análisis de color. El método tiene la ventaja de ser altamente sensible, fácil de estandarizar, un tiempo de operación de 1~2 horas, con pruebas por lotes, bajo costo y una rápida velocidad de detección. Es adecuado para hospitales de base, medianos y grandes.

(2) Inmunoensayo de Quimioluminiscencia

El Inmunoensayo de Quimioluminiscencia (CLIA) es una combinación altamente sensible de quimioluminiscencia y respuesta inmune altamente específica para detectar diversos antígenos, anticuerpos, hormonas y similares. La sensibilidad del método es mayor que la del ELISA y tiene las características de alta especificidad, amplio rango lineal, resultados estables y una operación simplificada. Es ampliamente utilizado en la detección de muestras clínicas.

(3) Inmunocromatografía de Oro Coloidal

La Inmunocromatografía de Oro Coloidal (GICA) utiliza oro coloidal como marcador trazador en una nueva tecnología de inmunoetiquetado utilizada para detectar anticuerpos antigénicos. Sin necesidad de tratamiento especial de las muestras, se puede obtener una gota de sangre a simple vista dentro de los 15 minutos para obtener los resultados de la prueba. El método rompe con las limitaciones de las técnicas de detección existentes, es conveniente y rápido, acorta el tiempo de detección y funciona sin necesidad de personal altamente especializado o lugares especiales. Las muestras de prueba pueden ser sangre completa, suero o plasma, y es más adecuado para hospitales primarios.

Recolección de muestras

Se recomienda recolectar suero agudo y convaleciente en dos momentos diferentes. El primer suero debe ser recolectado lo antes posible (preferiblemente dentro de los 7 días desde el inicio de la infección) y el segundo suero debe ser recolectado de 3 a 4 semanas después del inicio. Se recomienda recolectar 5 ml y utilizar tubos al vacío sin anticoagulantes. Estas muestras de suero se utilizan principalmente para la determinación de anticuerpos, no para la detección de ácidos nucleicos.

Los criterios de diagnóstico

El "Nuevo Programa de Diagnóstico y Tratamiento de la Neumonía del Coronavirus (Octava Edición)" promulgado por el Consejo Nacional de Salud, incluye las pruebas serológicas como uno de los criterios diagnósticos para la detección de la infección por coronavirus. En particular, se buscan nuevos anticuerpos IgM e IgG específicos del coronavirus en suero, que si son positivos, indican la presencia de la enfermedad. Además, si se encuentran nuevos anticuerpos IgG específicos del coronavirus en suero en pacientes negativos o convalecientes en la fase aguda de la enfermedad cuatro veces o más, también se considera un criterio diagnóstico.

Es importante señalar que se recomienda realizar la prueba de anticuerpos serológicos dentro de los 7 días posteriores al inicio de la enfermedad, y si el resultado es negativo, se debe volver a recoger la muestra en los 10 días siguientes. Además, se recomienda que se realice la prueba de IgG en el suero convaleciente 3-4 semanas después del inicio de la enfermedad.

Es fundamental tener en cuenta que para el diagnóstico de nuevos pacientes con neumonía por coronavirus, se deben considerar todos los datos clínicos disponibles, como la historia epidemiológica del paciente, las manifestaciones clínicas, los estudios de imágenes, las pruebas de ácidos nucleicos y las pruebas de anticuerpos serológicos específicos.

La interpretación de los resultados de la prueba conjunta de ácido nucleico y anticuerpos serológicos

La combinación de la detección de ácidos nucleicos y anticuerpos serológicos específicos puede complementarse mutuamente para mejorar la eficacia del diagnóstico y controlar la progresión de la enfermedad. Sin embargo, la eficacia de la detección de ácidos nucleicos y anticuerpos no es la misma en las diferentes etapas de la infección por coronavirus y los resultados de las pruebas conjuntas deben analizarse cuidadosamente e interpretarse correctamente para guiar mejor el diagnóstico clínico y el tratamiento.

(1) Detección de ácido nucleico (+), detección de anticuerpos (+) / (-)

- Ácido nucleico (+), IgM e IgG (-)

Consejo: Los pacientes pueden estar en las primeras etapas de la infección por coronavirus, es decir, en la ventana de detección, que generalmente es de 2 semanas después de la infección del virus. En este momento, los anticuerpos del virus pueden no ser detectables en el torrente sanguíneo.

- Ácido nucleico (+), IgM (+), IgG (-)

Consejo: Los pacientes pueden estar en las primeras etapas de la infección por coronavirus o en la fase prodrómica. Debido a la respuesta inmune temprana del cuerpo para producir anticuerpos IgM, el contenido de IgG o IgG no ha alcanzado el límite inferior de detección de los reactivos de diagnóstico.

- Ácido nucleico (+), IgM (-), IgG (+)

Consejo: Los pacientes pueden estar en la etapa tardía o recurrente de la infección por coronavirus. Los anticuerpos IgM alcanzan su punto máximo aproximadamente un mes después de que el virus invadió el cuerpo humano, y luego disminuyen gradualmente hasta que están por debajo del límite inferior de detección. Los anticuerpos IgG son los principales en la infección del cuerpo en la última etapa de la infección y pueden ser detectados. Si el título de IgG convaleciente aumentó 4 veces o más que en la fase aguda, puede diagnosticarse como una infección recurrente.

- Ácido nucleico (+), IgM e IgG (+)

Consejo: Se sugiere que los pacientes se encuentren en la fase sintomática o activa de la nueva infección por coronavirus, pero el cuerpo humano ha desarrollado cierta inmunidad al virus (se ha producido IgG de anticuerpos persistentes) o hay una recurrencia de la infección. Los criterios de diagnóstico para la recuperación son un título de IgG que haya aumentado 4 veces o más que en la fase aguda.

(2) Detección de ácido nucleico (-), detección de anticuerpos (+) / (-)

- Ácido nucleico (-), IgM (+), IgG (-)

Consejo: Los pacientes pueden estar en la fase aguda de la infección por coronavirus, o pueden tener otras enfermedades que causen una débilmente positiva o positiva IgM. En este punto, los resultados de la prueba de ácido nucleico deben ser cuestionados y se recomienda considerar la posibilidad de una detección falsa negativa del ácido nucleico. Solo se pueden informar los resultados negativos de esta prueba, pero no se puede descartar la infección por coronavirus, por lo que se requiere una confirmación repetida.

- Ácido nucleico (-), IgM (-), IgG (+)

Consejo: Los pacientes pueden haber sido infectados previamente con el nuevo coronavirus, pero se han recuperado o el virus se ha eliminado del cuerpo. La IgG se mantiene en el torrente sanguíneo durante mucho tiempo debido a la respuesta inmune.

- Ácido nucleico (-), IgM débilmente (+), IgG (-)

Consejo: Sugiere que los pacientes se han infectado recientemente con el nuevo coronavirus y se encuentran en una etapa temprana. Debido a que la carga viral es menor que el límite inferior de detección del ácido nucleico, el cuerpo produce una pequeña cantidad de IgM y aún no ha producido suficiente IgG. También puede ser causado por un factor reumatoide positivo del paciente, lo que causa falsos positivos en la prueba de IgM.

- Ácido nucleico (-), IgM e IgG (+)

Consejo: Sugiere que los pacientes han sido infectados recientemente con el nuevo coronavirus y se encuentran en recuperación. El virus ha sido eliminado del cuerpo, pero la IgM aún no ha disminuido al límite inferior de detección o los resultados de la prueba de ácido nucleico son falsos negativos. El paciente aún puede estar en una etapa activa de infección y se necesita una revisión de la prueba de ácido nucleico para confirmar.

Las limitaciones de las pruebas serológicas

La sensibilidad de las pruebas de anticuerpos específicos del suero depende principalmente de la afinidad entre el antígeno y el anticuerpo, los métodos de detección y las operaciones realizadas. Sin embargo, con la introducción de nuevos reactivos para la detección de IgM e IgG del coronavirus, ha habido más casos de resultados falsos positivos o falsos negativos. En primer lugar, debido al período de ventana necesario para que el virus produzca anticuerpos específicos en el cuerpo, las pruebas de anticuerpos también pueden arrojar resultados falsos negativos. En segundo lugar, las pruebas serológicas de anticuerpos basadas en proteínas N o S pueden reaccionar de forma cruzada con otras infecciones por coronavirus. En tercer lugar, las pruebas de anticuerpos pueden ser susceptibles a falsos positivos debido a la interferencia endógena o exógena, como el factor reumatoide, los anticuerpos heterófilos, el complemento, la hemólisis de las muestras, la contaminación bacteriana, el tiempo de almacenamiento prolongado o la coagulación incompleta. Además, las diferencias en la selección y preparación de antígenos recombinantes por diferentes kits pueden afectar la antigenicidad de los antígenos recombinantes. Las diferencias en los diferentes métodos de detección también pueden afectar la sensibilidad y especificidad de los kits. Por lo tanto, en la aplicación de pruebas de anticuerpos serológicos, se debe combinar la detección de ácidos nucleicos con el análisis simultáneo de los niveles de IgM e IgG y realizar varias pruebas dinámicas para hacer el diagnóstico final. La Administración Estatal de Alimentos y Medicamentos ha destacado que la prueba de anticuerpos contra el nuevo coronavirus no es adecuada para el cribado a gran escala de la población general debido a la posibilidad de resultados falsos positivos. El kit de prueba de anticuerpos actualmente aprobado se utiliza principalmente como una herramienta de detección suplementaria en casos sospechosos negativos de detección de ácidos nucleicos o en colaboración con la detección de ácidos nucleicos en el diagnóstico de casos sospechosos. Es importante tener en cuenta que existen limitaciones metodológicas correspondientes a diferentes métodos de detección de coronavirus. Por lo tanto, los resultados de la prueba obtenidos por diferentes métodos experimentales deben combinarse estrechamente con el análisis clínico riguroso para proporcionar resultados de diagnóstico experimentales científicos y confiables para la prevención y el control de la epidemia.

Sección IV: Pacientes "Fu Yang", pacientes "Chang Yang", infección asintomática e infección secundaria

Desde el inicio del brote de la nueva neumonía por coronavirus, se ha actualizado constantemente la comprensión de la detección positiva de ácidos nucleicos virales en pacientes infectados. Cada vez se presta más atención a los pacientes con "Fu Yang", los pacientes con "Chang Yang" y las infecciones asintomáticas, lo que ha llevado a la necesidad de nuevas pruebas para la prevención y el control de epidemias. Como una enfermedad infecciosa recién descubierta, la nueva neumonía por coronavirus todavía no se conoce por completo en términos de su patogénesis, evolución de la enfermedad y reglas de desintoxicación. Los científicos de todo el mundo aún no han realizado esfuerzos conjuntos para llevar a cabo más investigaciones científicas.

Un nuevo tipo de pacientes con neumonía por coronavirus "Fu Yang"

Los nuevos pacientes con neumonía por coronavirus "Fu Yang" se refieren a aquellos que han sido diagnosticados con neumonía por coronavirus y que, después de un tratamiento estandarizado, logran los criterios de alta y son dados de alta del hospital, pero continúan aislados debido a una detección positiva del nuevo ácido nucleico del coronavirus. El seguimiento de 672 nuevos pacientes con neumonía por coronavirus dados de alta en la ciudad de Shiyan, provincia de Hubei, encontró que el 9,67% (65 casos) de los pacientes con detección de ácido nucleico fueron positivos. Un análisis retrospectivo de 262 pacientes dados de alta del Hospital Popular de Shenzhen encontró que durante el período de seguimiento de 14 días, la tasa de "recuperación" fue del 14,5% (38 casos de "Fu Yang"). De los 109 pacientes dados de alta diagnosticados con neumonía por coronavirus en Tianjin, la tasa positiva de ácido nucleico viral después de la rehabilitación fue del 7,34% (8 casos de "Fu Yang").

La observación clínica actual indica que los pacientes con "Fu Yang" que regresan al hospital presentan menos síntomas clínicos y menor gravedad. Los resultados de laboratorio muestran que la mayoría de los pacientes tienen niveles normales de lactato deshidrogenasa (LDH), creatina quinasa (CK), dímero D, leucocitos, linfocitos y alanina aminotransferasa (ALT). Al detectar subconjuntos de linfocitos en la sangre periférica de pacientes con "Fu Yang", se encontró que el número y la morfología de los linfocitos eran generalmente normales, mientras que las células L, las células T CD8+ y las células B estaban significativamente reducidas, lo que sugiere que después de la respuesta inmune a la nueva infección por coronavirus, las células se redujeron o disminuyeron. Además, los pacientes con "Fu Yang" no mostraron un aumento significativo en los hallazgos de la tomografía computarizada (TC) en comparación con antes, lo que indica que la inflamación se está absorbiendo o ha mejorado. La observación actual muestra que los síntomas clínicos, los resultados de laboratorio y los hallazgos de imagen pulmonar de los pacientes "rehabilitados" no respaldan temporalmente la infección secundaria, y la gran mayoría de los casos muestran un rendimiento de recuperación.

En combinación con la literatura y la observación clínica, se ha especulado que la razón detrás de la detección del ácido nucleico "Fu Yang" en pacientes dados de alta de la neumonía por coronavirus puede deberse a lo siguiente:

(1) Detección de casos falsos negativos de ácido nucleico. La prueba RT-PCR de ácido nucleico es uno de los métodos de detección más comunes en todo el mundo. Sin embargo, un estudio de la Universidad Johns Hopkins encontró que la efectividad de las pruebas puede variar mucho durante el curso de una nueva infección por coronavirus. Específicamente, unos días antes de que aparezcan los síntomas, la probabilidad de falsos negativos puede variar del 100% el primer día al 67% en el cuarto día. Después de que aparecen los síntomas, la incidencia de resultados falsos negativos disminuye, pero puede volver a aumentar todos los días. Las pruebas de diagnóstico inexactas son un desafío para la epidemia debido al rendimiento del kit, los métodos de muestreo y detección y los sitios de muestreo.

(2) Nueva neumonía por coronavirus en pacientes con desintoxicación intermitente. Existen diferencias en la carga viral en pacientes con diferentes etapas de la enfermedad. La mayoría de los pacientes dados de alta se encuentran en la fase de recuperación de la enfermedad autolimitada con baja carga viral y desintoxicación intermitente. Después del período de recuperación, los ácidos nucleicos virales

tienden a mostrar un rendimiento de bajo título, pero las pruebas actuales son cualitativas en lugar de cuantitativas. Por lo tanto, los pacientes individuales en la fase de recuperación pueden producir un fenómeno de detección de ácidos nucleicos positivos.

(3) Estándares de alta no estrictos. Los criterios de alta relajados pueden dar como resultado un fenómeno de "recuperación" después de un período de alta del hospital, incluso si el paciente no se ha curado por completo. Para abordar esta situación, la séptima edición del programa de diagnóstico y tratamiento del Consejo Nacional de Salud y Salud regula estrictamente los estándares de alta y adopta el estándar de "indulgencia y rigidez". Antes del alta, se realizan pruebas de ácido nucleico en sangre y heces al mismo tiempo y se determina que son completamente negativas antes del alta. Además, se requiere que la gestión de cuarentena y el monitoreo de la salud continúen durante 14 días después del alta. Antes de la expiración de la observación, se requiere muestreo y monitoreo para comprender la situación de desintoxicación y luego se libera el aislamiento después de cumplir con las condiciones para minimizar el riesgo de transmisión.

En general, la detección del ácido nucleico "Fu Yang" no implica una recurrencia de la enfermedad, y hasta ahora no se ha reportado ningún caso de recaída en nuestro país, por lo que el riesgo de transmisión es muy bajo. Actualmente, el mecanismo patológico del fenómeno "Fu Yang" aún está siendo estudiado. Se requieren más estudios clínicos para determinar si los pacientes con "Fu Yang" son contagiosos o no, y para confirmar y observar nuevamente estos hallazgos.

Nuevos pacientes con neumonía por coronavirus "Chang Yang"

Los nuevos pacientes con neumonía por coronavirus "Chang Yang" se refieren al nuevo estándar de alta para la neumonía por coronavirus, pero la prueba de ácido nucleico tarda más tiempo en dar negativo. El 24 de abril de 2020 en Wuhan, hubo nuevos casos graves de neumonía por coronavirus, y más de 30 pacientes aún tenían resultados positivos en las pruebas de ácido nucleico, conocidos como pacientes "Chang Yang". En la actualidad, la duración del ácido nucleico "Chang Yang" no tiene una definición clara. Los nuevos pacientes con neumonía por coronavirus "Chang Yang" tienen un período de recuperación más largo, y se cree que está relacionado con la respuesta autoinmune del paciente. Se ha observado que algunos pacientes no muestran una respuesta inmune fuerte después de la infección con el nuevo coronavirus, lo que hace que el virus se vuelva negativo durante un período prolongado, lo que puede ser un equilibrio entre la inmunidad humana y el virus.

En circunstancias normales, si un nuevo paciente con neumonía por coronavirus presenta temperatura corporal normal durante más de 10 días, los síntomas desaparecen, la tomografía computarizada pulmonar sugiere una disminución significativa de la inflamación y la prueba de IgG es positiva, incluso si la prueba de ácido nucleico del tracto respiratorio sigue siendo positiva, el riesgo de infección sigue siendo muy bajo. Teóricamente, los pacientes "Chang Yang" son contagiosos, pero en la actualidad se considera que son una fuente de infección de bajo riesgo, ya que la carga viral residual en el cuerpo del paciente es generalmente baja. Aunque se puede detectar mediante la amplificación génica, no se puede reproducir y cultivar, lo que se conoce como los "restos" del virus. Las observaciones actuales muestran que la mayoría de los pacientes "Chang Yang" desarrollan anticuerpos protectores de IgG sin necesidad de tratamiento especial, pero aún necesitan un seguimiento cercano y permanecer en el hospital para continuar la observación.

Una nueva infección asintomática por neumonía por coronavirus

La infección asintomática se refiere a la presencia de la infección viral sin presentar síntomas clínicos detectables como fiebre, tos o dolor de garganta. Sin embargo, las pruebas de ácido nucleico de muestras respiratorias y otros tipos de muestras o pruebas serológicas de anticuerpos específicos pueden dar positivo. La detección de infección asintomática se informó por primera vez en enero de 2020 en Henan, Zhejiang y Guangdong, pero con la implementación de pruebas de ácido nucleico a gran escala en poblaciones clave, se han detectado cada vez más infecciones asintomáticas desde marzo de 2020.

El "Nuevo programa de diagnóstico y tratamiento de la neumonía por coronavirus (octava edición de la prueba)" publicado por el Consejo Nacional de Salud de China estableció que las personas con infección asintomática son una de las fuentes de infección. Desde que la situación epidémica en China entró en la etapa normal de la epidemia, la distribución de brotes en muchos lugares, como Qingdao, Shandong y Shunyi en Beijing, ha sido causada principalmente por infecciones asintomáticas, lo que plantea un serio desafío para la prevención y el control de la epidemia.

La incidencia de infección asintomática varía según la región, la forma de agregación y la etapa de los casos informados. El Consejo Nacional de Salud de China anunció que a partir del 14 de abril de 2020 se habían detectado 6.764 casos de infecciones asintomáticas en todo el país. Según los resultados de la prueba de ácido nucleico y el análisis de modelado de los pasajeros del crucero Diamond Princess, se estima que la proporción de infecciones asintomáticas es del 17,9%. Además, un análisis exhaustivo de 16 estudios de cohortes de infecciones asintomáticas asociadas con SARS-CoV-2 en todo el mundo (abril de 2020 a mayo de 2020) encontró que la proporción de infecciones asintomáticas en pacientes infectados con SARS-CoV-2 era del 40% al 45%.

Durante el período de detección de ácido nucleico a gran escala después del brote en Wuhan, se concentraron en la detección de ácido nucleico un total de 9.899.828 personas desde las 0:00 del 14 de mayo hasta el 1 de junio de 2020, de las cuales solo 300 estaban infectadas asintomáticamente, lo que da una tasa de detección de solo 0,303/10.000 personas.

La importancia de las personas infectadas asintomáticas en términos de su impacto infeccioso y epidemiológico debe ser evaluada en cada caso específico. Esta categorización se puede dividir en las siguientes situaciones:

La primera categoría se refiere a las nuevas infecciones por coronavirus que se producen a través de la exposición en áreas afectadas, o a través del contacto cercano con personas infectadas. Estos pacientes tienen una prueba positiva de ácido nucleico del coronavirus, y es posible que también presenten una prueba positiva de anticuerpos IgM durante el período de incubación de la enfermedad, antes de que aparezcan los síntomas clínicos. Estos pacientes pueden transmitir el virus durante el período de incubación asintomático, lo que los convierte en casos confirmados que deben ser tratados de inmediato.La segunda categoría incluye a los pacientes que dan positivo en las pruebas de ácido nucleico y/o anticuerpos serológicos después de un período de incubación de 14 días, pero que nunca desarrollaron síntomas clínicos o sólo experimentaron síntomas muy leves que pasaron desapercibidos. Estos pacientes también pueden transmitir el virus, aunque la transmisión es relativamente débil debido a la falta de síntomas respiratorios.La tercera categoría se refiere a los pacientes que desarrollaron síntomas típicos de neumonía por coronavirus y fueron dados de alta después del tratamiento, pero que aún dan positivo en las pruebas de detección después del alta. Estos pacientes tienen una carga viral baja y son menos propensos a transmitir el virus.En general, es importante tener en cuenta que los pacientes asintomáticos pueden ser portadores del virus y transmitirlo a otros, incluso si no presentan síntomas. Por lo tanto, es fundamental realizar pruebas de detección tempranas y tomar medidas preventivas adecuadas para controlar la propagación del virus.

La nueva epidemia de neumonía por coronavirus se ha extendido a nivel mundial. Se han registrado numerosos casos de infección asintomática, lo que se ha convertido en una de las mayores amenazas para prevenir y controlar la epidemia. De acuerdo con la investigación actual, la infección asintomática es contagiosa y puede propagarse de forma silenciosa y profunda en la población, lo que podría provocar una epidemia adicional como fuente de infección. Especialmente en países donde la epidemia está contenida, las personas con infección asintomática pueden ser uno de los factores clave para el resurgimiento de la epidemia, aumentando la dificultad de su prevención y control. Por lo tanto, es crucial detectar de manera segura y científica las infecciones asintomáticas para mejorar significativamente la capacidad de prever la pandemia y evaluar la efectividad de las estrategias y medidas de control en tiempo real.

Para la infección asintomática del nuevo coronavirus, el Consejo de Estado emitió el "Nuevo Código para el Manejo de Infecciones Asépticas de Coronavirus" el 6 de abril de 2020, que requiere una evaluación de riesgos y prevención y control de infecciones asintomáticas. En primer lugar, es necesario dar importancia al monitoreo de las personas que viven con infección asintomática, aumentar los esfuerzos de detección de manera específica y realizar pruebas exhaustivas en las poblaciones clave. Para las pruebas voluntarias de la población, se debe llevar a cabo una "inspección deseada". La detección de infección asintomática se centra en la observación médica durante 14 días, durante los cuales los nuevos síntomas y signos clínicos relacionados con la neumonía por coronavirus se convierten en casos confirmados. Además, los contactos cercanos de las personas con infección asintomática deben adoptar un único modo de observación médica centralizada y aislada. El período de observación es de 14 días después de la última exposición a la infección asintomática. Si la prueba es negativa durante la observación médica, se debe continuar hasta que termine el período de observación. Finalmente, también se debe fortalecer la investigación epidemiológica para conocer la trayectoria de las personas con infección asintomática, aclarar las fuentes lo antes posible, determinar con precisión los contactos cercanos e implementar estrictamente la observación de aislamiento médico. La nueva infección asintomática debe completar la investigación epidemiológica en un plazo de 24 horas y se debe informar la información de la encuesta epidemiológica a través de una red de informes directos.

Una nueva infección secundaria de neumonía por coronavirus

El virus puede experimentar variaciones naturales en su ciclo de vida. Los problemas asociados con la mutación del nuevo coronavirus son principalmente los cambios en la infectividad del virus y la posibilidad de que los pacientes en recuperación se enfrenten a una infección secundaria. En epidemiología, la infección secundaria se refiere al fenómeno en el que las personas que se recuperan vuelven a infectarse con el mismo tipo de patógeno. A finales de agosto de 2020, los investigadores de la Universidad de Hong Kong informaron el primer caso confirmado oficialmente de una nueva infección por coronavirus en el mundo. El paciente masculino había sido diagnosticado con una neumonía por coronavirus a finales de marzo de 2020 y fue dado de alta del hospital después de su curación. Viajó a Europa en agosto de 2020 y dio positivo después de regresar a Hong Kong. Mediante la secuenciación del genoma completo de las dos cepas de virus infectadas antes y después del paciente, se encontró una diferencia significativa en el pedigrí de los dos virus infectados. La incidencia de este paciente fue una infección secundaria en lugar de la persistencia del primer virus infectado. Posteriormente, los Estados Unidos, Brasil, los Países Bajos y otros lugares también informaron casos de infección secundaria. Según las estadísticas de Science, al menos 24 casos de infecciones secundarias en el mundo, a partir de noviembre de 2020, han sido confirmados e informados oficialmente.

Si una persona en proceso de rehabilitación experimentará una infección secundaria depende en gran medida del sistema inmunológico del cuerpo y del lugar donde se produzca la mutación del virus. Después de que el cuerpo humano se infecta con el virus, el cuerpo presenta primero una respuesta inmunitaria innata no específica, que desempeña un papel en la resistencia a la invasión del virus y la activación de la respuesta inmunitaria específica del cuerpo. Al mismo tiempo, el sistema inmunológico adaptativo, que consta de células B y células T, también se activa después de que el patógeno es procesado por el sistema inmunológico innato y la presentación del antígeno. La respuesta inmunitaria adaptativa puede producir anticuerpos que se unen específicamente al virus y reconocer y eliminar la inmunidad celular de las células infectadas. Además, el sistema inmunológico adaptativo también forma memoria inmunológica. En el caso de la misma infección viral, el anticuerpo neutralizante correspondiente en el suero puede eliminar eficazmente el patógeno hasta cierto punto y prevenir la reinfección.

Debido a que el nuevo coronavirus es un ARN monocatenario de cadena positiva, su ARN polimerasa tiene una capacidad limitada de corrección para su propia replicación. Con la prolongación de la epidemia, la mutación del virus se vuelve inevitable. Cuando el lugar de la mutación del virus no afecta los sitios de reconocimiento de células T de memoria, los sitios de reconocimiento de células B o los anticuerpos neutralizantes del cuerpo, no se produce una infección secundaria. Sin embargo, cuando el lugar de la mutación del virus incluye tanto el sitio de reconocimiento del anticuerpo como el sitio de reconocimiento de las células T, tanto el anticuerpo neutralizante como las células T son ineficaces, y la infección secundaria puede ocurrir cuando el individuo infectado previamente entra en contacto con el virus mutado.

A partir del nivel actual de la población, los nuevos casos de infección secundaria por neumonía por coronavirus también son fenómenos individuales, no universales. Esto no significa que el sistema inmune humano no pueda lograr una protección efectiva contra el nuevo coronavirus. Sin embargo, debido a la existencia de infecciones secundarias, la "inmunización grupal" cuestionada a través de estrategias negativas contra la epidemia es difícil de alcanzar en el caso del nuevo coronavirus. En general, la neumonía por coronavirus inducida por SARS-CoV-2 es una infección respiratoria clásica, cuyo proceso patológico y respuesta inmune siguen el proceso típico de infección del tracto respiratorio. No obstante, dado que el SARS-CoV-2 es un virus completamente nuevo que apareció hace solo un año, todavía hay muchas deficiencias en la replicación in vivo, la progresión de la infección y el curso de la enfermedad del virus después de la infección por SARS-CoV-2. Por lo tanto, se necesita más observación e investigación para mejorar nuestra comprensión de la salud y las epidemias.

CAPÍTULO III: MEDICINA OCCIDENTAL

~

Sección I: los principios de tratamiento

De acuerdo con la gravedad de la enfermedad para determinar el lugar de tratamiento

(1) Los casos sospechosos y confirmados deben ser aislados y tratados en hospitales designados con condiciones de aislamiento efectivas y medidas de protección adecuadas. Los casos sospechosos deben ser aislados y tratados en una habitación individual, mientras que los casos confirmados pueden ser tratados en la misma habitación con otros pacientes.

(2) Los casos críticos deben ser admitidos en la unidad de cuidados intensivos (UCI) lo antes posible.

El principio de tratamiento de tipo ligero y común

Principalmente, se utiliza un tratamiento de apoyo sintomático para evitar el agravamiento de la enfermedad, así como un monitoreo cercano y una torsión de corte temprano. Este tratamiento incluye:

(1) Tratamiento de rutina:

Se recomienda reposo en cama y fortalecimiento del tratamiento de apoyo para garantizar una ingesta adecuada de calorías. También es importante prestar atención al equilibrio de agua y electrolitos para mantener la estabilidad del entorno interno. Además, se debe hacer un monitoreo cercano de los signos vitales, en particular, la saturación de oxígeno.

(2) Monitoreo de rutina:

Es necesario realizar una monitorización de la enfermedad de rutina, incluyendo análisis de sangre y orina, proteína C-reactiva, indicadores bioquímicos (enzimas hepáticas, enzimas miocárdicas, función renal, etc.), coagulación, análisis de gases en la sangre arterial, imágenes de tórax y pruebas de citocinas viables condicionales.

(3) Administración oportuna de medidas de oxigenoterapia:

Incluye la administración de oxígeno por catéter nasal, máscara y oxigenoterapia nasal de alto flujo. En algunos casos, se puede tratar con inhalación mixta de hidrógeno y oxígeno (H_2/O_2: 66.6%/33.3%).

(4) Terapia antiviral:

Se pueden utilizar pruebas de interferón alfa, lopinavir/ritonavir, ribavirina, abidol, fármacos de fosfato de cloroquina, pero es importante prestar atención a las reacciones adversas y contraindicaciones de estos medicamentos, así como a su interacción con otros fármacos. Los medicamentos recomendados para posibles efectos antivirales se usan al principio del curso de la enfermedad, con énfasis en pacientes con factores de riesgo graves y tendencias graves. No se recomienda el uso simultáneo de tres o más medicamentos antivirales debido a sus efectos secundarios intolerables e interacciones con otros medicamentos, y se debe dejar de usar los medicamentos pertinentes en estos casos. En el tratamiento de pacientes embarazadas, es necesario tener en cuenta el número de semanas de gestación y elegir los medicamentos que tengan el menor impacto posible en el feto. Si es necesario interrumpir el embarazo, se debe informar a los pacientes sobre las opciones de tratamiento.

(5) tratamiento antimicrobiano

Se debe evitar el uso ciego o inadecuado de agentes antimicrobianos, especialmente el uso combinado de agentes antimicrobianos de amplio espectro.

El tratamiento de casos graves y críticos

Principios de tratamiento: basados en el tratamiento sintomático, prevención y tratamiento activo de complicaciones, tratamiento de enfermedades subyacentes, prevención de infecciones secundarias y soporte oportuno de la función de los órganos.

(1) Corrección de la hipoxemia

Para pacientes graves, se debe usar oxígeno a través de cánula nasal o mascarilla, oxigenoterapia nasal de alto flujo o ventilación no invasiva según la clasificación PaO_2/FiO_2 (200-300 mmHg, 150-200 mmHg y menos de 150 mmHg). Si la respiración no mejora, se debe considerar la ventilación mecánica y evaluación oportuna. Para pacientes que reciben oxigenoterapia nasal de alto flujo o ventilación no invasiva, se recomienda la implementación simultánea de ventilación en posición prona consciente durante más de 12 horas, si no hay contraindicaciones. La ventilación en posición prona puede mejorar los síntomas de sibilancias, mejorar la saturación de oxígeno y reducir la inflamación de la parte inferior del pulmón. También se debe prestar atención al manejo del tracto respiratorio y asegurar la humidificación de las vías respiratorias. Para pacientes con síndrome de dificultad respiratoria aguda (SDRA), se recomienda considerar la oxigenación pulmonar con membrana extracorpórea (ECMO) tan pronto como sea posible si las condiciones lo permiten.

(2) Mejora del soporte circulatorio:

Sobre la base de una reanimación líquida adecuada, se debe mejorar la microcirculación utilizando fármacos vasoactivos. Se deben controlar de cerca los cambios en la presión arterial, la frecuencia cardíaca, la producción de orina, y también se debe realizar análisis de gases arteriales para monitorear el ácido láctico y el residuo alcalino. Si es necesario, se debe realizar un monitoreo hemodinámico invasivo o no invasivo. Se debe prestar atención a la estrategia líquida y evitar un exceso de equilibrio.

(3) Insuficiencia renal y terapia de reemplazo renal:

En pacientes con disfunción renal, se debe buscar activamente la causa subyacente. El tratamiento de la insuficiencia renal debe centrarse en el equilibrio de los líquidos corporales, el equilibrio ácido-base y el equilibrio de electrolitos. El tratamiento de soporte nutricional debe prestar atención al balance de nitrógeno, calorías, oligoelementos y otros suplementos. En pacientes graves, se puede considerar la terapia de reemplazo renal continuo.

(4) Terapia de plasma de rehabilitación

Tratamiento de plasma para pacientes que presentan una rápida progresión, graves o críticamente enfermos.

(5) Tratamiento de purificación de sangre

Este sistema de purificación de sangre incluye el intercambio de plasma, adsorción, perfusión, filtración de sangre/plasma, entre otros métodos. Es capaz de eliminar citocinas inflamatorias, bloquear la "tormenta de citocinas" y puede ser utilizado para tratar a pacientes críticamente enfermos con "tormenta de citoquinas".

(6) Inmunoterapia

Se puede probar la inmunoterapia con tozumab para pacientes con extensas lesiones pulmonares y pacientes graves que presenten niveles elevados de IL-6 en pruebas de laboratorio. Sin embargo, se debe prestar atención a posibles reacciones alérgicas, tuberculosis y otras infecciones activas que estén prohibidas.

(7) Otras medidas de tratamiento

Se puede considerar el tratamiento neto de sangre. En caso de un deterioro progresivo en los indicadores de oxigenación, un rápido progreso en las imágenes, o un estado de sobreactivación de la inflamación del cuerpo en pacientes, se puede utilizar glucocorticoides según corresponda. También se puede utilizar reguladores microecológicos intestinales para mantener el equilibrio microecológico intestinal y prevenir infecciones bacterianas secundarias. Por último, es importante establecer una intervención psicológica para aliviar la ansiedad y el miedo de los pacientes.

El principio del tratamiento especial de la población

Para pacientes embarazadas, se recomienda utilizar medicamentos clasificados como seguros durante el embarazo por la Administración de Alimentos y Medicamentos de los Estados Unidos, los cuales se encuentran en las categorías B y C. Los pacientes en etapas avanzadas del embarazo tienen mayor riesgo de desarrollar complicaciones, por lo que se recomienda hospitalización cercana, aislamiento y tratamiento conjunto por departamentos pertinentes.

Para las madres infectadas con el nuevo coronavirus, los recién nacidos deben ser monitoreados en unidades de presión negativa y la lactancia materna debe ser suspendida. En caso de embarazo complicado con pacientes graves o críticamente enfermos, se debe considerar la interrupción activa del embarazo, y la cesárea es la primera opción.

Para niños severamente enfermos o críticos, se pueden utilizar medicamentos indicados para adultos, y en caso de ser necesario, se puede administrar inmunoglobulina humana intravenosa. En el caso de personas mayores, es importante realizar una prevención secundaria de enfermedades subyacentes y prestar atención a las interacciones medicamentosas.

Los principios de tratamiento del síndrome inflamatorio multisistémico infantil (MIS-C) incluyen la cooperación multidisciplinaria, la administración temprana de antiinflamatorios, la corrección del shock y la disfunción de la coagulación, y el soporte de la función de los órganos. Si es necesario, se debe administrar tratamiento antiinfeccioso. Para el tratamiento de la enfermedad de Kawasaki, se pueden utilizar inmunoglobulina humana intravenosa, glucocorticoides y aspirina oral, así como otros tratamientos, dependiendo de las manifestaciones típicas o atípicas de la enfermedad.

SECCIÓN II: TRATAMIENTO DE MEDICINA OCCIDENTAL

Apoyar el tratamiento

(1) Terapia de soporte respiratorio

Terapia de oxígeno convencional

La terapia de oxígeno convencional incluye dispositivos como el catéter nasal de doble luz, la máscara de oxígeno convencional, la máscara de reserva de oxígeno y la máscara Venturi. Las indicaciones para su uso son una PaO_2 < 60 mmHg o una SpO_2 < 90% y dificultad respiratoria (frecuencia respiratoria > 24 veces/min). La ventaja de esta terapia es que es rápida y conveniente de usar en la práctica clínica, pero no es adecuada para pacientes con retención de CO_2. En la práctica clínica, se debe elegir la terapia de acuerdo con la oxigenación del paciente. Cuando la SpO_2 está entre el 85% y el 90%, se puede usar el catéter nasal o la máscara convencional. Cuando la SpO_2 < 85%, se prefiere la máscara de reserva de oxígeno no reutilizable. La dosis inicial de flujo de oxígeno para el catéter nasal o la máscara convencional es de 5 L/min, mientras que para la máscara de reserva de oxígeno no reutilizable es de 10-15 L/min. Se debe ajustar la dosis para mantener la SpO_2 entre el 94% y el 98%, mientras que para las pacientes embarazadas, la SpO_2 debe mantenerse en ≥92% - 95%.Además, se pueden usar la inhalación de hidrógeno y oxígeno (H_2/O_2:

66.6%/33.3%) para tratar las condiciones respiratorias. Se ha informado que la inhalación de esta mezcla puede mejorar la resistencia de las vías respiratorias, aumentar la dispersión y el flujo de oxígeno, y mejorar los síntomas de disnea aguda. El uso de moléculas de hidrógeno también puede reducir los radicales libres malignos y tener efectos antiinflamatorios y antitóxicos secundarios.

Terapia de oxígeno nasal de alto flujo

La terapia de oxígeno nasal de alto flujo (HFNC) es una forma continua de proporcionar a los pacientes una concentración de oxígeno regulada y relativamente constante (21%~100%) y una temperatura moderada de acuerdo con la marca de oxígeno de 80 minutos.

La terapia de oxígeno nasal de alto flujo tiene las siguientes ventajas:

- Proporciona una concentración de oxígeno inhalado estable y superior a la del catéter nasal común, y la concentración de oxígeno no cambia con el cambio del estado respiratorio del paciente, lo que puede satisfacer las necesidades de la respiración espontánea del paciente.
- El flujo de aire de alto flujo puede alcanzar o exceder la tasa máxima de flujo inspiratorio de la inspiración activa del paciente, reducir la resistencia inspiratoria y el trabajo de respiración, y disminuir el consumo de oxígeno.
- El gas puede calentarse y humidificarse a 37 °C y 44 mg/l, lo que reduce el consumo de calor y agua en pacientes con dificultad respiratoria, manteniendo la función mucociliar de las vías respiratorias en las mejores condiciones, favoreciendo el drenaje de secreciones y reduciendo la incidencia de infecciones pulmonares.
- El flujo de aire de alto flujo lava la cavidad ineficaz de la vía aérea superior, reduce la cavidad anatómica ineficaz y mejora la ventilación del paciente.

- El flujo de aire de alto flujo proporciona un cierto nivel de presión positiva en las vías respiratorias, lo que conduce a alvéolos abiertos, aumentando el volumen pulmonar y mejorando la ventilación, entre otras funciones.
- La terapia de oxígeno nasal de alto flujo no requiere un circuito completamente cerrado y no causa una compresión facial significativa, lo que facilita que los pacientes coman y se comuniquen, y el cumplimiento del paciente es alto.

Nota: Los pacientes con hipercapnia, inestabilidad hemodinámica, insuficiencia orgánica múltiple o alteración de la conciencia no son candidatos adecuados para la terapia de oxígeno nasal de alto flujo.

Ventilación de presión positiva no invasiva

La máscara de presión positiva no invasiva (NIPPV) se refiere a una máscara que aplica presión positiva en las vías respiratorias sin la necesidad de intubación traqueal o traqueotomía, utilizando una máscara nasal, ventilación nasal, entre otros métodos. La ventilación con presión positiva no invasiva es un método que puede abrir parcialmente las vías respiratorias superiores, mejorar el volumen de ventilación pulmonar, la relación ventilación/flujo sanguíneo, la oxigenación y la eliminación de dióxido de carbono.

Los pacientes que no pueden mejorar con la oxigenoterapia pueden preferir la ventilación con presión positiva no invasiva, pero el tratamiento debe comenzar con una presión baja y aumentarse gradualmente para que los pacientes se adapten al procedimiento. La ventilación con presión positiva no invasiva requiere una observación más detallada, prestando atención a la presencia de fugas en la máscara y si el paciente está bien sincronizado con el ventilador. Si después de 2 horas de observación la condición no mejora, el paciente no tolera la ventilación no invasiva, se presentan incrementos en las secreciones de las vías respiratorias, tos severa o inestabilidad hemodinámica, entonces se debe realizar una intubación traqueal inmediata para comenzar la ventilación con presión positiva invasiva.

Ventilación en decúbito prono

La ventilación en decúbito prono tiene la función de mejorar la oxigenación, reducir la hipercapnia, facilitar la implementación de la estrategia de ventilación protectora pulmonar y mejorar la función cardíaca derecha. Además, ha sido cada vez más valorada como parte de la ventilación mecánica para reducir la mortalidad de pacientes con síndrome de distrés respiratorio agudo (ARDS). En pacientes con neumonía por coronavirus, la disnea es más frecuente y el uso de ventilación mecánica severa y la estrategia de ventilación protectora pulmonar pueden conducir fácilmente a la atelectasia progresiva, especialmente durante un largo periodo de ventilación en posición supina, lo que puede provocar colapso alveolar dependiente de la gravedad y empeoramiento de los síntomas de hipoxia. Por lo tanto, se recomienda la ventilación en decúbito prono en pacientes críticamente enfermos y severos que reciben oxigenoterapia nasal de alto flujo o ventilación no invasiva, siempre y cuando no existan contraindicaciones. El tiempo de ventilación en decúbito prono debe ser superior a 12 horas, pero en caso de complicaciones significativas como arritmias malignas o inestabilidad hemodinámica grave, se debe considerar la interrupción de la ventilación en decúbito prono en cualquier momento.

Ventilación de presión positiva invasiva

Debido a la neumonía por coronavirus, se presenta una gran cantidad de daño alveolar que resulta en una insuficiencia respiratoria. Esto lleva a una reducción del volumen efectivo de ventilación pulmonar y del cumplimiento estático de los pulmones. Por lo tanto, la presión respiratoria de presión positiva (IPPV) debe ser menor que la presión pulmonar y la presión respiratoria (presión de ventilación) debe ser inferior a la plataforma inferior (6-8 ml/kg de peso corporal ideal), con una baja presión de succión (presión de plataforma (Pplat) $\leq$ 30 cmH$_2$O), para reducir la lesión pulmonar relacionada con la respiración. En casos graves de SDRA, se debe utilizar una PEEP más alta y la posición prono durante más de 12 horas al día, y si es necesario, se puede utilizar el tratamiento de reexpansión alveolar. Antes de la reexpansión pulmonar, se debe realizar una evaluación de la extensibilidad, utilizando métodos como el ultrasonido, la curva P-V, las imágenes de impedancia eléctrica (EIT), entre otros.

Oxigenación pulmonar de membrana externa

La oxigenación por membrana extracorpórea (ECMO), también conocida como soporte vital extracorpóreo, es una técnica de soporte del ciclo respiratorio que puede reemplazar las funciones pulmonares y cardíacas. Al utilizar ECMO para proporcionar intercambio de gases extracorpóreo a pacientes con SDRA, la implementación de estrategias de ventilación protectora pulmonar permite que los pulmones descansen y finalmente se recuperen.

La mayoría de los pacientes con neumonía por coronavirus son leves y se recuperan fácilmente. Sin embargo, algunos pacientes desarrollan un tipo crítico después de una semana de inicio, principalmente disnea y/o hipoxemia. En casos graves, el SDRA progresa rápidamente y causa insuficiencia orgánica múltiple. El daño pulmonar causado por la nueva neumonía por coronavirus es autolimitado y, por lo tanto, puede ser asistido por ECMO sin contraindicaciones obvias.

En vista de los informes de miocarditis en la influenza A (H1N1) y la neumonía causada por el coronavirus del síndrome respiratorio del Medio Oriente, no se puede descartar que algunos pacientes con nueva neumonía por coronavirus se compliquen con miocarditis al mismo tiempo. En casos graves, pueden complicarse con disfunción circulatoria. Muchos de estos pacientes tienen lesiones miocárdicas significativas, que se manifiestan mediante un aumento en las enzimas miocárdicas basadas en troponina. La ECMO de arteria venosa (VA-ECMO) debe seleccionarse cuando estos pacientes se complican con shock cardiogénico o paro cardíaco (PCR), y la intubación debe seleccionarse de acuerdo con la condición específica del paciente.

- Tiempo de inicio de ECMO

La ECMO debería ser considerada lo antes posible cuando las estrategias de ventilación protectora y la posición en decúbito prono no son efectivas y se cumplen las siguientes condiciones. Bajo condiciones óptimas de ventilación mecánica ($FiO_2 \geq 80\%$, volumen tidal de 6 ml/kg de peso corporal ideal, PEEP ≥ 5 cmH_2O, sin contraindicaciones), la ECMO debe ser evaluada lo antes posible.

(1) PaO_2/FiO_2 < 50 mmHg más de 3 h.

(2) PaO_2/FiO_2 < 80 mmHg más de 6 h.

(3) pH arterial < 7.25 y $PaCO_2$ > 60 mmHg más de 6 h, y frecuencia respiratoria > 35 veces/min.

(4) frecuencia respiratoria > 35 veces/min, pH arterial< 7.2 y presión de la plataforma > 30 cmH_2O.

(5) con shock cardiogénico o paro cardíaco.

- ECMO usa contraindicaciones

La aplicación de ECMO indica que a medida que aumenta el número de casos en la práctica clínica, no hay contraindicaciones absolutas para ECMO porque cada paciente se considera por separado en función del riesgo y el beneficio. Sin embargo, todavía existen algunas condiciones que se relacionan con un mal pronóstico de ECMO, que pueden considerarse como contraindicaciones relativas.

(1) Con enfermedades no recuperables, disfunción cerebral grave, daño significativo al sistema nervioso central y tumores malignos avanzados se consideran contraindicaciones relativas para la aplicación de ECMO.

(2) Enfermedades con tabúes anticoagulantes, como la nueva neumonía por coronavirus que causa insuficiencia hepática con disfun-

ción grave de la coagulación, hemorragias, hemorragias intracraneales recientes o grandes, también se consideran contraindicaciones relativas.

(3) La ventilación mecánica a largo plazo (7 días o más) con altas concentraciones de oxígeno (FiO_2 > 0.9) y presiones de meseta elevadas (Pplat > 30cmH$_2$O) se considera una contraindicación relativa.

(4) No hay una contraindicación específica en función de la edad, pero el riesgo de mortalidad aumenta con la edad.

(5) La falla orgánica múltiple severa es una contraindicación relativa para la aplicación de ECMO.

(6) La necesidad de soporte de VA-ECMO asistido por circulación, regurgitación aórtica moderada y severa, y la disección aórtica aguda también son contraindicaciones relativas.

(7) La inmunosupresión farmacológica (recuento absoluto de neutrófilos < 40 × 109/L) también es una contraindicación relativa.

(8) Las malformaciones anatómicas o lesiones macrovasculares circundantes que impiden el acceso vascular a la ECMO también son contraindicaciones relativas.

• Selección de modo ECMO

Clínicamente, dependiendo de los órganos auxiliares, la ECMO tiene principalmente dos modos: el modo vena-vena (VV) y el modo arteria-vena (VA). Para los pacientes con insuficiencia respiratoria simultánea, es necesario elegir el modo auxiliar de acuerdo con la función cardíaca, como el modo ECMO de la vena arterial-venosa (VAV). El modo VV-ECMO es adecuado para pacientes con insuficiencia respiratoria simple, mientras que el modo VA-ECMO puede proporcionar soporte circulatorio y soporte respiratorio. En pacientes nuevos con neumonía por coronavirus con insuficiencia respiratoria, la causa de la falla circulatoria debe ser determinada para determinar el modo adecuado de la ECMO.

El tratamiento respiratorio para casos graves de neumonía por coronavirus se muestra en la Figura 3.1. [Consulte la Revista China de Electrónica Médica Intensiva (Versión en línea) No. 01 de 2020 "Recomendaciones de expertos sobre el proceso de tratamiento respiratorio para la neumonía por coronavirus nuevo crítico"] Esta información se basa en el Consejo Nacional de Salud de fecha 17 de julio de 2020, y en la "Guía para la aplicación clínica de oxigenación pulmonar por membrana extracorpórea (ECMO) para el soporte respiratorio en pacientes con neumonía por coronavirus" del programa de orientación (versión de prueba).

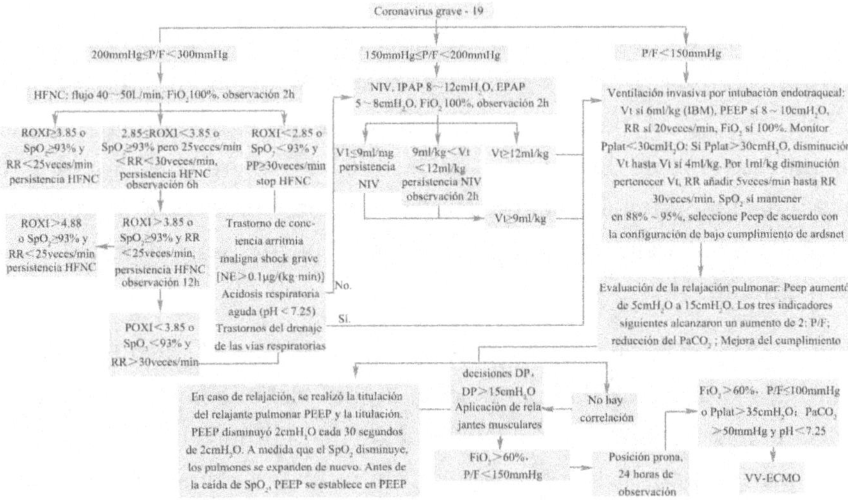

Figura 3.1 Procedimiento de Terapia respiratoria para neumonía grave por Coronavirus

Nota: P / F—índice de oxigenación modificado [presión parcial de oxígeno arterial (PaO_2) / concentración de oxígeno inhalado (FiO_2)]; HFNC—oxigenoterapia transnasal de alto flujo; NIV—ventilación mecánica no invasiva; Vt — volumen mínimo de humedad; ROXI —rox index = Blood Oxygen saturation (SpO_2) / [inhalation Oxygen Concentration (FiO_2) × Frecuencia respiratoria (RR)]; Ne— norepinefrina; IPAP— presión positiva de las vías respiratorias inspiratorias; EPAP— Presión positiva de las vías respiratorias en fase gaseosa; DP— presión de accionamiento; PEEP—ventilación a presión positiva espiratoria final; $PaCO_2$—presión arterial parcial de dióxido de carbono; Pplat—presión de la Plataforma; ECMO— oxigenación de membrana extracorpórea.

---

(2) Terapia de soporte de circulación

Recuperación líquida

Se recomienda la infusión intravenosa rápida de 30 ml/kg de líquido cristalino en las primeras 3 horas para la reanimación líquida. El objetivo es mantener una presión arterial promedio ≥ 65 mmHg y reducir significativamente los niveles de lactato en sangre. Los líquidos de reanimación pueden incluir solución salina, solución de equilibrio, entre otros. En caso necesario, también se puede usar albúmina como suplemento.

Sin embargo, en pacientes mayores de 65 años o con enfermedad cardíaca subyacente, la reanimación líquida debe realizarse con mayor precaución. Se recomienda la utilización de la prueba de rehidratación o la prueba pasiva de elevación de pierna para evaluar la reactividad volumétrica del paciente y reducir el riesgo de insuficiencia cardíaca izquierda aguda causada por una gran cantidad de rehidratación rápida.

En casos de hemodinámica inestable después de la reanimación volumétrica, es necesario realizar estrategias de tratamiento líquido adicionales bajo un monitoreo hemodinámico más detallado, que incluye: monitoreo de la presión venosa central, monitoreo de la presión arterial invasiva, análisis del metabolismo del oxígeno, ultrasonido B junto a la cama y monitoreo continuo del pulso (PIC).

El uso de medicamentos vasoactivos

Se recomienda el uso de norepinefrina como el fármaco vasoactivo de elección, aunque otros medicamentos como la dopamina, dobutamina y m-hidroxilamina también pueden ser utilizados. En algunos casos, la pituitrina puede ser una opción.

(3) Terapia de soporte nutricional

Los pacientes hospitalizados deben ser evaluados para determinar su riesgo nutricional mediante el puntaje de riesgo nutricional 2002 (NRS2002). Si el puntaje total de NRS2002 es ≥ 3 puntos, se debe administrar tratamiento de soporte nutricional lo antes posible. En pacientes con dificultades para comer por vía oral, se puede colocar un tubo nasogástrico o yeyuno nasal para la administración de nutrición enteral mediante goteo por gravedad o infusión de nutrición enteral. En pacientes con disfunción gastrointestinal severa, se debe utilizar nutrición parenteral para satisfacer las necesidades nutricionales básicas. Según la Guía de Soporte Nutricional para Adultos de la Sociedad Americana de Nutrición Intestinal, se recomienda una ingesta diaria de proteína de 0.8~1.5 g/kg y un aporte calórico total de 20~30kcal/kg (1kcal=4.186kJ). En pacientes graves o con sepsis, se recomienda una ingesta diaria de proteína de 1.2~2.5g/kg y un aporte calórico total de 20~30kcal/kg. En las primeras etapas del soporte nutricional, se recomienda un programa de tarjeta de baja temperatura, que consiste en una ingesta diaria de 15~20 kcal/kg. Después de que la enfermedad mejora, se deben ir aumentando gradualmente la energía y los nutrientes hasta alcanzar el objetivo de ingesta. En el proceso de recuperación, se recomienda una dieta semisólida, fácil de masticar y digerir, con pequeñas comidas de 5 a 6 veces al día y suficiente proteína de alta calidad. A medida que la enfermedad mejora, se debe transicionar gradualmente a una dieta normal.

Terapia antiviral

El nuevo coronavirus aún no tiene un tratamiento efectivo confirmado mediante medicamentos específicos. Los siguientes medicamentos pueden estar siendo evaluados en ensayos clínicos o en fase de investigación clínica. Debido a que la investigación relacionada con el tratamiento de la enfermedad sigue en curso, se recomienda prestar atención a las últimas pruebas de investigación. Al usar medicamentos en fase de prueba, es importante considerar los riesgos potenciales. No se recomienda el uso simultáneo de tres o más medicamentos antivirales.

(1) IFN

El interferón (IFN) es una clase de familias de citocinas multifuncionales con actividad antiviral, antiproliferativa e inmunomoduladora de amplio espectro. Dependiendo de los diferentes receptores de unión, el interferón se puede dividir en tipo I, tipo II y tipo III.

Entre ellos, el IFN tipo I (principalmente α/β IFN) juega un papel importante en el control de la infección del virus en el cuerpo. En la naturaleza, solo el interferón alfa (IFN-α) induce la producción de proteínas antivirales en las mismas células para formar un estado antiviral que limita la replicación y propagación del virus. En la actualidad, no existe una preparación de interferón α (IFN-α) para la inhalación en nuestro país, y el IFN-α para inyección se utiliza clínicamente como una preparación de inhalación atomizada.

Uso recomendado: la medicación debe ser supervisada, administrando interferón alfa en adultos con una dosis de 5 millones de U o una dosis considerable, agregando 2 ml de agua de inyección esterilizada, inhalando 2 veces al día (bid), el tratamiento no debe exceder los 10 días. Nota de atomización: el uso de la inyección de la preparación IFN-α para la inhalación de atomización debe seguir estrictamente los requisitos de gestión de la inhalación y el consenso de los expertos para la correcta operación.

- IFN-α es una proteína recombinante de genes, mientras que los excipientes pueden contener albúmina, la cual puede desnaturalizarse con el calor, por lo que no se recomienda la atomización ultrasónica. Se recomienda considerar el uso de atomización de atomizador de chorro (nebulizador de compresión de aire), atomización de atomizador o atomización impulsada por oxígeno.
- Los pacientes con asma bronquial deben ser vigilados de cerca durante el tratamiento. Si se produce broncoespasmo, el tratamiento debe darse por terminado inmediatamente. Como algunos fabricantes de excipientes contienen conservantes de alcohol bencílico, si la atomización es propensa a causar daño a la mucosa respiratoria, al mismo tiempo que induce ataques de asma, no se recomienda el uso de conservantes que contengan IFN-α2b para la atomización.
- Tenga en cuenta que no se puede combinar con ciertas enzimas (como la quimotripsina), la acetilcisteína y el bromuro de ipratropio.
- Tenga en cuenta que las gotas para los ojos, las gotas nasales, los aerosoles, los aerosoles y los IFN para la inyección a largo plazo no se pueden inhalar.

(2) Lopinavir y ritonavir

El lopinavir y ritonavir son medicamentos utilizados en el tratamiento del virus de la inmunodeficiencia humana (VIH). El lopinavir actúa bloqueando la división de las proteínas poliméricas de Gag-Pol, lo que lleva a la producción de virus inmaduros e infecciosos, mientras que el ritonavir incapacita a la enzima que trata los precursores de la poliproteína Gag-Pol al inhibir la proteasa del VIH, lo que impide que las partículas del VIH inicien un nuevo ciclo de infección.

La dosis recomendada para adultos es de 400 mg/100 mg (equivalente a 5 ml de líquido oral), dos veces al día, por vía oral, durante un máximo de 10 días. Las tabletas deben tragarse enteras y no deben ser masticadas, rotas o trituradas. El líquido oral puede administrarse con o sin alimentos.

Es importante controlar la función hepática, ya que pueden ocurrir reacciones adversas del sistema digestivo como diarrea, náuseas, vómitos, dolor abdominal, distensión abdominal, enzimas hepáticas elevadas y pancreatitis. Además, estos medicamentos afectan las concentraciones plasmáticas que se metabolizan principalmente a través de CYP3A y también pueden ser afectados por inductores enzimáticos.

Si se diagnostica pancreatitis, se debe suspender temporalmente el uso de estos medicamentos. Para pacientes con hiperlipidemia, se debe tener precaución al usar estos medicamentos y se recomienda el uso de pravastatina o fluvastatina para el tratamiento hipolipemiante. Se debe prestar atención a la interacción con el fármaco si se utiliza atorvastatina y rosuvastatina, y no se recomienda más de 10 mg/d. También se recomienda controlar el peso, la presión arterial, el azúcar en la sangre y los lípidos en la sangre en pacientes que presenten hipertensión, glucosa en sangre anormal, hipertrigliceridemia, hipercolesterolemia o trastornos del metabolismo de los lípidos adquiridos.

(3) Ribavirina

La ribavirina es un medicamento antiviral de amplio espectro nucleósido cuyos productos de fosforilación inhiben competitivamente la síntesis viral, dañan la síntesis de ARN polimerasa y proteínas virales e inhiben la replicación y propagación del virus.

La dosis recomendada es de 500 mg para adultos cada vez, administrada por infusión intravenosa, 2 o 3 veces al día. El tratamiento no debe durar más de 10 días y no se recomienda su uso en solitario. Se recomienda su uso con interferón (en dosis apropiadas) o con lopinavir/ritonavir (en adultos, 2 cápsulas de 200 mg / 50 mg cada vez, 2 veces al día).

El uso clínico de ribavirina requiere prestar atención a los siguientes puntos:

A. Precaución en pacientes con anemia severa y función hepática anormal. No se recomienda su aplicación en personas mayores.

B. La ribavirina puede atravesar la placenta y pasar a la leche materna, lo que puede causar malformaciones congénitas fetales o incluso la muerte. La ribavirina tarda 4 semanas en eliminarse por completo del cuerpo después de la abstinencia.

C. La ribavirina tiene toxicidad reproductiva, por lo que las mujeres y los hombres que usan ribavirina deben evitar el embarazo antes del inicio del tratamiento, durante el tratamiento y al menos 6 meses después de la interrupción.

D. La anemia hemolítica es la toxicidad más importante asociada con la ribavirina. La hemoglobina, los glóbulos rojos y la leucopenia pueden aparecer en la primera a la segunda semana después del tratamiento. El análisis de sangre debe realizarse regularmente antes del tratamiento, después de 2 semanas y después de 4 semanas de tratamiento. Se debe tener precaución en pacientes con anemia severa, talasemia y anemia falciforme.

E. El uso de dosis altas de ribavirina puede causar daño miocárdico y no se debe usar en pacientes con síntomas cardíacos significativos o inestables. Si se presenta cualquier síntoma de deterioro después del tratamiento, se debe suspender inmediatamente y recibir el tratamiento adecuado.

F. El uso de dosis altas de ribavirina puede causar daño hepático, trastornos electrolíticos y toxicidad del sistema nervioso central.

G. Los pacientes con pancreatitis o enfermedades pancreáticas no deben usar ribavirina.

(4) Arbidol

Arbidol es un fármaco antiviral no nucleósido que bloquea la replicación viral al inhibir la fusión de la membrana lipídica del virus de la gripe con las células huésped, y también tiene efectos inducidos por interferón.

La dosis recomendada es de 200 mg por vía oral, tres veces al día (tid) para adultos. El tratamiento no debe exceder los 10 días. Durante el tratamiento, se debe controlar la función hepática debido a que pueden ocurrir náuseas, diarrea, mareos y aumento de las transaminasas séricas. Después de tres horas de tomar el medicamento, algunos sujetos sanos presentaron bradicardia, por lo que se recomienda precaución en pacientes con lesiones del nódulo sinoauricular o con insuficiencia. Durante el tratamiento, se debe monitorear el ECG.

(5) Fosfato de cloroquina

El fosfato de cloroquina es un medicamento antipalúdico que ha estado en el mercado durante más de 70 años. Sus efectos farmacológicos antivirales incluyen los siguientes aspectos: A. Inhibición de la unión del nuevo coronavirus al receptor ACE2 de las células humanas para inhibir la invasión del virus; B. La cloroquina es un compuesto básico que aumenta el pH in vivo y bloquea la replicación de virus dependientes del pH, como el coronavirus y el retrovirus; C. La cloroquina tiene un efecto inmunomodulador, puede reducir el daño patológico inmunitario, inhibir la producción y liberación de TNF-α e IL-6, y se ha utilizado para tratar enfermedades autoinmunitarias como la artritis reumatoide y el lupus eritematoso.

Población aplicable: el tratamiento de la nueva neumonía por coronavirus es adecuado para adultos entre 18 y 65 años.

Uso recomendado: para pacientes con un peso corporal de 50 kg o más, se recomienda una dosis de 500 mg dos veces al día durante 7 días. Para pacientes con un peso corporal de menos de 50 kg, se recomienda una dosis de 500 mg dos veces al día en el primer y segundo día, seguido de 500 mg una vez al día durante 3 a 7 días. Se recomienda controlar las náuseas, la diarrea, los mareos y las transaminasas séricas elevadas durante el tratamiento. Después de 3 horas de la medicación, algunos sujetos sanos pueden experimentar bradicardia, por lo que se recomienda precaución en pacientes con lesiones del nódulo sinoauricular o insuficiencia cardíaca y monitorear el ECG durante el tratamiento.

El uso clínico del fosfato de cloroquina requiere atención a los siguientes puntos:

A. Mujeres embarazadas, pacientes con enfermedad cardíaca, eritema multiforme severo, hematoporfirina, psoriasis y pacientes psiquiátricos deben tener precaución al usar este medicamento.

B. Las reacciones adversas comunes incluyen mareos, dolor de cabeza, náuseas, vómitos, diarrea, erupciones cutáneas y dermatitis exfoliativa, tinnitus, irritabilidad, entre otros. Estos efectos secundarios pueden desaparecer después de suspender el tratamiento. También se pueden presentar otros efectos secundarios más graves, como psicosis inducida por fármacos, leucopenia, púrpura, blanqueamiento del cabello, depilación, neuromuscular y dolor de cabeza leve a corto plazo. Se debe tener precaución en pacientes con trastornos mentales o depresión y reducir o suspender la droga si es necesario.

C. Se debe controlar la audición durante el tratamiento.

D. La cloroquina puede ser secretada por la glándula lagrimal y absorbida por la córnea, lo que puede causar reacciones adversas en los ojos, como partículas blancas difusas en la córnea y edema leve de la retina. El medicamento se acumula en el tejido, por lo que la administración prolongada puede causar problemas visuales irreversibles. Se debe monitorear la agudeza visual y reducir o suspender la droga si es necesario.

E. El fosfato de cloroquina tiene cierta cardiotoxicidad, por lo que se debe realizar un electrocardiograma antes del tratamiento y monitorear el ECG durante 5 a 10 días de tratamiento. También se debe prestar atención al intervalo QT y reducir o suspender la droga si hay una prolongación del intervalo QT o disminución de la frecuencia cardíaca. La inhibición del nódulo sinoauricular puede llevar a arritmias, shock y síndrome de Aspen, lo que puede ser fatal.

F. Se debe prestar especial atención a la anemia hemolítica en pacientes con deficiencia de glucosa-6-fosfato deshidrogenasa (G-6-PD, también conocida como enfermedad de Vicia faba). Se debe monitorear la sangre de rutina durante el tratamiento.

G. En el tratamiento de nuevos pacientes con neumonía por coronavirus, se debe evitar el uso combinado con quinolonas, macrólidos y otros antibióticos para evitar la prolongación del intervalo QT y aumentar el riesgo de torsades de punta. Además, no se recomienda el uso combinado de hidroxicloroquina o azitromicina, ya que no hay evidencia médica rigurosa que demuestre su eficacia. No se recomiendan altas dosis de fosfato de cloroquina para el tratamiento de nuevos pacientes con neumonía por coronavirus. También se debe monitorear la función hepática y renal, así como los niveles de electrolitos y glucosa en sangre del paciente.

Por lo tanto, se recomienda evitar altas dosis de fosfato de cloroquina en el tratamiento de nuevos pacientes con neumonía por coronavirus. Además, actualmente no hay evidencia médica rigurosa que respalde el uso combinado de hidroxicloroquina, derivada del fosfato de cloroquina, con azitromicina para beneficiar a los pacientes con neumonía por coronavirus. Por esta razón, no se recomienda el uso combinado de hidroxicloroquina y azitromicina.

Terapia antibacteriana

No existe evidencia clara de infección bacteriana, por lo que no se recomienda el uso rutinario de antibióticos. Si las imágenes y los síntomas pulmonares no excluyen la infección, se pueden administrar antibióticos. Según las directrices de la OMS, se recomiendan agentes antimicrobianos empíricos. Para pacientes con sepsis, se debe administrar una terapia antibacteriana empírica dentro de la primera hora de la evaluación inicial. Es importante prestar atención a la estabilidad del fármaco y la velocidad de infusión durante la observación de posibles reacciones alérgicas, como la erupción cutánea. En el caso de las preparaciones orales, se debe prestar atención a los probióticos con intervalos de 2 horas y evitar el uso combinado de agentes antimicrobianos de amplio espectro.

También es importante tener en cuenta que los pacientes graves a menudo tienen una duración de más de 5 a 7 días y pueden presentar manifestaciones de inmunosupresión celular, especialmente aquellos en la UCI que requieren ventilación mecánica invasiva. Es necesario prestar atención a las infecciones bacterianas o fúngicas secundarias. Si las condiciones lo permiten, se debe llevar a cabo una detección activa de patógenos respiratorios para un tratamiento antiinfeccioso específico. En pacientes con historial de aplicación de agentes antimicrobianos en los últimos 90 días, estancia hospitalaria de más de 72 horas o presencia previa de enfermedad pulmonar estructural, se debe considerar la selección de agentes antimicrobianos para cubrir bacterias resistentes a los medicamentos.

La terapia hormonal

Adecuado para el empeoramiento progresivo de los indicadores de oxigenación, el rápido progreso de la imagen y el estado de sobre-activación de la inflamación del cuerpo de los pacientes.

Uso recomendado: cuando sea necesario, utilizar a corto plazo (3~5d), para adultos, la dosis recomendada no debe exceder el equivalente de metilprednisolona $1\sim2$mg / (kg · d).

Nota: A. La metilprednisolona puede reducir la exudación pulmonar, la lesión y la fibrosis pulmonar tardía, y mejorar la función de oxigenación pulmonar, pero no hay evidencia de medicina basada en la evidencia para apoyar el uso de glucocorticoides para mejorar el pronóstico de la neumonía por coronavirus, por lo que no se recomienda su uso de manera rutinaria. B. Se debe prestar atención al uso de dosis más altas de glucocorticoides, ya que pueden causar inmunosupresión y retrasar la eliminación del nuevo coronavirus. C. Durante el uso de electrolitos, se debe monitorear el nivel de azúcar en la sangre, ya que puede haber síntomas de excitación central, como el insomnio común, que pueden ser sintomáticos.

Regulador microecológico intestinal

Se sugiere el uso de reguladores microecológicos intestinales para mantener el equilibrio microecológico intestinal y prevenir infecciones bacterianas secundarias en pacientes críticamente enfermos con neumonía por coronavirus de amplio espectro. Los probióticos también pueden reducir efectivamente la incidencia de diarrea asociada a antibióticos. Estos reguladores pueden ser encontrados en la "Recopilación de información sobre medicamentos para el tratamiento de la neumonía por coronavirus (primera edición)", en la Tabla 3.1.

Nombre del medicamento	Composición	Acción farmacológica	Indicaciones
Esporas líquenes Bacilos vivos	Esporas líquenes	Después de entrar en el tracto intestinal con bacterias vivas, se estudió la relación entre Staphylococcus y levadura. Las bacterias similares a las bacterias tienen un efecto antagonista sobre las bifidobacterias. Bacilos, Lactobacillus, Bacteroides y Streptococcus El crecimiento de los probióticos isotróficos puede promover el crecimiento de los probióticos. El papel del ajuste de la flora intestinal	Utilizado de manera aguda o crónica causada por bacterias o hongos. Enteritis o diarrea, y otras causas. Prevención y tratamiento del desequilibrio de la flora gastrointestinal
Bifidobacterium Bacterias vivas triples	Bifid largo Bacilo, Barra de yogur Bacterias, intestinos fecales Cocci	Tres tipos de bacterias vivas componen una, Una flora combinada de crecimiento, acción rápida y larga, que crece en todo el cuerpo Se formó una barrera biológica en la superficie de la mucosa intestinal. Detener la invasión de bacterias patógenas en el cuerpo humano e inhibir la producción de bacterias nocivas, Endotoxina bruta	Diarrea y abdomen causados por trastornos de la flora intestinal Distensión, también se puede utilizar para tratar la agudeza leve y moderada Diarrea y diarrea crónica
Bifidobacterium Bacterias vivas	Bifidobacterium	Bifidobacterias y otras bacterias anaeróbicas ocupan la mucosa intestinal Forma una barrera biológica que bloquea los gérmenes Producción de ácido láctico y ácido acético pH intestinal, inhibición del crecimiento de bacterias patógenas	Para la función intestinal causada por el desequilibrio de la flora intestinal Trastorno, como diarrea aguda o crónica o estreñimiento
Bifidobacterium Lactobacillus III Bacterias conjugadas	Bifid largo Bacilo, Leche de Galia Bacilo, Streptococcus Thermococcus	Reponer directamente las bacterias fisiológicas normales del cuerpo humano y ajustar el intestino Equilibrio de la flora, inhibición y eliminación de la presencia de Bacterias potencialmente peligrosas	Tratamiento de la diarrea causada por trastornos de la flora intestinal, Diarrea crónica y tratamiento antibiótico ineficaz Diarrea y estreñimiento

Tabla 3.1 Regulador microecológico intestinal común

Además, la "Compilación de información sobre el tratamiento de la neumonía por coronavirus (segunda edición)" recomienda el uso de ciertos productos químicos para el tratamiento de esta enfermedad, como se indica en la Tabla 3.2.

Descripción del medicamento	IFN-α	Lopinavir/Ritonavir	Ribavirina	Ácido fosfórico Cloroquina	Arbidol	Metilprednisolona	Regulador microecológico intestinal
Indicaciones (más allá de las instrucciones)		●	●	●	●		
Uso y dosis (más allá de las instrucciones)	●		●	●	● Dosis para niños		
Medicamentos para personas especiales							
Niños	√	√		○		√	√
Embarazo	○	Comprimidos: grado C; Solución oral: ×	×	×	○	grado C●	△
Ancianos	√	○	No recomendado	○	△	○	√
Insuficiencia hepática	△	Grave (×)	○	○	△	○	△
Insuficiencia renal	△	Sin ajuste	●	○	Grave: ○	○	△
Reacciones adversas	●	●	●	●		●	
Contraindicación		●		●			
Interacción		●			●	●	●

Tabla 3.2 Lista de productos químicos recomendados para el diagnóstico y tratamiento de la neumonía por Coronavirus

Note: √—Disponible; ○—Usar con precaución; ×—Desactivar; △ —Pendiente de evaluación; ● —Atención prioritaria; grado C—Efectos adversos confirmados en estudios con animales en fetos Teratogénesis o muerte embrionaria o de otro tipo, Sin embargo, no se dispone de datos en el grupo control de mujeres embarazadas o en estudios en mujeres embarazadas y animales, y los medicamentos sólo se administran cuando se sopesan los beneficios para el feto en lugar de los inconvenientes.

La rehabilitación del tratamiento plasmático

(1) Indicaciones

Para pacientes con neumonía por coronavirus grave y críticamente enfermos con progresión rápida de la enfermedad, se recomienda seguir los siguientes principios:

- En principio, el curso de la enfermedad no debe exceder las 3 semanas, y se debe detectar positividad en el ácido nucleico del nuevo coronavirus o los expertos clínicos determinar la existencia de viremia en los pacientes.
- Pacientes graves con progresión rápida, pacientes críticamente enfermos o aquellos que son evaluados clínicamente y necesitan tratamiento con plasma.

(2) Uso tabú y no recomendado

Usa tabúes

Historial de alergia a la infusión de plasma o antecedentes de alergia a productos de proteínas plasmáticas humanas; Historial de alergia al citrato de sodio; Los pacientes con antecedentes de alergia al azul de metileno tienen prohibido el uso de virus azul de metileno para inactivar el plasma; Otros antecedentes de alergia grave o contraindicaciones de plasma.

No recomendado

Etapa terminal crítica, falla orgánica múltiple que no puede ser revertida; Tratamiento del nuevo coronavirus que no sea neutralizante; Evaluación integral de los médicos que determinan otras circunstancias que no requieren infusión.

(3) Dosis de infusión

La dosis de infusión debe ser decidida de acuerdo con el estado clínico, el peso del paciente y otras consideraciones. La dosis habitual de infusión es de 200-500 ml (4-5 ml/kg).

(4) Principio de infusión

- Según el principio de transfusión de sangre cruzada con compatibilidad lateral, el cribado de anticuerpos irregulares del donante de plasma negativo puede permitir la infusión compatible con ABO, y se debe preferir el uso del mismo tipo de plasma ABO.
- La infusión inicial debe ser lenta, de 15 minutos, para controlar de cerca la aparición de reacciones adversas a la transfusión. Si no hay reacciones adversas, los médicos deben ajustar la velocidad de infusión de acuerdo con la condición del paciente.

(5) Consentimiento informado

Se debe informar a los pacientes y sus familias sobre el propósito y riesgos de usar plasma durante la recuperación de pacientes con neumonía por coronavirus, obtener su consentimiento y hacerles firmar el consentimiento informado por escrito.

(6) Reacciones adversas y su tratamiento

Antes, durante y después de la infusión de plasma, se debe llevar un registro detallado y realizar una observación clínica cercana para detectar cualquier reacción adversa. Los principales tipos de reacciones adversas a la infusión incluyen sobrecarga circulatoria relacionada con la transfusión, lesión pulmonar relacionada con la transfusión, disnea relacionada con la transfusión, reacciones alérgicas, hipotensión relacionada con la transfusión, fiebre no hemolítica, reacciones transfusionales hemolíticas agudas, reacciones transfusionales hemolíticas tardías, transfusiones de sangre infecciosa, etc.

En resumen, el uso clínico del plasma de recuperación debe estar estrictamente controlado por las indicaciones y contraindicaciones, y generalmente no se recomienda para pacientes convalecientes comunes para evitar un tratamiento excesivo. Además, se debe prestar mucha atención a la infusión de plasma en pacientes con reacciones adversas y se debe proporcionar tratamiento oportuno.

Tratamiento hepático artificial

El sistema hepático artificial combina diversas tecnologías, como el intercambio de plasma, la adsorción, la perfusión y la filtración de sangre/plasma, para eliminar mediadores inflamatorios, endotoxinas y sustancias tóxicas y nocivas de moléculas pequeñas y medianas. Además, este sistema puede suministrar albúmina, factores de coagulación y otras sustancias beneficiosas, así como regular el equilibrio de agua, electrolitos y ácido-base del cuerpo. Esto puede ayudar a bloquear la "tormenta de citoquinas", corregir el shock, reducir la inflamación pulmonar y mejorar la función respiratoria en pacientes graves y críticamente enfermos. Al mismo tiempo, también puede contribuir a restaurar la homeostasis inmune y mejorar el estado de los trastornos metabólicos del cuerpo, lo que es beneficioso para el manejo preciso del volumen y mejora la función de múltiples órganos, como el hígado y el riñón. Todo esto puede mejorar la tasa de éxito del tratamiento y reducir la mortalidad en pacientes críticos.

(1) Indicaciones

1). Cuando la concentración de factores inflamatorios (como IL-6, etc.) es mayor o igual al límite superior normal de 5 veces, o la tasa de aumento diario es de 1 vez o más.

2). Cuando hay un rápido progreso en las imágenes pulmonares, la tomografía computarizada o los rayos X, lo que sugiere que el porcentaje de afectación pulmonar progresa un 10% o más por día.

3). Cuando el paciente tiene enfermedades subyacentes que requieren tratamiento hepático artificial.

Los pacientes que cumplan con 1) + 2) o 3) pueden ser tratados con el hígado artificial.

(2) Contraindicaciones relativas

En la atención de pacientes críticamente enfermos, no existen contraindicaciones absolutas. Sin embargo, las siguientes situaciones deben ser tratadas con precaución:

- Cuando hay una hemorragia activa grave o coagulación intravascular difusa.
- Cuando el paciente presenta una alergia severa a productos sanguíneos o medicamentos como el plasma, la heparina y la protamina que se utilizan durante el tratamiento.
- Cuando el paciente presenta un accidente cerebrovascular agudo o lesión craneoencefálica severa.
- Cuando el paciente presenta una insuficiencia cardíaca crónica con un grado de función cardíaca de III o superior.
- Cuando el paciente presenta una hipotensión no corregida o shock.
- Cuando el paciente presenta arritmias graves.

(3) Elección del modo de tratamiento

Después de evaluar completamente al paciente, se debe elegir el modo de tratamiento apropiado:

- Cuando el plasma está disponible, se recomienda el intercambio de plasma combinado con la adsorción de plasma o la doble adsorción de plasma, la perfusión y la filtración. El volumen de intercambio de plasma (L) se calcula como sigue: masa corporal (kg) × (1/13) × (1-hematocrito/100). Si hay escasez de plasma, se recomienda reemplazar la cantidad de plasma superior a 2000 ml.

- Cuando el plasma no está disponible o es inferior a 2000 ml, se recomienda la adsorción de plasma o la doble adsorción de plasma, la perfusión y la hemofiltración. Si el paciente tiene insuficiencia renal, se realiza una hemodiálisis combinada secuencial y/o hemofiltración continua.

(El contenido anterior se basa en el artículo "Sistema de purificación de sangre de hígado artificial para el tratamiento de la neumonía por coronavirus grave y crítico", publicado en el Journal of Clinical Infectious Disease en 2020, y en el consenso de expertos).

En general, el tratamiento hepático artificial no es un tratamiento convencional para pacientes con neumonía por coronavirus nuevo, y se utiliza principalmente en pacientes graves y críticamente enfermos. Su uso debe combinarse con la situación real de los pacientes en la práctica clínica, sopesando los pros y los contras de manera racional.

Inmunoterapia

(1) Tratamiento con tocilizumab

El anticuerpo monoclonal IL-6, que bloquea la transducción de señal mediada por IL-6 al inhibir la unión de IL-6 a receptores IL-6 disueltos y unidos a membrana, a menudo se utiliza como un fármaco importante para el tratamiento de enfermedades autoinmunitarias.

Para la población con lesiones pulmonares extensas y pacientes graves, y pruebas de laboratorio que muestren niveles elevados de IL-6, se recomienda el tratamiento con tocilizumab.

La dosis recomendada es una primera dosis de 4 a 8 mg/kg, seguida de una dosis recomendada de 400 mg diluida en 100 ml de solución salina al 0,9%. El tiempo de infusión debe ser de más de 1 hora. Si el primer tratamiento no es efectivo, se puede aplicar una segunda dosis después de 12 horas (con la misma dosis). El número acumulado de dosis no debe superar las 2 veces, y la dosis máxima no debe ser superior a 800 mg. En pacientes con enzimas hepáticas anormales, recuento de neutrófilos disminuido o recuento de plaquetas disminuido, la dosis de tocilizumab se puede reducir a 4 mg/kg.

Las reacciones adversas comunes del tratamiento con tocilizumab incluyen infecciones, reacciones alérgicas, enfermedades gastrointestinales, etc. La infección es la reacción adversa más común. Los pacientes con neumonía grave por coronavirus a menudo se complican con infecciones bacterianas o fúngicas y tienen un mayor riesgo de infección grave durante el tratamiento con tocilizumab. Por lo tanto, durante el tratamiento, se debe controlar de cerca la presencia de bacterias, hongos, infección por tuberculosis y otras infecciones activas.

En 2019, el Departamento de Salud de Canadá y la Administración de Productos Farmacéuticos y de Salud del Reino Unido emitieron información de advertencia indicando que se han notificado casos de lesión hepática grave después del tratamiento con tocilizumab, incluyendo insuficiencia hepática aguda y hepatitis. Por lo tanto, se recomienda que el personal médico verifique los niveles de alanina aminotransferasa antes de comenzar el tratamiento con tocilizumab. Los niveles de alanina aminotransferasa y aspartato aminotransferasa se deben controlar cada 4 a 8 semanas antes de los primeros 6 meses de tratamiento. Si los niveles de ALT o AST son más altos que el límite superior de 1.5 veces el valor normal, se debe tener precaución con el tratamiento con tocilizumab. Si los niveles de ALT o AST son más altos que 5 veces el límite superior de lo normal, no se recomienda el uso de tocilizumab. Durante el uso de tocilizumab, se deben evitar otros fármacos potencialmente hepatotóxicos.

(2) Inmunoglobulina humana intravenosa

Las inmunoglobulinas son moléculas de glicoproteínas que las células plasmáticas producen en respuesta a diversos antígenos, en diferentes condiciones fisiológicas y patológicas, y que pueden actuar como agentes inmunomoduladores. Actualmente no hay evidencia sólida que respalde el uso rutinario de la inmunoglobulina intravenosa (IGIV) en pacientes con neumonía por coronavirus nueva, teniendo en cuenta los factores económicos y el riesgo del tratamiento. Además, no se recomienda que personas sanas usen IGIV para prevenir la neumonía por coronavirus nueva.

Sin embargo, para pacientes con inmunodeficiencia y niños críticamente enfermos con neumonía por coronavirus, la dosis alternativa de IGIV puede ser útil para mantener la homeostasis inmune y ayudar a iniciar la respuesta inmune a tiempo después de la infección, eliminando el virus. En pacientes con neumonía por coronavirus grave con Síndrome de Dificultad Respiratoria Aguda (ARDS) o tendencia a la tormenta de citocinas, altas dosis de IGIV pueden tratar la inflamación pulmonar a tiempo bloqueando la activación de FcR para prevenir la aparición de lesión pulmonar grave.

En la actualidad, el "Nuevo Programa de Diagnóstico y Tratamiento de la Neumonía por Coronavirus (Octava Edición de la Prueba)" considera que IGIV puede usarse con urgencia en pacientes normales y severos con una progresión rápida de la enfermedad. La dosis recomendada es de 20 ml de tipo común o 40 ml de peso corporal, administrada por infusión intravenosa de acuerdo con la condición del paciente. La dosis se calcula sobre la base del peso corporal, especialmente cuando se usa para la regulación inmune. La medicación debe ser controlada dinámicamente en cuanto a los niveles de globulina plasmática del paciente para determinar la cantidad total de infusión y el curso del tratamiento.

En la primera infusión de IGIV, se debe iniciar con una tasa de infusión de 0.5~1.0 ml/ (kg · h) durante los primeros 15 minutos, y si no se producen reacciones adversas, se puede aumentar gradualmente. La tasa máxima de infusión es de 3~6 ml/ (kg · h).

Las reacciones adversas comunes de inicio rápido de IGIV incluyen enfriamiento, fiebre, dolor de cabeza, fatiga y dolor muscular. Estos efectos suelen ser leves y pueden estar relacionados con los excipientes y estabilizadores utilizados en la formulación. Para reducir o suspender estos síntomas, se puede disminuir la tasa de infusión.

Los pacientes mayores con enfermedades subyacentes tienen un mayor riesgo de sufrir reacciones adversas graves, como urticaria, dolor de cabeza intenso, meningitis aséptica, arritmia, artritis, lesión pulmonar aguda, entre otros. Además, la IGIV puede contener anticuerpos contra los leucocitos, neutrófilos, plaquetas o eritrocitos, lo que puede causar leucopenia, trombocitopenia y hemólisis. En 2013, la Administración de Alimentos y Medicamentos de EE. UU. emitió una alerta de seguridad sobre el uso de IGIV y los posibles riesgos de trombosis.

Los pacientes mayores con diabetes e insuficiencia renal pueden experimentar insuficiencia renal aguda con productos estabilizadores que contienen azúcar. Por lo tanto, la infusión clínica de IGIV en dosis altas debe ser supervisada en pacientes con niveles de creatinina sérica, nitrógeno ureico y dímero D. Dado que algunas reacciones adversas pueden retrasarse, se debe prestar especial atención a los pacientes dentro de la semana posterior a la infusión, especialmente aquellos que presenten síntomas como dolor de cabeza, artritis, hemólisis, trombosis, etc. Los pacientes con diabetes e insuficiencia renal deben evitar la infusión de preparaciones de IGIV que contengan azúcar.

Terapia de reemplazo renal continua

La terapia continua de reemplazo renal (CRRT) se refiere a una terapia continua y continua de purificación de sangre in vitro que dura 24 horas al día o casi 24 horas para reemplazar la función renal dañada. Las ventajas de la aplicación de CRRT en el tratamiento de la nueva neumonía por coronavirus son las siguientes: A. corregir y mantener el desequilibrio de agua y electrolitos y el equilibrio ácido-base, mantener un entorno interno estable y proporcionar soporte vital; B. eliminar metabolitos y otras sustancias tóxicas; C. tratamiento efectivo de la sobrecarga de capacidad; D. control efectivo de la fiebre alta; E. para mejorar el estado inflamatorio, la función endotelial y el estado inmune. Por lo tanto, el uso racional de CRRT es propicio para mejorar el tratamiento de pacientes graves y reducir la mortalidad de los pacientes.

(1) Indicaciones:

- Pacientes con síndrome de disfunción orgánica múltiple (MODS), sepsis o shock séptico, SDRA y otros pacientes con hiperinflamación.
- Pacientes con carga de volumen grave, acidosis láctica y otros trastornos metabólicos graves ácido-base.
- Pacientes con lesión renal aguda que necesitan tratamiento de purificación de sangre.
- Pacientes en hemodiálisis de mantenimiento con nueva neumonía por coronavirus.
- Otros pacientes con pancreatitis grave e insuficiencia cardíaca crónica y neumonía por coronavirus.

(2) Contraindicaciones relativas:

- Dificultad para establecer un acceso vascular adecuado.
- Presión arterial baja difícil de corregir.

(3) Tiempo de inicio:

Sobre la base de la evaluación de las indicaciones y contraindicaciones de CRRT, los especialistas en riñón o médicos de la UCI, así como los pacientes y sus familias, deciden conjuntamente si adoptan y comienzan la CRRT. A continuación, se presentan las recomendaciones de CRRT:

- Tratamiento farmacológico que es difícil de corregir los trastornos de agua y electrolitos y de equilibrio ácido-base.
- Acidosis láctica.
- Lesión renal aguda con valor inicial de creatinina de 2 a 2.9 veces el valor normal, volumen de orina continuó durante más de 12 horas menos de 0.5mL/kg·h de tratamiento renal, según las pautas de la Iniciativa de la Enfermedad Renal Global (KDIGO) en la mejora del pronóstico global de la enfermedad renal.
- Pacientes en hemodiálisis de mantenimiento con neumonía por coronavirus que no se sometieron a hemodiálisis durante más de 2 días.
- Se recomienda la implementación temprana de CRRT en pacientes con edema pulmonar agudo, ARDS o SIRS, insuficiencia cardíaca y pancreatitis grave.

(Los anteriores son extractos de las opiniones de expertos en CRRT publicadas por el Centro Nacional de Control y Gestión de la Calidad Médica de la Nefropatía para el nuevo tratamiento de la neumonía por coronavirus.)

Precauciones especiales de medicación de población

(1) Pacientes embarazadas

La infección por el nuevo coronavirus puede ocurrir en mujeres embarazadas en cualquier etapa del embarazo. Además, las mujeres embarazadas con infección viral del sistema respiratorio pueden presentar una respuesta inflamatoria más intensa, lo que puede provocar un rápido empeoramiento de la enfermedad, especialmente en las últimas etapas del embarazo, lo que requiere observación y tratamiento cercanos en el hospital por parte de los departamentos relevantes de infección, obstetricia y UCI.

En el caso de mujeres embarazadas sospechosas o diagnosticadas con una nueva infección por coronavirus, se deben considerar los factores fisiológicos del embarazo al recibir el régimen de tratamiento recomendado. Se recomienda el uso de medicamentos de Clase B y C de la Administración de Alimentos y Medicamentos de EE. UU. para evitar el uso de medicamentos de Clase D en la medida de lo posible. En el caso de utilizar programas de tratamiento que aún no se han identificado como efectivos, es necesario consultar a los obstetras y a los comités de ética para analizar y evaluar los pros y los contras de la individualización en función de los posibles beneficios para la madre y la seguridad del feto.

Las decisiones sobre el parto de emergencia y la interrupción del embarazo se basan en una serie de factores, incluida la edad gestacional, la condición de la madre, la estabilidad del feto, entre otros. Es necesario consultar a los expertos en obstetricia, neonatología y UCI para tomar la mejor decisión posible y en función de la disposición de la madre. En el caso de mujeres embarazadas con neumonía grave o severa por coronavirus, la interrupción activa del embarazo mediante una cesárea puede ser una opción recomendable.

(2) Recién nacidos

No está claro si el nuevo coronavirus se transmite verticalmente de madre a bebé. Los recién nacidos cuyas madres están infectadas con el nuevo coronavirus deben ser monitoreados en una unidad de presión negativa, teniendo en cuenta el riesgo de infección, y se recomienda el aislamiento después del nacimiento durante 14 días. No se recomienda la lactancia materna antes de que la madre se cure para prevenir la propagación del nuevo coronavirus.

(3) Niños y adolescentes

Se desconoce el efecto de los medicamentos antivirales y la seguridad de su aplicación en niños. Los niños críticamente enfermos pueden referirse a la elección de la medicación para adultos, mientras que para casos leves se puede elegir la atomización de interferón. Se debe evitar el uso ciego o inadecuado de agentes antimicrobianos. A menos que haya una razón especial, se debe evitar el uso rutinario de glucocorticoides. Los niños con casos graves y críticos pueden recibir gammaglobulina intravenosa, según corresponda.

(4) Personas mayores

La función inmune de los ancianos se debilita y, más que las enfermedades subyacentes crónicas, es la enfermedad grave después de la infección lo que causa la mayoría de las muertes en los ancianos. De acuerdo con las diferentes enfermedades subyacentes, se deben utilizar los medicamentos adecuados de manera oportuna, regular y estandarizada, y se debe hacer un buen trabajo en la prevención secundaria y el tratamiento de enfermedades relacionadas. Al mismo tiempo, se deben ajustar las dosis según la función hepática y renal del paciente y prestar mucha atención a la interacción entre los medicamentos (ver "Infección por coronavirus SARS-CoV-2: orientación de farmacia hospitalaria y estrategia de prevención y control de expertos consenso", Tabla 3.3).

Atención a los medicamentos	Medicamentos de interacción	Recomendaciones sobre la atención farmacéutica
Lopinavir/ Ritonavir	Sedantes e hipnóticos: Midazolam, Triazolam	Desactivado
	Derivados de la ergotamina: dihidroergotamina, ergotamina, ergotamina, metilergotamina	Desactivado. Presencia de reacciones graves y / o mortales, como toxicidad aguda de la ergotamina causada por vasoespasmo periférico, isquemia periférica y otros tejidos
	HMG - CoA reductase: Lovastatina, Simvastatina, Atorvastatina	Desactivado: lovastatina, Simvastatina se utilizan con precaución; Atorvastatina, monitorizada estrechamente y a la dosis mínima posible Recomendación: pravastatina, fluvastatina
	Extracto de hierba de San Juan / Hypericum perforatum	Desactivado. Puede conducir a una respuesta virológica debilitada y puede ser resistente a este medicamento y otros inhibidores de la proteasa
	Bloqueantes de los canales de calcio dihidropiridina	La concentración de dihidropiridina bloqueante de los canales de calcio puede aumentar, se recomienda precaución y observación clínica
	Inmunosupresor	Puede aumentar la concentración de inmunosupresores, se recomienda monitorizar la concentración de inmunosupresores cuando se utiliza en combinación.
	Antiepilépticos: Lamotrigina, ácido valproico	Los niveles de exposición a los medicamentos antiepilépticos pueden reducirse, puede ser necesario aumentar la dosis de Lamotrigina o ácido valproico y puede ser necesario vigilar los niveles de concentración de los medicamentos, especialmente cuando se realizan ajustes de dosis
	Antiarrítmicos: Amiodarona	La concentración de antiarrítmicos puede aumentar, debe utilizarse con precaución y monitorizarse la concentración sérica de antiarrítmicos
	Anticoagulantes: rivaroxaban, Warfarina	Debe utilizarse con precaución y monitorizarse la concentración sérica de antiarrítmicos
	Antifúngicos triazol: Itraconazol, voriconazol	No se recomienda la combinación de dosis altas de Itraconazol (> 200 mg / d). Debe evitarse el uso combinado con voriconazol y debe sopesarse cuando sea necesario
	Medicamentos antitumorales orales: Dasatinib, nilotinib, etc.	Debido a la inhibición de las enzimas hepáticas, la concentración de medicamentos antitumorales puede aumentar, por lo que puede ser necesario reducir la dosis o ajustar el intervalo de Administración.
Lopinavir / Ritonavir solución oral	Metronidazol y otros agentes antimicrobianos	No se recomienda el uso combinado. La reacción de disulfuro puede ocurrir debido al contenido de alcohol en la preparación
Antibióticos orales	Preparación microecológica intestinal	Debe tomarse a intervalos

Tabla 3.3

Nota: HMG - CoA reductasa—3 - hidroxi - 3 - metilglutarato monoacil - CoA reductasa.

CAPÍTULO IV: TRATAMIENTO DE MEDICINA CHINA

~

Sección I: descripción general

La comprensión básica

El nuevo coronavirus es altamente contagioso y puede causar una epidemia generalizada, siendo considerado como una "enfermedad" según la medicina china. La "teoría de la fiebre cálida" sostiene que "este gas, independientemente de la fuerza de los jóvenes y los niños, causa la enfermedad. Mal desde la boca y la nariz y el mal del libro, hay un día, hay infección, aunque la sensación es especial, la enfermedad es una". Después de una investigación clínica a gran escala, la nueva neumonía por coronavirus presenta como características principales la "humedad viral", también conocida como "epidemia de virus húmedos". Los principales elementos del síndrome son "humedad, veneno, frío, calor, estasis sanguínea y deficiencia", y en casos críticos también pueden presentarse características de "deshumidificación". La enfermedad afecta principalmente los pulmones, seguidos del bazo y el estómago, y en casos graves puede afectar también el corazón y el riñón.

La intoxicación por humedad es una enfermedad típica del virus húmedo, con un inicio lento y oculto, una transmisión rápida, y que puede ser causada por la carpeta del viento, del calor o del frío. El viento penetra en la piel, la carpeta bloquea los meridianos y el calor se adhiere a los pulmones. Wu Ju Tong dijo: "La fiebre cálida, el gas popular, más turbio, cada familia, si el servicio también lo hizo". La turbidez de Tourette es tóxica, debido a su carpeta húmeda, lo que hace que la enfermedad sea más persistente y difícil de curar, y fácil de cambiar el curso. Durante el curso de la enfermedad, es propenso a cambios calientes, secos, fríos y otros. Por lo tanto, es importante tener en cuenta los elementos patológicos centrales del "veneno húmedo" y considerar completamente los cambios dinámicos de los síndromes de "humedad, veneno, frío, calor, estasis sanguínea y deficiencia" en diferentes etapas de la nueva neumonía por coronavirus.

La nueva infección por coronavirus es oculta y la mayoría de los pacientes presentan un inicio lento y un largo período de incubación. Los síntomas suelen ser relativamente leves y reflejan las características de la viscosidad de la turbidez húmeda. La enfermedad persiste y sólo un pequeño número de pacientes desarrollan síndromes más graves, como flema y estasis en los pulmones, cierre interno por el veneno del mal y otros. Después del período de recuperación, el virus se vuelve negativo, pero algunos pacientes pueden experimentar síntomas y signos de calor residual, principalmente "virtuales". En casos graves, los pacientes con daño tisular y función inmunológica comprometida pueden necesitar más tiempo para reparar.

La causa

(1) El gas epidémico exógeno:

El gas epidémico es un tipo especial de sustancia patógena, diferente de lo que generalmente se conoce como el viento, el frío, la humedad, la sequedad, el fuego y otros seis males de la prostitución. Su principal responsabilidad es la propagación del "no hay tiempo y no hay gas" entre el cielo y la tierra. El gas epidémico es una mezcla de seis gases con una fuerte patogenicidad y contagiosidad, lo que lo hace fácilmente prevalente. Wu, que también apoya la "teoría de la fiebre cálida", afirma que "el gas epidémico es una enfermedad, no es frío ni húmedo, pero no se siente diferente a la de otros males entre el cielo y la tierra".

(2) La falta de rectitud interna:

En una epidemia, la incidencia de las personas depende principalmente de la fuerza de su constitución y su rectitud interna. La "teoría de la fiebre cálida" dice: "Cuando el cuerpo está lleno de energía, el mal no puede entrar. Cuando la energía coincide con la necesidad, el mal externo no se puede multiplicar, lo que se traduce en una buena salud". Si la función de los órganos del cuerpo es normal y el cuerpo está fuerte, es menos probable que el gas epidémico invada y cause enfermedades. Por lo tanto, la rectitud interna es una condición importante para la prevención y el tratamiento de una nueva infección por coronavirus, y es un factor determinante en el resultado de la enfermedad. Los pacientes ancianos con enfermedades subyacentes frágiles y crónicas son más propensos a desarrollar una nueva infección por coronavirus y a tener un peor pronóstico debido a su falta de rectitud interna.

La patogénesis y la enfermedad

La patogénesis y la enfermedad son características fundamentales de la medicina tradicional china en el tratamiento de enfermedades. En relación con la nueva neumonía por coronavirus, la patogénesis básica puede resumirse como la invasión del virus, el daño a los pulmones y la deficiencia de la rectitud. El núcleo de la enfermedad es la humedad y la toxicidad, y varía según el clima, la región y la constitución física, y se manifiesta en diferentes formas, como el viento, el calor, el frío y la sequedad.

La humedad es el primer elemento nuevo del síndrome de neumonía por coronavirus, que involucra la humedad y la toxicidad del yin. Esta patología presenta un inicio insidioso y una enfermedad persistente, y es difícil de resolver debido a su tendencia a adherirse a los pulmones. Según la investigación epidemiológica actual, el período de incubación de la neumonía por coronavirus varía de 1 a 14 días, en su mayoría de 3 a 7 días. La enfermedad patógena tiene un amplio rango y puede provocar bloqueos en la región del pecho, dolor, intoxicación húmeda y lesiones. Los pacientes pueden presentar síntomas como dolor de cabeza, mareos, alteración de la conciencia, pérdida del gusto, del sentido del olfato y del apetito, y neuralgia. En la mayoría de los casos, los pacientes permanecen en las etapas de gas o campo de gas durante la enfermedad, y solo un pequeño número de pacientes experimenta una rápida progresión hacia una enfermedad aguda.

El veneno húmedo es el factor patológico central, y los síndromes de humedad, veneno, frío, calor, estasis sanguínea y deficiencia cambian dinámicamente en diferentes etapas de la enfermedad. La alta mortalidad por disfunción de la coagulación en pacientes críticamente enfermos presenta grandes dificultades en la prevención y el tratamiento. Durante el período de recuperación, la deficiencia del pulmón y el bazo son los principales síntomas.

Las características del síndrome

La diferenciación de síndromes es una forma y método únicos en la medicina tradicional china para reconocer y diagnosticar enfermedades. La investigación de los síndromes clínicos de primera línea, el análisis y la síntesis de las características y la evolución de los síndromes epidémicos pueden proporcionar un importante apoyo teórico para la prevención y el tratamiento de las epidemias.Los síntomas clínicos y los síndromes de la nueva neumonía por coronavirus son los siguientes.

(1) Los síntomas principales

Los nuevos pacientes con neumonía por coronavirus pueden presentar una variedad de síntomas, como fiebre, tos seca, fatiga, opresión en el pecho, asma y malestar gastrointestinal. En algunos casos, los pacientes pueden no tener fiebre ni tos, pero sí una sensación de espíritu deficiente y malestar gastrointestinal. A medida que la enfermedad progresa, los síntomas pueden incluir asma, esputo, heces deficientes, anorexia y otros. En una fase más avanzada de la enfermedad, los síntomas pueden incluir fatiga, tos, sudoración, boca seca, anorexia, heces pobres y palpitaciones, entre otros.

Un análisis retrospectivo de 608 nuevos pacientes con neumonía por coronavirus en Wuhan encontró que la mayoría de los pacientes tenían fiebre (77,9%), dolor muscular (64,1%), tos (50,8%), opresión en el pecho y asfixia (46,9%), fatiga (41%) y dolor de cabeza (38,6%). Además, a lo largo de todo el curso de la enfermedad, la mayoría de los pacientes experimentaron ansiedad e insomnio, irritabilidad, depresión, depresión y palpitaciones de pánico cuando se tomaron en serio.

(2) Características de la vena de la lengua

La medicina tradicional china afirma que "el diagnóstico de la enfermedad es más importante que la lengua", lo que significa que observar la lengua es fundamental para determinar la patogénesis y el pronóstico de la enfermedad, y guiar el tratamiento clínico. En el caso de nuevos pacientes con neumonía por coronavirus, se ha observado que aquellos con grasa en la lengua pueden presentar un color oscuro o un borde ligeramente rojo. La lengua puede ser grasosa, delgada o gruesa, y su color puede ser amarillo o blanco. Incluso puede haber un recubrimiento de musgo en la lengua que se asemeja a polvo debido a la presencia de gas turbio en el estómago del paciente. En general, una lengua roja, oscura, agrietada y con un musgo graso grueso amarillo o seco puede indicar que la enfermedad se ha agravado, y el pronóstico podría ser desfavorable. Los cambios dinámicos en el pulso y la lengua, como se muestra en la Figura 4.1, se utilizan en combinación con los síntomas clínicos para determinar el tipo de enfermedad y su progreso.

Los nuevos pacientes con neumonía por coronavirus pueden presentar un pulso deslizante o digital, y al principio, las venas pueden ser visibles o resbaladizas. A medida que la enfermedad empeora, el número de pulsos resbaladizos puede aumentar, o el pulso puede subdividirse, flotar sin raíces y volverse crítico.

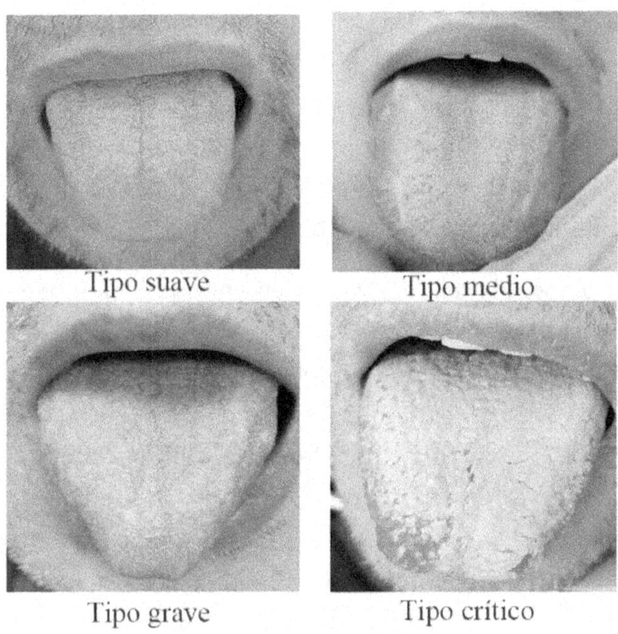

Figura 4.1 Cambios dinámicos de la imagen de la lengua en diferentes tipos de pacientes

(3) Resumen del síndrome

Ligero para el comienzo del mal de veneno húmedo, con síntomas leves que se dividen en frío y húmedo en los pulmones y el síndrome de calor húmedo. Después de la progresión del tipo común, la maldad ortogonal es la principal evidencia de la acumulación de calor húmedo y el síndrome de pulmón húmedo y frío, con diversos grados de estasis de flema. Los síntomas principales son tos, fatiga, opresión en el pecho, dificultad para respirar, intemperie, lengua blanca o grasosa. Si el mal

Qi gana, el mal de veneno cierra los pulmones y aumenta el peso, principalmente para el virus de la enfermedad pulmonar cerrada y el campamento de gas dos holocaustos, que se pueden ver asma, fiebre, fatiga, tos, flema menos pegajosa, nauseabundo, lengua roja o amarilla, cansancio y pulso débil. Si la rectitud decae, cuatro finales húmedas y frías pueden progresar a un tipo crítico de cierre interno y externo. La recuperación de la fatiga, las palpitaciones del corazón, las sibilancias después de la actividad, el trabajo no laborioso, la anorexia, la tos seca o menos flema son los principales síntomas clínicos, con evidencia de deficiencia de qi y yin o síndrome de debilidad. Un pequeño número de pacientes experimentan síntomas emocionales como mala ventilación, irritabilidad, silencio y depresión.

Además, la patogenicidad del gas varía según la región, la estación y la condición social, y sus manifestaciones son diferentes en diferentes regiones, climas y condiciones sociales. Por ejemplo, los primeros síndromes en el centro de China, el sur de China y el este de China se caracterizan principalmente por "húmedo, cálido, caliente, venenoso"; mientras que las áreas frías como el norte de China, el noreste de China y el noroeste se caracterizan principalmente por "frío, húmedo, viento, veneno". El tratamiento de la medicina tradicional china enfatiza que el sistema de tratamiento debe basarse en la condición del paciente y las características climáticas locales, la condición física de la población enferma y la diferenciación del síndrome.

El principio de tratamiento

(1) Basado en la enfermedad, la combinación de enfermedad y síndrome, y el lado especial de la enfermedad.

La "Teoría de la Fiebre Cálida" sostiene que, aunque la enfermedad es epidémica, la combinación de síntomas y la prevalencia de la enfermedad son similares. Por lo tanto, el tratamiento debe adaptarse a las características de la enfermedad, comprendiendo rápidamente las características de su incidencia, las principales manifestaciones clínicas, la naturaleza de la enfermedad y la ley de transmisión. Es necesario aplicar de manera flexible el tratamiento adecuado para cada enfermedad y hacer una diferenciación del síndrome para desarrollar medicamentos especiales y controlar eficazmente la transmisión y el tratamiento de la enfermedad. La práctica del hospital de cabina en el punto de aislamiento durante la línea antiepidémica de Wuhan es un buen ejemplo.

(2) Cortar la receta para evitar la enfermedad.

La "Terapia de Truncamiento" se originó en el "Huangdi Nei Jing" y se centra en dos aspectos principales: "truncado" y "retorcido". "Truncado" se refiere al uso de medidas decisivas y efectivas en la prescripción para deshacerse rápidamente del mal, interceptar el mal en profundidad y prevenir el desarrollo de la enfermedad. Por otro lado, "retorcido" se refiere a revertir la situación y hacer que la enfermedad se desarrolle más. La primera regla de esta terapia es captar la patogénesis fundamental de la enfermedad y administrarla con Tongzhi Fang para pacientes leves y ordinarios. Para los pacientes graves, se debe aplicar una política de diferenciación del síndrome y tratamiento, cortando el tipo grave a crítico y reduciendo la mortalidad del paciente.

(3) Fuzheng sólido, buscar ganancias y evitar desventajas

En el "Huangdi Neijing", se menciona la importancia de la rectitud del cuerpo humano en la gravedad de la enfermedad. El cuidado de la rectitud humana debe ser parte del tratamiento de la enfermedad. En las primeras etapas, el tratamiento está dominado por la eliminación del mal, pero no debe dañar la rectitud del cuerpo. A medida que la enfermedad progresa, es más común el bien y el mal, y se debe ser honesto y malvado. En caso de enfermedad crítica, es común la falsa falsa, por lo que se debe fortalecer la rectitud y el mal. Durante la convalecencia, el amor falso es más común, y por lo tanto, es importante centrarse en la fortaleza y en resolver el mal.

(4) Conozca el cambio constante: "Tres factores deben ser considerados"

Según las encuestas epidemiológicas, la mayoría de los pacientes graves y críticamente enfermos tienen enfermedades subyacentes y son de edad avanzada. La "Teoría de la peste de Guangzhou-Peste" establece que "cuando la epidemia es más fría que el frío, esto es refractario... y la deficiencia de bazo, la deficiencia renal es más refractaria". Esto demuestra que la transmisión y el pronóstico de la enfermedad están estrechamente relacionados con las características físicas de los pacientes. Además, la enfermedad a menudo se ve afectada por factores geográficos y otros factores, lo que lleva a síntomas similares de la enfermedad, pero la susceptibilidad y las manifestaciones clínicas de diferentes poblaciones no son las mismas. Por lo tanto, el tratamiento debe basarse en la patogénesis básica de la nueva neumonía por coronavirus, combinada con los "tres factores que deben considerarse". Teniendo en cuenta las diferencias geográficas, las diferencias individuales y la incidencia en diferentes momentos, es importante ajustar los tratamientos de manera flexible para mejorar aún más la eficacia clínica.

(5) Combinación de chino y occidental, ventajas complementarias

Los nuevos cambios repentinos en la condición de la neumonía por coronavirus requieren un tratamiento basado en la evolución clínica de la enfermedad, su tipificación y la combinación de medicina tradicional china y occidental, que se complementan mutuamente. Para los casos leves y comunes, la medicina china puede intervenir temprano para mejorar los síntomas y tratar el sufrimiento del paciente, eliminando el mal tan pronto como sea posible, cortando la enfermedad y evitando su agravamiento, lo que también ayuda a acortar el curso de la enfermedad. Para los casos graves y críticos, se debe utilizar un tratamiento integrado de medicina tradicional china y occidental para tratar la enfermedad con precisión y personalización, ofreciendo soporte respiratorio, circulatorio y otros cuidados de soporte vital. El uso temprano de inyecciones de medicina tradicional china puede mejorar el efecto de la oxigenoterapia, promover la inflamación, inhibir la inflamación y mejorar la tasa de supervivencia de los pacientes. En el período de recuperación, se deben tratar los principales síntomas de los pacientes con terapias sintomáticas, dando Qi y Yin, promoviendo la circulación sanguínea y usando medicina tradicional china para acondicionar los órganos, eliminar el mal y prevenir la recurrencia.

El papel dominante desempeñado por la medicina china

(1) El tratamiento de la epidemia tiene una larga historia y experiencia

La obra "Historia de la enfermedad de China Kam" registra que en los más de 2000 años desde la dinastía Han del Oeste, ha habido 321 epidemias epidémicas en China, incluyendo el síndrome respiratorio agudo severo en 2003 y la gripe H1N1 en 2009. Durante estos brotes, la medicina china nunca ha estado ausente y ha salvado innumerables vidas. Obras clásicas como "Qianjin Fang" de Sun Simiao, "Shanghan Zabinglun" de Zhang Zhongjing, "Wenyi lun" de Wu puede y "Wenbing Tiaobian" de Wu Ju Tong, han resumido sistemáticamente la prevención y el tratamiento de enfermedades infecciosas de la medicina tradicional china, su teoría básica y práctica.

En el nuevo brote de neumonía por coronavirus, la comprensión del nuevo coronavirus aún no es lo suficientemente profunda, y sin medicina occidental ni vacunas, la medicina china se basa en su rica experiencia. No se limita al virus en sí, sino que utiliza conceptos como "probar la causa" para inferir la etiología, la patogénesis y la patología de la enfermedad a través de las manifestaciones clínicas externas de la enfermedad y las características climáticas locales. La medicina china combina el "concepto holístico", la diferenciación del síndrome y el tratamiento de las "tres causas" y otras teorías para determinar rápidamente la teoría de la "epidemia de veneno húmedo" para el diagnóstico y tratamiento del nuevo virus de la corona, lo que se ha combinado con la práctica clínica.

Al inicio del nuevo brote de neumonía por coronavirus, la situación era sombría y compleja. Se tomaron medidas de tratamiento, como "aislamiento centralizado, gestión clasificada e irrigación de la medicina tradicional china" para los "cuatro tipos de personas": pacientes con fiebre, pacientes con visión de futuro, contactos cercanos y pacientes sospechosos. Los pacientes recibieron tratamiento y la tasa de diagnóstico positivo disminuyó con la dosis de la medicina tradicional china.

(2) Tratamiento diverso, participar en toda la enfermedad

La medicina tradicional china utiliza diversas formas de tratamiento, como la diferenciación de la enfermedad, decocciones de desintoxicación como Qingfei, Xuanfei Decoction, Huishuoxue Fang, entre otros. También utiliza la prescripción de sustracción en la diferenciación del síndrome y el tratamiento. Además, se emplean tratamientos integrales como el masaje, la acupuntura, la aplicación de puntos de acupuntura, el Taijiquan, Ba Duan Jin, entre otros. En pacientes leves y comunes, se utilizan decocciones de la medicina tradicional china, gránulos y medicinas chinas patentadas orales para mejorar los síntomas y evitar la inyección de medicina tradicional china en pacientes graves y críticos para salvar sus vidas.

En la lucha contra la nueva epidemia de neumonía por coronavirus, la medicina tradicional china ha desempeñado un papel importante en todo el proceso de prevención, tratamiento y rehabilitación. Se implementó el concepto de "tratar la enfermedad" en la medicina tradicional china y se dio importancia a la prevención. Para las personas sanas, no se recomienda tomar medicamentos para prevenir, pero para los grupos de alto riesgo, el uso de la medicina china es importante para la prevención. Para el diagnóstico de nuevos pacientes con neumonía por coronavirus, la medicina china tiene ventajas obvias, puede mejorar los síntomas, reducir la proporción de casos leves a graves y mejorar la tasa de curación. En pacientes con neumonía grave por coronavirus, el soporte respiratorio y circulatorio de la medicina occidental es esencial, mientras que la medicina china se utiliza como terapia adyuvante para salvar vidas. Para pacientes convalecientes, la medicina china puede promover la recuperación completa, reducir las secuelas y evitar la "Fu Yang" del virus.

(3) La medicina china reduce efectivamente la tasa de conversión y corta la situación

La nueva neumonía por coronavirus es una categoría de epidemia húmeda con toxicidad húmeda como característica típica. A menudo tiene un inicio lento y los síntomas parecen leves, pero la condición es compleja y puede transmitirse rápidamente, siendo fácil de agravarse. Aunque más del 80% de los nuevos pacientes con neumonía por coronavirus se manifiestan como leves, del 10% al 20% de ellos pueden progresar de asintomáticos o leves a pacientes críticamente enfermos con mal pronóstico, afectación pulmonar severa, inflamación sistémica significativa y coagulación anormal, causando insuficiencia orgánica e incluso daño múltiple a órganos. Una vez que la condición de los nuevos pacientes con neumonía por coronavirus cambia de leve a grave, la enfermedad progresa rápidamente y la mortalidad aumenta significativamente. Los síntomas y secuelas a largo plazo después de la curación son prominentes y requieren seguimiento y rehabilitación regulares, lo que aumenta en gran medida la dificultad y el costo del tratamiento médico. Por lo tanto, la nueva tasa de conversión de pacientes con neumonía por coronavirus es un enfoque importante del tratamiento clínico y la evaluación de la eficacia de los indicadores básicos. El control efectivo de la tasa de rotación del paciente es fundamental para reducir la tasa de mortalidad de la nueva neumonía por coronavirus, y también determina el beneficio del paciente y el pronóstico del "punto de partida" clínico.

La efectiva reducción de la tasa de conversión es una función clave de la medicina tradicional china en la prevención y tratamiento de la neumonía por coronavirus. Con intervención temprana, la medicina china puede disminuir significativamente la probabilidad de que los pacientes con síntomas leves desarrollen formas más graves de la enfermedad. Según estadísticas del Hospital de Cabina de Wuhan, la tasa de conversión de pacientes que recibieron tratamiento con medicina tradicional china y occidental fue de solo el 2-5%, en comparación con el 10-20% de los pacientes que solo recibieron medicina occidental. En particular, el tratamiento con medicina tradicional china de la cabina de Jiangxia Fang trató a un total de 564 pacientes sin que ninguno de ellos se agravara, lo que indica las ventajas de la medicina china en el tratamiento de pacientes con neumonía grave. Además, una serie de investigaciones clínicas han confirmado que el uso de medicina china, como los gránulos de Jinhua Qingxin, la cápsula de Huazhengwen, las píldoras de goteo Huoxiangzhengqi, la decocción Xuanfei Huitu, la sopa de desintoxicación Qingfei, la inyección de Xuebijing y la inyección de calor, combinada con la medicina occidental, no solo alivia los síntomas clínicos como la fatiga, la opresión en el pecho y la tos, sino que también mejora la absorción de inflamación pulmonar y virus negativo, disminuyendo significativamente la tasa de conversión a formas más graves de la enfermedad. Por lo tanto, la intervención temprana con medicina tradicional china es crucial para cortar eficazmente el desarrollo de la enfermedad, reducir la tasa de conversión y mortalidad, y mejorar el pronóstico y la calidad de vida de los pacientes. La terapia de truncamiento de la medicina tradicional china se puede utilizar de manera activa o pasiva para prevenir y tratar la enfermedad, y ha demostrado ser un papel dominante en la lucha contra la neumonía por coronavirus.

(4) Énfasis en la rectitud humana, que refleja la regulación bidireccional

La respuesta inmunitaria alterada es una de las características importantes de la neumonía por coronavirus. Las manifestaciones clínicas incluyen debilidad, principalmente fatiga, palpitaciones, sudoración excesiva, disminución de la capacidad de concentración, entre otros síntomas. La medicina tradicional china siempre ha otorgado gran importancia a mantener el equilibrio del cuerpo humano, lo que se conoce como "mantener la armonía interna para prevenir la enfermedad". El enfoque principal del tratamiento de la medicina tradicional china es fortalecer el qi y la sangre, nutrir los órganos y mejorar la inmunidad del cuerpo para resistir el virus. Los estudios han demostrado que la medicina tradicional china puede regular la respuesta inmunitaria de manera bidireccional, es decir, puede mejorar o inhibir la función inmunológica según sea necesario. Además, la medicina tradicional china tiene un enfoque individualizado y puede ajustar la respuesta inmunitaria anormal para lograr un nuevo equilibrio.

(5) La medicina china es simple y barata con pocos efectos secundarios

Debido al impacto sin precedentes del nuevo coronavirus, la búsqueda de medicamentos antivirales en la medicina occidental lleva tiempo y se basa en experimentos in vitro y ensayos clínicos para su confirmación. En la actualidad, la mayoría de los medicamentos antivirales recomendados por los programas nacionales de diagnóstico y tratamiento se encuentran en la etapa de prueba, y su dosis de uso ha superado las instrucciones, lo que ha llevado a más reacciones adversas. Los problemas de seguridad de los medicamentos no pueden ser ignorados. En cambio, la medicina china ofrece ventajas obvias. Los programas de tratamiento recomendados por la versión nacional de la medicina tradicional china se basan en clásicos de la medicina china y en la prescripción compuesta de medicamentos clínicos comunes que han sido sometidos a cientos de años de pruebas clínicas. La Decocción Xuanfei, la Decocción Qingfei, la Decocción Huoxue, la diferenciación de síndromes y sus efectos claros tienen menos reacciones adversas en comparación con los medicamentos antivirales occidentales, y los precios son relativamente bajos. La medicina china refleja plenamente sus ventajas en la prevención y tratamiento del COVID-19.

SECCIÓN II: TRATAMIENTO DE MEDICINA CHINA

El 19 de agosto de 2020, el Consejo Nacional de Salud promulgó la "Octava edición del Programa Nacional de Diagnóstico y Tratamiento de la Neumonía por Coronavirus". El tratamiento de la medicina tradicional china se divide en tres etapas: período de observación médica, período de tratamiento clínico (para casos confirmados) y período de recuperación. El período de tratamiento clínico de la medicina china (para casos confirmados) se divide en cuatro tipos de síndromes pulmonares leves (síndrome pulmonar húmedo y frío), tipo común (síndrome pulmonar húmedo), tipo grave (síndrome de estasis de qi y sangre) y tipo crítico (síndrome de colapso del yang qi).

Período de observación médica

Manifestaciones clínicas 1: Fatiga con malestar gastrointestinal.

En la medicina china, se recomienda el uso de cápsulas, píldoras o soluciones orales de Huoxiangzhengqi para tratar esta condición. La composición de la medicación incluye aceite de pachulí, aceite de hoja de perilla, Angelica dahurica, Magnolia (Ginger), barriga, Pinellia, cáscara de mandarina seca, Atractylodes, Poria y extracto de regaliz.

La eficacia de Huoxiangzhengqi radica en su capacidad para deshumidificar y eliminar el gas. Sin embargo, se deben tener en cuenta algunas precauciones al tomar esta medicación. La versión en agua de Huoxiangzhengqi contiene alcohol en un porcentaje del 40% al 50%, por lo que no se recomienda su uso en niños, en personas que no toleran el alcohol o en personas con alergias al alcohol. Después de tomar Huoxiangzhengqi, no se debe conducir ni operar maquinaria.

La versión en solución oral de Huoxiangzhengqi también contiene alcohol en un porcentaje del 40% al 50%. Durante el período de tratamiento, no se debe tomar esta medicación junto con cefalosporinas (como cefalexina, cefuroxima, ceftazidima, etc.), metronidazol, tinidazol, furazol, comidazol, entre otros.

Manifestaciones clínicas 2: fatiga con fiebre.

Medicina patentada china recomendada: Partículas de Jinhua Qingxin, incluso la cápsula de Huaping (partículas) y cápsulas de Shufeng Jiedu (partículas).

A. Partículas de Jinhua Qingxin:

Composición del medicamento:

Madreselva, yeso, efedra, almendras amargas fritas, Scutellaria baicalensis, forsythia, Fritillaria, Anemarrhena, Arctium, Artemisia annua, menta, regaliz.

Eficacia:

Desintoxicación y eliminar el calor del sistema respiratorio.

Notas:

(1) Tomar con precaución si se es atleta o si se tiene problemas en el bazo o estómago.

(2) Tomar con precaución si se tienen antecedentes de enfermedades hepáticas o disfunción hepática.

(3) No debe tomarse al mismo tiempo que la medicina china nutricional.

(4) Evitar el consumo de tabaco, alcohol y alimentos picantes, fríos y grasosos durante el tratamiento.

(5) Este producto no ha sido investigado en mujeres embarazadas, en período de lactancia, niños ni personas mayores.

B. Incluso la cápsula de Qinghua (partículas)

Composición de la droga:

Forsythia, madreselva, efedra, almendras amargas fritas, yeso, Banlangen, Mianma Guanzhong, Houttuynia, pachulí, ruibarbo, Rhodiola, mentol, regaliz.

Eficacia:

Desintoxicación clara de la plaga, disipación del calor.

Notas:

(1) Evitar el tabaco, el alcohol y la comida picante, fría y grasosa.

(2) No se debe tomar al mismo tiempo que la medicación tónica de la medicina china.

(3) No aplicar a la fiebre fría.

(4) Este producto contiene efedra, por lo que debe ser usado con precaución en atletas e hipertensos y pacientes con enfermedades cardíacas. Las personas con enfermedades hepáticas, diabetes, enfermedades renales u otras enfermedades crónicas graves deben tomarlo bajo la guía de un médico.

(5) Los niños, las mujeres embarazadas y lactantes, los ancianos frágiles y las personas con deficiencia de bazo deben tomarlo bajo la guía de un médico.

C. Cápsulas de desintoxicación Shufeng (partículas)

Composición de meicamento:

Polygonum cuspidatum, madreselva, Banlangen, Bupleurum, Patrinia, verbena, rizoma de caña, regaliz.

Eficacia:

Dispersa el calor y desintoxica la garganta.

Notas:

(1) Evitar el consumo de tabaco, alcohol y alimentos picantes, fríos y grasos durante el uso.

(2) No se recomienda tomar al mismo tiempo con medicamentos tónicos de medicina china.

(3) No se recomienda en casos de frío excesivo.

(4) Se debe tener precaución en caso de trastornos del bazo y del estómago.

Resumen de la ley:

Durante el período de observación clínica de la nueva etapa de sospecha de neumonía por coronavirus, se recomienda el tratamiento con medicina china para pacientes con síntomas sospechosos y contactos cercanos. La medicina china enfatiza la prevención de la enfermedad y el tratamiento de los síntomas del tracto digestivo y la fiebre como el primer síntoma. Se recomienda tratar los casos sospechosos primero para prevenir la enfermedad y reducir los síntomas. Además, para tratar la fatiga y el malestar estomacal se utiliza la medicina china para humedecer el bazo y el estómago, y para la fiebre se utiliza la desintoxicación basada en el mal.

Aplicación clínica

El tratamiento con medicina tradicional china en casos sospechosos de neumonía por coronavirus ha demostrado reducir significativamente los síntomas del paciente y reducir la tasa de diagnóstico. La aplicación de Huoxiangzhengqi Oral Liquid en la intervención de nuevos síntomas prodrómicos de la neumonía por coronavirus ha demostrado tener un efecto obvio, mejorando la inmunidad, combatiendo patógenos y mejorando los trastornos del metabolismo del agua y los electrolitos. Además, las preparaciones de pachulí pueden ayudar al cuerpo a producir inmunidad específica y estabilizar el entorno interno del cuerpo para evitar un mayor desarrollo del curso de la enfermedad. Es importante tener en cuenta que algunas personas pueden experimentar reacciones alérgicas debido al etanol en la preparación de pachulí, aunque no se han informado reacciones adversas de las preparaciones de pachulí sin etanol.

Los gránulos de Jinhua Qingxin, combinados con el tratamiento convencional, pueden mejorar efectivamente los síntomas de fiebre, tos, fatiga y esputo en pacientes con neumonía por coronavirus, así como aliviar la ansiedad. La mejora general que proporcionan los gránulos de Jinhua Qingxin también se refleja en la reducción de síntomas como dolor de cabeza, dolor de garganta, picazón faríngea, secreción nasal, náuseas y vómitos. Sin embargo, hay estudios que indican que los gránulos de Jinhua Qingxin pueden empeorar la diarrea y otras reacciones adversas gastrointestinales, por lo que su aplicación clínica puede ser motivo de preocupación.

Por su parte, las cápsulas de Lianhua Qingwen (partículas) tienen una buena eficacia clínica para mejorar los síntomas de los pacientes sospechosos y reducir la gravedad de la enfermedad. Cuando se combinan con otros tratamientos, la duración de la fiebre del paciente tiende a acortarse, mientras que los síntomas como dolor muscular, esputo, opresión en el pecho y disnea muestran una buena tendencia. Esto sugiere que las cápsulas de Lianhua Qingwen (partículas) tienen un valor clínico en el tratamiento de pacientes en observación médica.

La combinación de la cápsula de Shufengjiedu con Abidol en el tratamiento de la neumonía por coronavirus ha demostrado ventajas en un estudio de cohorte retrospectivo. El uso de Abidol puede aliviar significativamente la inflamación pulmonar, mejorar la inmunidad y reducir la carga viral en el tejido pulmonar, lo que resulta en la inhibición de la inflamación. Esto demuestra que la terapia de combinación con la cápsula de Shufengjiedu puede prevenir y controlar eficazmente el desarrollo de la enfermedad para garantizar que los pacientes se beneficien.

El período de tratamiento clínico (casos confirmados)

(1) Tipo ligero y ordinario

Decocción de desintoxicación de pulmón claro

Ámbito de aplicación: combinado con la observación clínica de varios médicos, es adecuado para pacientes leves, comunes y graves. En el tratamiento de pacientes críticamente enfermos, se puede combinar con la situación real de los pacientes y usar de manera racional.

Prescripción básica: Aurantium 9g, Zhigancao 6g, almendras 9g, yeso 15-30g (primero frito), canela 9g, Alisma 9g, Polyporus umbellatus 9g, Atractylodes 9g, Poria 15g, Radix bupleuri 16g, Scutellaria baicalensis

Georgi 6g, Pinellia Curcuma 9g, Jengibre 9g, Aster 9g, flor de invierno 9g, shegan 9g, Asarum 6g, Yam 12g, fructus aurantii 6g, Chen Piel 6g, pachuli 9g.

Método de preparación: se utilizan partes de la medicina tradicional china y se fríen en seco. Se toma una dosis por día, una por la mañana y otra por la noche (40 minutos después de una comida), se cubre bien y se toma durante 3 dosis para un curso de tratamiento.

Si es necesario, se puede agregar medio tazón de sopa de arroz cada vez que se toma la medicina. Si el paciente presenta sequedad en la lengua, se puede tomar más de un tazón de sopa para reponer los líquidos.

Nota: si el paciente no tiene fiebre, la cantidad de yeso debe ser menor. En caso de fiebre o calor fuerte, se puede aumentar la cantidad de yeso.

Si los síntomas mejoran pero no se curan, se puede tomar un segundo curso de tratamiento. Si el paciente presenta condiciones especiales o enfermedades subyacentes, el segundo curso de tratamiento se puede ajustar según la situación real y se debe suspender la medicación cuando los síntomas desaparezcan.

Ligero

- síndrome de pulmón frío y húmedo

Manifestaciones clínicas: fiebre, fatiga, dolor en todo el cuerpo, tos, esputo, opresión en el pecho, transpiración, náuseas, vómitos, heces pegajosas e infrecuentes. La lengua presenta una capa gruesa y blanca o blanca grasosa, o bien puede mostrar marcas de dientes gordos claras o de color rojo pálido. El pulso puede ser resbaladizo.

Prescripción recomendada: para fiebre fría y húmeda.

Prescripción básica: 6g de efedra cruda, 15g de yeso, 9g de almendras, 15g de Notopterygium, 15g de semillas de lepidóptero, 9g de Guanzhong, 15g de dragón, 15g de Xu Changqing, 15g de pachulí, 9g de Peilan, 15g de Atractylodes macrocephala, 45g de yunling, 30g de Atractylodes macrocephala, 9g de Jiao sanxian, 15g de Magnolia officinalis, 9g de Jiao Areca, 9g de hervir a fuego lento, 15g de jengibre.

Método de administración: preparar una dosis al día, hirviendo los ingredientes con 600 ml de agua. Tomar en 3 dosis a lo largo del día: temprano, medio y tarde, antes de las comidas.

- Tarjeta pulmonar húmeda y húmeda

Manifestaciones clínicas: fiebre baja o sin fiebre, ligera sensación de frío, fatiga, sensación de peso en la cabeza, dolor muscular, menos esputo seco, dolor de garganta, sequedad en la boca y falta de ganas de beber, o acompañado de opresión en el pecho, sin sudor ni sudoración excesiva, náuseas o vómitos. La lengua puede presentar un color rojizo y el musgo puede ser blanco grasoso o amarillo delgado, el pulso puede ser resbaladizo o Lushi.

Receta recomendada: 10g de nuez de betel, 10g de hierba, 10g de Magnolia, 10g de Anemarrhena, 10g de Scutellaria, 10g de Bupleurum, 10g de raíz de peonía roja, 15g de forsythia, 10g de Artemisia (abajo), 10g de Cangle, 10g de hoja de isatidis y 5g de regaliz crudo.

Método de servicio: tomar 1 dosis al día, frita en 400 ml de agua, dividido en 2 veces, una vez temprano y otra tarde.

Resumen de la ley:

El inicio temprano de la neumonía por coronavirus suele ser de tipo húmedo y directamente afecta a los pulmones Wei, presentando una serie de síntomas como fiebre, tos, esputo y fatiga. En el tratamiento clínico, se debe diferenciar el síndrome y, en caso de pulmones fríos y húmedos, tratar con Xuanfei a través del mal, cálido y frío. En el caso de pulmones húmedos y húmedos, se debe utilizar la aromaterapia para eliminar la humedad y la desintoxicación.

- Tipo común

(1) Síndrome de depresión tóxica húmeda

Manifestaciones clínicas: fiebre, tos y esputo menos, o esputo amarillo, opresión en el pecho, distensión abdominal, estreñimiento. Lengua oscura y roja, lengua hinchada, musgo grasoso o amarillo, pulso resbaladizo o cuerda resbaladiza.

Receta recomendada: receta Xuanfei.

Prescripciones básicas: efedra cruda 6g, almendras amargas 15g, yeso 30g, semilla de Coix 30g, hierba 10g, pachulí 15g, Artemisia 12g, Polygonum 20g, hierba roja 30g, semillas de lepidóptero 15g, rojo anaranjado 15g, regaliz crudo 10g.

Método de servicio: 1 dosis al día, 400 ml de decocción, en 2 veces, por la mañana y por la noche.

(2) tarjeta de pulmón frío y húmedo

Manifestaciones clínicas: fiebre, tos seca, menos flema, fatiga, opresión en el pecho, náuseas y heces. Lengua pálida o rojiza, lengua blanca o blanca grasosa, pulso.

Prescripción recomendada: Atractylodes 15g, cáscara de mandarina seca 10g, Magnolia 10g, pachulí 10g, hierba 6g, efedra 6g, Notopterygium 10g, jengibre 10g, nuez de betel 10g.

Método de servicio: 1 dosis por día, 400 ml de decocción, en 2 veces, 1 vez por la mañana y por la noche.

Resumen de la ley:

El nuevo desarrollo de la neumonía por coronavirus presenta síntomas como fiebre, tos seca, fatiga, opresión en el pecho, náuseas y heces. El síndrome se debe a la humedad que daña el bazo y el estómago, causando trastornos de transporte y cabello en la tarjeta de lesión por turbidez húmeda. En este punto, el tratamiento de la Xuan Tong pulmonar, la desintoxicación y la turbidez aromática son efectivos para el estancamiento del qi pulmonar, la turbidez húmeda intrínseca y los pulmones venenosos húmedos. Para el bloqueo de pulmón frío y húmedo, se recomienda el tratamiento de Xuanfei a través del mal, fragante y húmedo.

Aplicación clínica:

Los pacientes con este síndrome presentan síntomas que van desde leves hasta graves, incluyendo fiebre, tos seca y opresión en el pecho. En los casos graves, la inflamación pulmonar y la exudación pueden ocurrir, especialmente en pacientes mayores o con enfermedades subyacentes. Los médicos deben monitorear cuidadosamente a los pacientes y prestar atención a los cambios en su condición y en los indicadores de la enfermedad. El tratamiento temprano con la medicina china puede ayudar a retrasar la progresión de la enfermedad, mejorar la tasa de curación y reducir la mortalidad.

Como una de las recetas representativas comunes para tratar la neumonía por coronavirus, la decocción de Qingfei Drug puede mejorar significativamente los síntomas clínicos como fiebre, tos, asma y fatiga, y prevenir la exacerbación de la enfermedad. La tasa efectiva total clínica es superior al 90%. El uso clínico de la sopa de desintoxicación Qingfei debe prestar atención a lo siguiente. A. Algunos pacientes pueden experimentar sudoración excesiva, causada por la prescripción de efedra para eliminar la turbidez húmeda pulmonar mediante la inducción del sudor y la eliminación de los líquidos corporales. La mayoría de los pacientes sudan después de tomar el medicamento y experimentan un aumento del rendimiento corporal y la pirólisis, por lo que considerar el sudor como una respuesta normal, pero los pacientes sensibles a la efedra deben ser seleccionados con cuidado. B. Un pequeño número de pacientes pueden experimentar diarrea. La observación clínica ha demostrado que después de tomar el medicamento de 1 a 3 veces al día, las heces vuelven a la normalidad y la mayoría de los pacientes experimentan un alivio de la enfermedad, lo que indica que la enfermedad se deriva de la turbidez húmeda pulmonar y el bloqueo de qi. C. La lengua puede presentar menos musgo rojo, especialmente en pacientes con daño estomacal, quienes pueden experimentar dolor abdominal, náuseas, vómitos y otros síntomas después de tomar la medicación. D. En pacientes con fiebre alta y sin fiebre, la dosis de yeso puede variar, y los pacientes condicionales también pueden tomar sopa de arroz. E. No hay evidencia clara de que la decocción de Qingfei Drug tenga un efecto en la aminotransferasa sérica, pero cuando se usa en combinación con tabletas de clorhidrato de Abidol, se debe prestar atención a la ocurrencia de reacciones adversas relacionadas. En resumen, la sopa de desintoxicación Qingfei es una receta para la patogénesis básica con un cierto grado de universalidad, pero la ley general no puede tener en cuenta las diferencias individuales. Por lo tanto, el uso debe ser específico según la diferenciación del síndrome y la selección específica de medicamentos.

La decocción Xuanfei Fang es adecuada para tratar el síndrome de depresión húmeda y tóxica común en la neumonía por coronavirus. Proviene de recetas clásicas como Fang Xing Shi Gan Tang, Ma Xing Yi Gan Tang, Qian Jin Wei Jing Tang y Ting Li Da Zao Xie Fei Tang. Cuando hay exceso de calor húmedo, el cual lesiona el pulmón Yin y puede provocar tos seca o esputo amarillo, y depresión húmeda tóxica del pulmón que puede causar obstrucción de las vías respiratorias y dificultad para respirar, se pueden presentar signos como lengua oscura y grasosa, musgo graso o amarillo, y pulso resbaladizo o cuerda resbaladiza. El tratamiento debe centrarse en la desintoxicación, la eliminación de la flema y la deshumidificación. Tres estudios clínicos realizados en el Hospital Jiangxia Fang, el Hospital de Medicina Tradicional China de Wuhan y el Hospital Provincial de Medicina Integrativa de Hubei han confirmado que la decocción Xuanfei Drug puede mejorar significativamente los síntomas clínicos de tos, asma, fatiga, fiebre, náuseas, dificultad para respirar, incomodidad faríngea y diarrea. Además, no se han reportado reacciones adversas graves en su uso clínico y los estudios toxicológicos han demostrado que es seguro.

La práctica clínica ha demostrado que no solo ayuda a mejorar los síntomas clínicos de los pacientes, sino que también puede promover la absorción de inflamación pulmonar, reducir la estancia hospitalaria y tener ventajas obvias en la prevención de enfermedades graves. En base a la observación de la eficacia clínica, la farmacología y toxicología, se ha innovado en la forma de dosificación original de Xuanfei Decoction, desarrollando el gránulo Xuanfei Decoction, el cual ha obtenido la segunda fase de aprobación clínica por parte de la Administración de Alimentos y Medicamentos de EE. UU.

Además de la medicación recomendada en el programa nacional de tratamiento (octava edición), los programas de tratamiento de la medicina tradicional china en todas las provincias y municipios juegan un papel destacado en la prevención y tratamiento de la neumonía por coronavirus de tipo ligero y común. En la provincia de Guangdong, la aplicación clínica del "Fei Yan 1 Hao Fang" en el tratamiento de 50 pacientes diagnosticados con neumonía por coronavirus (leve) mejoró significativamente los principales síntomas de fiebre, tos, fatiga, escalofríos, congestión nasal, secreción nasal, opresión en el pecho, vómitos, náuseas, hinchazón y redujo el tiempo de inflamación de las heces. La decocción de Artemisia Qingdan, como receta para la humedad y la humedad, se puede aplicar al tratamiento precoz de pacientes con neumonía por coronavirus con el síndrome de Shaoyang de la depresión del mal, reducir la fiebre y otros síntomas, mejorar el estado mental de los pacientes, aumentar el apetito, la saturación de oxígeno y promover la absorción de la inflamación pulmonar. La sopa de desinfección con néctar es la receta de adición y sustracción de la decocción de desinfección con manano "principal de la fiebre húmeda y cálida". El tratamiento clínico de 131 casos de neumonía por coronavirus mostró que la decocción de desinfección con néctar puede reducir significativamente el alcance de la tos seca, la tos, la fiebre, la opresión en el pecho y la fatiga, entre otros síntomas. En un estudio retrospectivo de cohortes sobre el tratamiento y la prevención de la neumonía por coronavirus mediante el uso de la receta de fiebre fría y húmeda creada por el académico Kobayashi, los resultados mostraron que la fiebre fría y húmeda puede reducir efectivamente la tasa de conversión del nuevo tipo común de neumonía por coronavirus.

El estudio retrospectivo analizó el efecto del tratamiento en 52 casos de neumonía por coronavirus tratados en el Hospital Integrado de Medicina Tradicional China y Occidental en la provincia de Hubei. Los resultados indicaron que la combinación de la medicina tradicional china y occidental en el tratamiento de la neumonía por coronavirus puede reducir significativamente los síntomas clínicos, acelerar la recuperación de la temperatura corporal y disminuir el número promedio de días de hospitalización. Asimismo, se ha observado una mejoría en la tasa de curación en comparación con el uso exclusivo de medicina occidental.

Además, otro estudio retrospectivo de 100 casos nuevos de neumonía por coronavirus encontró que la aplicación de la decocción de la medicina tradicional china de manera dialéctica puede reducir significativamente la fiebre, la tos, la anorexia y la diarrea, entre otros indicadores clínicos importantes. Además, se ha notado una mejora en los glóbulos blancos, las células ESR, CRP, las células T CD4+ y las células T CD8+. Se espera que el uso adecuado de la medicina tradicional china no cause daño hepático inducido por fármacos en los pacientes y que, con el seguimiento adecuado, se reduzca la incidencia de fibrosis pulmonar en pacientes dados de alta.

(2) Tipo pesado y crítico

Pesado

- Síndrome pulmonar cerrado

Manifestaciones clínicas: fiebre roja, tos, flema menos pegajosa o esputo con sangre, asma sofocante, fatiga, boca seca y pegajosa, náuseas, heces pobres, orina corta y roja. La lengua está roja, con musgo amarillo graso, y el pulso es resbaladizo.

Prescripción recomendada: desintoxicación húmeda.

Prescripciones básicas: efedra cruda 6g, almendra 9g, yeso 15g, regaliz 3g, pachulí 10g (abajo), Magnolia officinalis 10g, Atractylodes lanceolata 15g, fructus herbae 10g, Pinellia ternata 9g, Poria cocos 15g, ruibarbo crudo 5g (abajo), Astragalus membranaceus 10g, Lepidium Lepidium 10g, Radix paeoniae rubra 10g.

Método de administración: tomar 1 a 2 dosis diarias por decocción, cada 100 a 200 ml, 2 a 4 veces al día, por vía oral o nasal.

- Camp de gas dos holocaustos

Manifestaciones clínicas: fiebre alta, sed, dificultad para respirar, delirio, alteraciones visuales o erupciones cutáneas, vómitos, sangrado o convulsiones en las extremidades. La lengua puede presentarse sin musgo o con musgo menos adherente y el pulso puede ser subdividido o flotante, grande o pequeño.

Receta recomendada: yeso crudo 30~60g (primero frito), Anemarrhena 30g, Rehmannia cruda 30~60g, en bruto 30~60g cuerno de búfalo 30g (primero frito), raíz de peonía roja 30g, ginseng 30g, forsythia 15g, raíz de regaliz 15g, raíz de bambú 6g, raíz de bambú 12g, Lepidium Lepidium 15g, regaliz crudo 6g.

Método de servicio: tomar 1 dosis al día, preparando una decocción con el yeso frito y los cuernos de búfalo después de agregar los demás ingredientes. Tomar cada 100~200 ml de la decocción, 2 a 4 veces al día, por vía oral o nasal.

Medicina china recomendada: inyección de Xiyanping, inyección de Xuebijing, inyección de Redu Ning, inyección de Tanreqing, inyección de Xingnaojing. Los medicamentos con eficacia similar pueden ser seleccionados de acuerdo con las circunstancias individuales, pero también basándose en los síntomas clínicos combinados. La inyección de medicina china puede ser utilizada en combinación con la decocción de medicina tradicional china.

Resumen de la ley:

Pacientes con afecciones graves presentan una obstrucción en los meridianos Sheng y un cierre de los pulmones debido a un veneno. La humedad causada por la mala temperatura no sigue el curso normal, sino que se queda en los pulmones durante mucho tiempo, lo que causa la formación de una sustancia malvada y pegajosa que genera calor, flema y obstrucción de los pulmones. La ley para tratar este síndrome consiste en despejar los meridianos y aliviar la turbidez mediante la desintoxicación, reducir la flema y el asma, y aliviar el calor. En el caso del síndrome de cierre de los pulmones causado por un virus epidémico, se puede agregar o quitar ciertos ingredientes según la condición individual del paciente, y se recomienda la sopa de cuerno de rinoceronte junto con la tarjeta de dos holocaustos del campamento de gas para lograr la desintoxicación y la eliminación de la humedad.

Tipo crítico (certificado de cierre interno)

Manifestaciones clínicas: disnea, asma frecuente o la necesidad de ventilación mecánica, desmayo, irritabilidad, sudoración de las extremidades. Lengua de color morado oscuro, musgo graso o seco, venas grandes sin raíces.

Prescripción recomendada: 15g de ginseng, 10g de tabletas de Shun negro (primero frito), 15g de cornejo, pastillas de Suhe Xiang o píldoras de Angong Niuhuang. En caso de estreñimiento abdominal o heces deficientes con necesidad de ventilación mecánica, se puede utilizar ruibarbo 5-10g. Si la situación de la máquina humana no está sincronizada y se necesitan sedantes y relajantes musculares, se puede usar ruibarbo 5-10g y Glauber 5-10g.

Medicamentos de patente china recomendados: inyección de Xuebijing, inyección de Redu Ning, inyección de Tanreqing, inyección de

Xingnaojing, inyección de Shenfu, inyección de Shengmai, inyección de Canmai. Se pueden seleccionar medicamentos con eficacia similar de acuerdo con las circunstancias individuales, pero también se deben tener en cuenta los síntomas clínicos combinados. La inyección de medicina china se puede utilizar en combinación con la decocción de la medicina tradicional china.

Resumen de la ley:

En situaciones de enfermedad extrema y cierre interno, la medicina occidental tiene un papel limitado en el apoyo sintomático para el tratamiento. Se recomienda utilizar la medicina tradicional china en combinación con la medicina occidental para lograr la reanimación del corazón, la eliminación de Qi sólido, la extinción de la sangre y el yin, y el aumento del agua para mejorar la función del cuerpo y los trastornos de la fibrosis, con el fin de reducir los efectos en los órganos y la función del cuerpo.

Aplicación clínica:

La mayoría de los pacientes con neumonía grave y crítica por coronavirus experimentan una transformación desde la forma leve y normal en aproximadamente una semana, por lo que el período de 1 a 2 semanas después del inicio de la enfermedad es crítico. Algunos pacientes también pueden presentar un inicio severo. Estudios relacionados han encontrado que los hombres de edad avanzada y los pacientes con enfermedades crónicas subyacentes pueden estar en riesgo de desarrollar neumonía por coronavirus grave.

La "tormenta de citocinas" es la principal causa de exacerbación aguda de la enfermedad y las manifestaciones clínicas de los pacientes graves y críticamente enfermos pueden incluir fiebre media o baja, o incluso ausencia de fiebre significativa. Por lo tanto, los indicadores físicos y químicos relacionados son críticos y se pueden utilizar como indicadores de alerta temprana clínica grave y crítica, como la disminución progresiva de los linfocitos en sangre periférica, el aumento progresivo de los factores inflamatorios de la sangre periférica como la interleucina 6 (IL-6) y la proteína C reactiva, el aumento del ácido láctico y la rápida progresión de las lesiones pulmonares a corto plazo.

Además, estudios relevantes sugieren que la proporción de neutrófilos a linfocitos (NLR) es un conjunto muy interesante de neumonía por coronavirus que puede volverse grave si tiene más de 50 años y NLR ≥3,13. La medicina occidental tiene un papel limitado en el tratamiento sintomático de la enfermedad grave, por lo que se recomienda el uso combinado de la medicina tradicional china para la reanimación del corazón, la eliminación del Qi sólido, la extinción de la sangre y el Yin y el aumento del agua para mejorar la función corporal y tratar los trastornos de la fibrosis y reducir el daño en los órganos y la función corporal.

Además, el diagnóstico de la lengua en la medicina tradicional china tiene cierta importancia en el pronóstico del resultado del paciente. Estudios relacionados han encontrado que la lengua roja sin musgo es más común en la etapa temprana de la enfermedad (1-2 días), cuando los síntomas son menores. Con el curso de la enfermedad (curso de la enfermedad ≥ 3 días), algunos pacientes experimentan un aumento gradual del recubrimiento de la lengua, lo que se manifiesta como musgo grueso y grasoso, y presentan síntomas de tos y manifestaciones clínicas febriles características. En los pacientes graves, se observa una lengua roja oscura o magenta, gruesa y grasosa. Si la lengua se convierte en blanca y limpia, esto indica que la condición del paciente ha mejorado. En el tratamiento de pacientes con neumonía grave por coronavirus, se utiliza la desintoxicación húmeda, el calor y el asma como el tratamiento central, y se busca reducir la turbidez Tongfu, Yiqi Tongluo, tonificar el bazo y promover la circulación de la energía. Es importante tener en cuenta tanto los "síntomas" como los "signos negativos" en el diagnóstico clínico.

En el tratamiento de pacientes graves y críticamente enfermos, se utiliza principalmente el enfoque de desintoxicación húmeda para tratar el síndrome pulmonar cerrado. Este enfoque involucra la preparación de sopa de yeso con regaliz, almendra, efedra, la decocción de Jujube Xiefei, la sopa Xuanbai Chengqi, la sopa Epimedium y la ley original de la membrana de Xuanxuan, entre otros ingredientes famosos en la medicina tradicional china. Estos ingredientes trabajan en conjunto para aliviar la parálisis del gas pulmonar, reducir la humedad y ayudar al cuerpo humano a recuperarse. La evidencia clínica puede ser agregada o retirada según sea necesario. A. Desintoxicación con sangre fresca: se utiliza en casos de veneno malvado en el campamento, calor en la sangre, fiebre alta, estreñimiento, lengua roja y pulso resbaladizo. Se observa una disminución progresiva en el recuento de linfocitos o porcentaje, un aumento progresivo de IL-6 y CRP, y una tendencia agravante de la TC pulmonar. Para tratar estas manifestaciones, se aumenta la dosis de yeso y se agregan medicina como Gardenia, Scutellaria, tierra cruda, lino, madreselva, hojas grandes, diente de león, forsythia, Scrophulariaceae y ruibarbo para tratar el estreñimiento. B. Circulación sanguínea y enfriamiento de la estasis sanguínea: se utiliza en casos de sangre caliente, falta de sangre, estancamiento de sangre, sibilancias, opresión en el pecho y dificultad para respirar, erupción cutánea, lengua oscura y otros indicadores de coagulación. Para abordar estas manifestaciones, se utilizan medicina como cártamo, Salvia, raíz de peonía roja, corteza de Dan, Chuanxiong y sanguijuelas para mejorar la circulación sanguínea y tratar la estasis sanguínea.C. Ataque y complemento, Fuzheng Quxie: se utiliza en casos de enfermedad crónica en ancianos enfermos, lesión malvada positiva, fatiga, sed, menos apetito e incluso extremidades con frío. En estos casos, se evalúa el qi y la sangre, y se agrega Ophiopogon japonicus, Radix, Trichosanthes, Schisandra, entre otros, para aumentar el yin y el yang según corresponda.

Para los pacientes que padecen de neumonía grave causada por el coronavirus, el soporte respiratorio y el soporte circulatorio son tratamientos importantes. Tanto la medicina tradicional china como la medicina occidental tienen sus propias ventajas y, cuando se combinan, pueden producir sinergias. La medicina tradicional china puede reducir la exudación pulmonar, inhibir la liberación de citoquinas inflamatorias, estabilizar la saturación de oxígeno, reducir el soporte respiratorio y el uso de antibióticos en pacientes graves y críticamente enfermos. Si los pacientes tienen disnea y una disminución en la saturación de oxígeno, se puede utilizar el soporte respiratorio o incluso la ventilación mecánica invasiva y el soporte circulatorio en combinación con la intervención de la medicina tradicional china, como la inyección de Shengmai, la inyección de Shenfu, la inyección de Xuebijing, para mejorar los síntomas y reducir la liberación de factores inflamatorios. Cuando la enfermedad se desarrolla y se convierte en grave o crítica, el papel de la terapia de soporte sintomático es limitado, y en ese momento, la medicina tradicional china, como la reanimación del corazón, Qi sólido, enfriamiento de sangre y yin, y aumento de agua, puede mejorar la función de los órganos y reducir la función del cuerpo. En un análisis retrospectivo de 103 pacientes con neumonía por coronavirus grave, se confirmó que la medicina tradicional china puede reducir eficazmente la respuesta inflamatoria y mejorar el pronóstico. En resumen, la combinación de la medicina tradicional china y occidental en el tratamiento de pacientes con neumonía por coronavirus grave es efectiva.

Uso recomendado de inyección de medicina china:

El uso de la inyección de medicina tradicional china debe seguir las instrucciones del medicamento y comenzar con una pequeña dosis, ajustando gradualmente según el principio de ajuste dialéctico. Es importante tener en cuenta que la inyección de medicina tradicional china debe usarse sola y se debe evitar su combinación con otros medicamentos. En caso de necesidad de combinación con otros medicamentos, se deben usar 50 ml de inyección de cloruro de sodio al 0,9% para evitar la mezcla con otras soluciones en la tubería. Si se presentan reacciones adversas, se deben suspender de inmediato y buscar la causa para un tratamiento sintomático adecuado.

- Inyección de Xiyanping

Indicaciones: Esta inyección es recomendada para pacientes gravemente enfermos con neumonía por coronavirus. Según la medicina tradicional china, se utiliza para tratar el síndrome de esputo, calor y contenido tóxico, así como fiebre o fiebre, tos, asfixia, dificultad para toser flema, heces secas, lengua roja y musgo amarillo grasoso o seco. En la medicina occidental, se utiliza para tratar la infección por coronavirus simple o la infección bacteriana combinada, controlar los glóbulos blancos, el recuento de neutrófilos que aumentó o se mantuvo normal, mientras que el recuento de linfocitos o el porcentaje disminuyó. También es útil en el control de la proteína C reactiva (CRP), la velocidad de sedimentación globular (ESR), la amiloide A sérica (SAA), la interleucina-6 (IL-6) y otros factores inflamatorios, y en el aumento o el mantenimiento normal de la procalcitonina (PCT). La tomografía computarizada pulmonar puede mostrar manchas simples o múltiples, sombras de vidrio esmerilado en forma de parche o combinadas con otras manifestaciones de infección.

Dosis: La dosis recomendada es de inyección de cloruro de sodio al 0.9% 250 ml más inyección de Xiyanping 100 mg por vía intravenosa, dos veces al día.

- Inyección de Tanreqing

Alcance: pacientes gravemente enfermos y críticamente enfermos con neumonía por coronavirus.

Indicaciones de la medicina tradicional china: diferenciación del síndrome de esputo, calor y contenido tóxico; fiebre o fiebre, tos, dificultad para respirar, flema pegajosa, heces secas o sueltas, lengua roja con musgo grasoso o seco.

Indicaciones occidentales: infección simple por coronavirus o infección bacteriana combinada, control de los glóbulos blancos, aumento o normalidad del recuento de neutrófilos, disminución del recuento de linfocitos o porcentaje, aumento de CRP, ESR, SAA, IL-6 y otros factores inflamatorios; aumento o normalidad de la procalcitonina (PCT); la tomografía computarizada pulmonar mostró manchas simples o múltiples, vidrio esmerilado en forma de parche u otras manifestaciones de infección.

Dosis: inyección de cloruro de sodio al 0.9% 250 ml más inyección de Tanreqing 40 ml por vía intravenosa, 2 veces al día.

Nota: se debe tener precaución en caso de alergia. No se recomienda su uso en casos de disfunción hepática o renal.

- Inyección de Xuebijing

Alcance: Pacientes con neumonía grave por coronavirus y críticamente enfermos con síndrome inflamatorio sistémico, shock séptico y/o insuficiencia orgánica múltiple.

Indicaciones de medicina tradicional china: Calor dialéctico, veneno, estasis inherente; Fiebre o irritabilidad, tos, asfixia, flema pegajosa, palpitaciones, heces secas, lengua roja o oscura, musgo amarillo o grasoso.

Indicaciones occidentales: Infección simple con nuevo coronavirus o infección bacteriana, la condición empeora aún más, los glóbulos blancos y los neutrófilos aumentan o son normales, el recuento de linfocitos o el porcentaje disminuye; PCT elevado o normal; CRP, ESR, SAA, IL-6 y otros aumentos; D-dímero aumentado; La creatina quinasa (CK), la creatina quinasa isoenzima (CK-MB), la lactato deshidrogenasa (LDH), la mioglobina y otras enzimas miocárdicas aumentaron, o también disminuyó la albúmina (ALB). El área de vidrio molido en forma de placa de TC pulmonar aumentó más que el anterior, o un cambio real.

Uso: Inyección de cloruro de sodio al 0.9% 250 ml más inyección de sangre de 100 ml de goteo intravenoso, 2 veces al día.

Estudio clínico: Un estudio retrospectivo de casos y controles mostró que la inyección de Xuebijing combinada con el tratamiento convencional para la temperatura corporal, la tos, el esputo, mejoró el número de pacientes, IL-6, PCR y otros indicadores de resultados tienen ventajas significativas.

Las reacciones adversas están dentro del alcance de las instrucciones y se pueden aliviar las reacciones adversas después del tratamiento sintomático oportuno.

- Inyección de Xingnaojing

Alcance: pacientes con neumonía grave y críticamente enfermos con síndrome inflamatorio sistémico, shock séptico y/o insuficiencia orgánica múltiple.

Indicaciones de la medicina tradicional china: intoxicación por calor, síndrome de "dos holocaustos de campamento de gas", flema Mengqingqiao; los síntomas incluyen fiebre alta, irritabilidad, delirio débil, sibilancias, dificultad para respirar, flema pegajosa, lengua roja, pulso.

Indicaciones occidentales: exacerbación de la enfermedad, necesidad de ventilación mecánica y otros tratamientos de apoyo. Disminución en el recuento de linfocitos o porcentaje de linfocitos; aumento significativo en indicadores de inflamación como el recuento total de leucocitos, recuento de neutrófilos, PCT, CRP, ESR, SAA, IL-6, etc.; agravamiento de la TC pulmonar, aumento en el área de vidrio esmerilado o lesiones pulmonares difusas, consolidación pulmonar, incluso "pulmón blanco".

Dosis: inyección intravenosa de cloruro de sodio 250 ml más inyección de Xingnaojing 20 ml, 2 veces al día.

- Inyección de Shenmai/inyección de Shengmai

Alcance: Este tratamiento está dirigido a pacientes que padecen de neumonía grave y críticamente enferma por coronavirus, y presentan síndrome inflamatorio sistémico, shock séptico y/o insuficiencia orgánica múltiple.

Indicaciones de la medicina china: Este tratamiento está indicado para el síndrome de deficiencia de qi y riñón pulmonar, que se manifiesta en síntomas como disnea, dificultad para respirar, necesidad de asistencia de ventilación mecánica, esputo o flema, frío, sudoración, frecuencia de orina nocturna, labios violeta, aspecto opaco, lengua pálida u oscura, musgo blanco o blanco.

Indicaciones occidentales: Este tratamiento es adecuado para pacientes en estado crítico que necesitan ventilación asistida y otros tratamientos de apoyo. También se observa una disminución en el recuento de linfocitos o una disminución porcentual, aumento en los indicadores de inflamación como CRP, ESR, SAA, IL-6, aumento en el D-dímero, disminución de la albúmina y aumento en las cinco enzimas miocárdicas. Además, la TC pulmonar muestra un empeoramiento en el rendimiento, con un aumento en el área de vidrio esmerilado, lesiones difusas, consolidación e incluso el rendimiento de "pulmón blanco".

Uso: Este tratamiento consiste en la administración intravenosa de una solución de cloruro de sodio al 0,9% de 250 ml, junto con una inyección de Shenmai de 100 ml, dos veces al día.

Nota: Es importante evitar la diferenciación del síndrome yin yang y la inyección intravenosa directa. Este producto tampoco debe combinarse con la inyección de glicerol fructosa y medicamentos que sean altamente sensibles a la penicilina.

- Inyección de Shenfu

Alcance: Pacientes gravemente enfermos y críticos con neumonía por coronavirus, síndrome inflamatorio sistémico, shock séptico y/o insuficiencia orgánica múltiple.

Indicaciones de la medicina china: Para pacientes con síndrome de qi malvado cerrado y deseo de Yang Qi. Los síntomas clínicos incluyen dificultad para respirar, asma o necesidad de asistencia mecánica para la ventilación, sudoración en las extremidades, indiferencia o coma, irritabilidad, labios púrpuras, lengua grasosa o seca.

Indicaciones occidentales: Se trata de una enfermedad crítica que requiere respiración asistida con ventilador y otros tratamientos de apoyo. Los indicadores de inflamación como CRP, ESR, SAA e IL-6 aumentan significativamente. Además, se observa un aumento en los niveles de D-dímero, mientras que los niveles de albúmina disminuyen. Las enzimas miocárdicas, el péptido natriurético cerebral de tipo B (BNP) y los resultados de la TC pulmonar también empeoran, con un aumento en el área de vidrio molido, lesiones difusas y consolidación, incluso hasta el punto de "pulmón blanco".

Dosis: Se recomienda administrar 250 ml de inyección de cloruro de sodio al 0.9% junto con 100 ml de inyección de Shenmai en infusión intravenosa dos veces al día.

- Otro uso

Infección viral o infección bacteriana leve combinada: se recomienda la inyección de cloruro de sodio al 0.9% 250 ml junto con la inyección de Xiyanping 100 mg, dos veces al día; o la inyección de cloruro de sodio al 0.9% 250 ml más la inyección de Reduning 20 ml; o la inyección de cloruro de sodio al 0.9% 250 ml más la inyección de Tanreqing 40 ml, dos veces al día.

Hipertermia con alteración de la conciencia: se recomienda la inyección de cloruro de sodio al 0.9% 250 ml junto con la inyección de Xingnaojing 20 ml, dos veces al día.

Síndrome de respuesta inflamatoria sistémica y/o insuficiencia orgánica múltiple: se recomienda la inyección de cloruro de sodio al 0.9% 250 ml junto con la inyección de Xuebijing 100 ml, dos veces al día.

Inmunosupresión: se recomienda la inyección de glucosa 250 ml junto con la inyección de Shenmai 100 ml o la inyección de Shengmai 20~60 ml, dos veces al día.

Intervención de acupuntura

1. Intervención de acupuntura en observación médica (casos sospechosos):

Puntos principales: A. Fengmen, Feishu, Pishu; B. Hegu, Quchi, Yuji; C. Qihai, Zusanli, Sanyinjiao. Cada grupo de puntos de acupuntura puede elegir entre 1 y 2 puntos para su uso.

Para tratar la fiebre, la garganta seca y la tos seca, se recomienda utilizar Dazhui, Tiantu y Kangzui; para tratar el vómito, las heces, la lengua con musgo graso y el pulso con Zhongwan, Tianshu y Fenglong; para tratar la fatiga y la debilidad, la pérdida de apetito, se recomienda utilizar Zhongwan, Qizhousixue (1 pulgada arriba y abajo del ombligo a cada lado) y Pishu; y para tratar la secreción nasal clara, el hombro agrio, la lengua blanca y el pulso lento, se recomienda utilizar Tianzhu, Fengmen y Dazhui.

2.Intervención de acupuntura convaleciente

Puntos principales: A. Hegu, Taichong, Tiantu, Chize, Kangzui, Zusanli, Sanyinjiao; B. Dashu, Fengmen, Feiyu, Xinyu, Geyu; C. Zhongfu, Danzhong, Qihai, Guanyuan, Zhongwan. Para pacientes leves y comunes, se seleccionan de 2 a 3 puntos de acupuntura en cada grupo principal A. y B. ; para pacientes graves, se eligen de 2 a 3 puntos en los puntos principales del Grupo C. .

Con respecto a los puntos de acupuntura: Para la fiebre que no se resuelve, se pueden utilizar los puntos Dazhui, Quchi o Shixuan, y la punta de la oreja en Erjian.Para la opresión en el pecho y la respiración corta, se pueden utilizar los puntos Neiguan, Lieque o Juque, Qimen y Zhaohai.Para la tos y el esputo, se pueden utilizar los puntos Lieque, Fenglong y Dingchuan.Para la diarrea, se pueden utilizar los puntos Tianshu y Shangjuxu.Para la tos y el esputo amarillo con flema pegajosa, así como para el estreñimiento, se pueden utilizar los puntos Tiantu, Zhigou, Tianshu y Fenglong.Para el bajo calor o el calor corporal, la falta de apetito y el vómito, así como para la lengua pálida o rojiza con una capa blanca o grasosa, se pueden utilizar los puntos Feishu, Tianshu, Fujie y Neiguan.

Además de los programas de prevención y control de la medicina china promulgados por el estado, los comités de salud de 26 provincias (regiones autónomas y municipios directamente dependientes del Gobierno Central) y la Administración de Medicina China han emitido sucesivamente programas de prevención y control de la medicina china en varias regiones. En los programas de todas las regiones, se describe el análisis de la clasificación del síndrome y el estado de derecho como la mayoría de los espíritus malignos, seguidos por el mal húmedo y el mal frío. Rara vez se informa sobre la enfermedad pura del mal frío y otros tipos de mal húmedo. Aunque existen diferencias en la expresión del programa, básicamente están en línea con las características de la patogénesis "húmeda, tóxica, fría, caliente, estasis sanguínea y virtual".

Los programas regionales sobre la nueva clasificación del síndrome de neumonía por coronavirus y la transferencia de la ley son consistentes y se basan en el programa nacional, combinado con el clima en la región y las características de la población, para mejorar aún más las diversas medidas propuestas de prevención y control. Al mismo tiempo, muchos hospitales también han desarrollado prescripciones propias, como el Hospital Beijing You'an que desarrolló "You'an New Crown No. 1" Qingfei Thunder y "You'an New Crown No. 2" para eliminar la flema y la humedad. Muchos médicos han logrado buenos resultados en el tratamiento de la nueva neumonía por coronavirus desde la perspectiva de la medicina tradicional china, utilizando métodos como la desintoxicación del mal, la "terapia de truncamiento" tibio, el bazo y el estómago como centro de eliminación del calor y la eliminación de la turbidez y el "método de la salud del suelo", que refleja las "tres causas" de la medicina tradicional china, como la combinación de enfermedades y la misma enfermedad.

En la prevención y el tratamiento, la mayoría de la medicina tradicional china utilizada es de uso común y se prefiere la medicina china barata y conveniente. Se han visto muchas ventajas en el uso de la medicina china en la prevención y el tratamiento de la nueva neumonía por coronavirus.

CAPÍTULO V: COMPLICACIONES, SECUELAS Y SÍNTOMAS A LARGO PLAZO

~

En la actualidad, continúa la pandemia mundial de neumonía por coronavirus causada por el nuevo coronavirus. Ahora se sabe que la invasión del cuerpo humano por el virus puede tener un impacto en múltiples órganos y sistemas, lo que puede provocar una variedad de complicaciones, secuelas y síntomas a largo plazo. Las nuevas complicaciones pueden aparecer en diferentes etapas de la enfermedad y algunas pueden convertirse en la causa de secuelas relacionadas. Incluso cuando la enfermedad mejora, las complicaciones pueden continuar desarrollándose y convertirse en secuelas. Se ha encontrado que los pacientes con diferentes grados de la enfermedad pueden sufrir complicaciones como lesiones pulmonares, hepáticas y renales, miocarditis, daño al sistema nervioso central y trastornos mentales, así como síntomas a largo plazo después de recuperarse. La gravedad de las secuelas y los síntomas a largo plazo no siempre están relacionados con la gravedad de la enfermedad al principio. Incluso los pacientes con síntomas leves pueden experimentar daño físico y psicológico, lo que requiere una intervención integral. Dado que la comprensión de la enfermedad aún está en proceso, se debe prestar más atención a la intervención temprana para lograr un mejor efecto de tratamiento integral. Además, se deben fortalecer el seguimiento a largo plazo y la atención en los cambios en el resultado de la curación.

Sección 1: Mecanismo de lesión

En esta etapa, se puede resumir el mecanismo de daño a múltiples órganos y sistemas causados por la nueva neumonía por coronavirus de la siguiente manera:

(1) Daño directo causado por el nuevo coronavirus

Se ha demostrado que el receptor ACE2 es funcional en las células humanas infectadas con coronavirus, y el nuevo coronavirus ingresa al cuerpo al unirse a la proteína ACE2. El receptor ACE2 se encuentra ampliamente distribuido en el cuerpo, incluyendo los pulmones, corazón, riñón, hígado, testículos y otros órganos. Por ejemplo, el nuevo coronavirus puede unirse a las células ACE2 en las células tubulares renales, causando citotoxicidad tubular y disfunción renal; o también puede combinarse con ACE2 en los cardiomiocitos, ingresando e infectando estas células y causando enfermedades del corazón como la lesión del miocardio. Varios estudios han dejado en claro que el nuevo coronavirus se puede combinar directamente con ACE2 en diferentes células del cuerpo, lo que daña directamente los órganos diana correspondientes.

(2) Desequilibrio inmune

Además del daño directo causado por el nuevo coronavirus, el daño orgánico múltiple en pacientes con neumonía por coronavirus también está asociado con la sobreestimulación inmune causada por la infección viral y la "tormenta de citoquinas". Después de la infección por el virus, el cuerpo humano inicia su propia respuesta inmune, activando las citocinas para reclutar células inmunes y liberando una gran cantidad de TNF-α, IL-1, IL-12, IFN-α, IFN-β, IFN-γ, MCL-1 y otras células en un corto período de tiempo. Este desequilibrio inmune puede conducir a una inflamación excesiva y daño tisular en diferentes órganos y sistemas del cuerpo.

(3) Hipoxia

En la mayoría de los nuevos pacientes con neumonía por coronavirus que desarrollan Síndrome de Dificultad Respiratoria Aguda (SDRA), la hipoxia severa puede causar hipoxemia, lo que lleva al cuerpo a un estado hipóxico. En este estado, los órganos como el corazón, el hígado, el riñón y el cerebro son particularmente susceptibles al daño funcional grave. Por ejemplo, la hipoxia puede inducir la hepatitis y la apoptosis de los cardiomiocitos debido a la sobrecarga de calcio intracelular.

(4) Daño por drogas

Algunos medicamentos antivirales y antibióticos utilizados en el tratamiento de la nueva neumonía por coronavirus pueden causar efectos secundarios como daño hepático y renal. La cloroquina es uno de los fármacos comúnmente utilizados en el tratamiento de la nueva neumonía por coronavirus en estudios clínicos. Se ha demostrado que las dosis altas de cloroquina pueden prolongar el intervalo QT y desencadenar arritmias cardíacas. Además, también se ha informado que el lopinavir, el ritonavir y otros medicamentos pueden causar daño hepático en pacientes con neumonía por coronavirus.

SECCIÓN II: DAÑO A ÓRGANOS Y SISTEMAS RELACIONADOS

Con el desarrollo continuo de la epidemia, la observación y la investigación clínica sobre las complicaciones y las secuelas de los nuevos pacientes con neumonía por coronavirus aumentaron gradualmente. Varios estudios han demostrado que la mayoría de los nuevos pacientes con neumonía por coronavirus tienen trastornos psicológicos, como estrés, ansiedad, miedo y otras emociones adversas, la necesidad de una intervención psicológica adecuada en dichos pacientes. Para los nuevos pacientes con neumonía por coronavirus grave, la inmunidad, la disfunción de la coagulación, el corazón, el hígado, el riñón y el daño del sistema nervioso y otras complicaciones, las secuelas son más comunes. Además, las secuelas de algunos pacientes con neumonía por coronavirus grave pueden durar un año o más antes de que puedan recuperarse por completo. Incluso algunas secuelas de pacientes graves requieren seguimiento y rehabilitación a largo plazo.

Trastornos inmunes y trastornos de la coagulación

(1) Síndrome inducido por la liberación de citocinas

La nueva neumonía por coronavirus puede causar daño inflamatorio grave en el cuerpo, ya que la reacción inflamatoria excesiva puede producir una "tormenta de citoquinas". Esto puede desencadenar un estrés excesivo en el sistema inmune del cuerpo, lo que puede causar ataques violentos en el sitio de la enfermedad y empeorar la condición del paciente, incluso hasta la muerte. Las células inmunes del cuerpo, incluyendo varias poblaciones de células, pueden producir citocinas que juegan un papel importante en la transmisión de información durante una infección viral. La infección por el virus puede desencadenar la producción de una gran cantidad de citocinas, como TNF-α, IL-1, IL-12, IFN-α, IFN-β, IFN-γ, MCP-1, entre otras. Se ha informado que IL-6 tiene una correlación positiva con el aumento de la mortalidad en pacientes con neumonía por coronavirus grave y nueva.

Los datos clínicos de pacientes con neumonía por coronavirus han demostrado que los pacientes que presentan indicadores inflamatorios elevados como IL-2, IL-7, IL-10, IP-10, MCP-1, proteína inflamatoria de macrófago 1α (MIP-1α) y TNF-α en la UCI pueden tener una enfermedad más grave que aquellos pacientes que no presentan estos niveles relacionados con la enfermedad. Otro estudio retrospectivo multicéntrico de pacientes con neumonía por coronavirus encontró que muchos factores que predicen la muerte del paciente incluyen niveles elevados de ferritina e IL-6, lo que sugiere que la muerte de nuevos pacientes con neumonía por coronavirus puede ser causada por una reacción inflamatoria excesiva. Además, los niveles de TNF-α, IL-

10 e IL-6 en pacientes con neumonía por coronavirus nueva que requieren UCI también aumentaron significativamente.

En conclusión, la infección por el virus puede causar un desequilibrio inmune en el cuerpo, lo que es una de las razones importantes que conducen a la exacerbación de los nuevos pacientes con neumonía por coronavirus. Sin embargo, el mecanismo exacto de cómo el nuevo coronavirus actúa sobre las moléculas y células relacionadas aún no está claro. En el futuro, la investigación debe enfocarse en mejorar la respuesta inflamatoria inmune en pacientes con neumonía por coronavirus, evitar la "tormenta de citoquinas", regular la inmunidad del cuerpo y proporcionar un tratamiento temprano y una intervención clínica adecuada.

(2) Disfunción de la coagulación

Los nuevos pacientes con neumonía por coronavirus pueden presentar, además de fiebre, fatiga, tos, disnea y otros síntomas, diversos grados de disfunción de la coagulación, con riesgo de trombosis y/o hemorragia. En el nuevo diagnóstico y tratamiento de la neumonía por coronavirus se ha encontrado que casi todos los pacientes graves y críticamente enfermos tienen disfunción de la coagulación. Los estudios han encontrado que en los pulmones de pacientes con nueva neumonía por coronavirus se puede observar trombosis intravascular transparente, acompañada de infarto hemorrágico en el tejido pulmonar. Este cambio patológico no se limita a los pulmones, ya que en pacientes con nueva neumonía por coronavirus, también se pueden observar trombos en el hígado, riñón y otros órganos. Este trombo transparente a menudo se produce en los vasos sanguíneos pequeños de la microcirculación, compuesto principalmente de celulosa, solo se puede observar mediante un microscopio. Es más común en la microangiopatía trombótica diseminada, que es una manifestación de falla de coagulación, pero también conduce a insuficiencia orgánica múltiple, lo que finalmente puede causar una nueva neumonía coronaria. Es una de las causas importantes de neumonía. Además, en un informe de autopsia en pacientes con neumonía por coronavirus, se encontró trombosis venosa en 7 de 12 pacientes (58%), trombosis venosa profunda en 4 pacientes y trombosis venosa profunda en 2/3 En el mismo plexo venoso masculino también se encontró.

la incidencia de trombosis en pacientes con neumonía por coronavirus no está clara, pero en la clínica, el aumento del nivel de dímero D puede indicar un mayor riesgo de trombosis en los pacientes. Expertos nacionales publicaron un artículo en el Journal of the American Medical Association (JAMA) en marzo de 2020 y señalaron que durante la progresión de la enfermedad en nuevos pacientes con neumonía por coronavirus, los niveles elevados de dímero D y los niveles elevados de pacientes graves fueron significativamente más altos que los de pacientes leves, lo que sugiere un alto riesgo de trombosis en pacientes con neumonía por coronavirus nueva, especialmente en pacientes sesgados. Además, se encontró que la proporción de acortamiento del tiempo de protrombina (PT) en pacientes con neumonía por coronavirus alcanzó el 30%, mientras que el tiempo de tromboplastina parcial activada (APTT) se redujo en el 16% de los pacientes, mientras que la proporción de pacientes con PT y APTT prolongada fue del 5% y el 6%, respectivamente, lo que puede estar relacionado con el trastorno de coagulación hipercoagulante en la mayoría de los pacientes con neumonía por coronavirus.

Los síntomas típicos de los nuevos pacientes con neumonía por coronavirus son inflamación excesiva. La inflamación excesiva puede promover la activación de las células endoteliales y la disfunción endotelial, lo que lleva a un aumento excesivo de las plaquetas, una hemaglutinación excesiva y una fibrinólisis insuficiente. La sobreactivación del complemento y el sistema renina-angiotensina-aldosterona (RAAS) también pueden ser una de las causas de la disfunción de la coagulación en pacientes con neumonía por coronavirus.

En resumen, en el nuevo tipo de neumonía por coronavirus en pacientes críticamente enfermos, se observa una alta proporción de disfunción de la coagulación, lo que hace que la prevención y el tratamiento sean difíciles. Es urgente prestar atención, realizar un monitoreo dinámico oportuno, prevenir tempranamente y tratar tempranamente para evitar el agravamiento de la enfermedad y las posibles secuelas relacionadas.

Lesión cardiovascular

Con el avance de la enfermedad, la investigación relacionada sigue profundizándose. Se ha descubierto que el nuevo coronavirus puede causar complicaciones cardiovasculares como síndrome coronario agudo, arritmias, miocarditis, insuficiencia cardíaca, enfermedad cardíaca pulmonar, síndrome de angustia (síndrome de Takotsubo) e incluso la muerte.

De los 41 pacientes diagnosticados con neumonía por coronavirus en Wuhan, 5 desarrollaron lesiones miocárdicas relacionadas con la infección, manifestándose principalmente como un aumento significativo en los niveles de troponina I cardíaca (> 28 pg/ml). En otro hospital, se observó a 187 pacientes diagnosticados con neumonía por coronavirus, y se encontró que el 27.8% de los pacientes presentaban diferentes grados de daño miocárdico, niveles elevados de troponina (TnT) y una mayor frecuencia de arritmias malignas, con niveles significativamente más altos de proteína plasmática en comparación con los niveles normales de calcio (59.6% frente a 8.9%). En otro estudio sobre las características clínicas y el pronóstico de nuevos pacientes con neumonía por coronavirus, se descubrió que el 16.7% de los 13 pacientes diagnosticados tenían arritmias y el 7.2% presentaban lesión cardíaca aguda. Además, se encontró que, en comparación con los pacientes con síntomas leves, los pacientes con enfermedad grave eran más propensos a tener problemas cardíacos.

Un estudio realizado en Alemania realizó un seguimiento de 100 nuevos pacientes con neumonía causada por el coronavirus y examinó marcadores de sangre cardíaca y resonancia magnética cardiovascular. Los resultados mostraron que el 78% de los pacientes tenían daño en el miocardio y el 60% aún tenían inflamación miocárdica. Un hospital en Wuhan llevó a cabo un estudio retrospectivo de 26 pacientes que se recuperaron de la nueva neumonía por coronavirus y que inicialmente desarrollaron síntomas cardíacos, de los cuales 15 pacientes (58%) tuvieron hallazgos de resonancia magnética cardíaca anormales y 14 pacientes (54%) presentaron edema miocárdico.

Actualmente, la observación de las secuelas cardiovasculares en pacientes con neumonía por coronavirus ha aumentado. Como el virus tiene una estructura similar al SARS-CoV, puede provocar una lesión crónica persistente en el sistema cardiovascular hasta cierto punto. Es importante realizar una evaluación específica del daño a través de la rehabilitación del coronavirus y monitorear la neumonía.

Disfunción pulmonar

Algunos estudiosos en el nuevo tipo de pacientes con neumonía por coronavirus dados de alta en el estudio de las características de la función pulmonar, encontraron que algunos pacientes tienen diversos grados de disfunción pulmonar, principalmente la disfunción pulmonar difusa, seguida de la disfunción ventilatoria restrictiva, y el daño y la hospitalización durante la gravedad de la enfermedad. Una de las causas importantes de esta situación es la fibrosis pulmonar. La fibrosis pulmonar se refiere a una variedad de causas de lesión alveolar, reparación excesiva del epitelio alveolar, proliferación de fibroblastos, una gran cantidad de deposición de matriz extracelular y destrucción del tejido pulmonar, caracterizada por cambios pulmonares intersticiales. Las manifestaciones clínicas incluyen disnea, tos seca y diversos grados de sombra de la red pulmonar en imágenes de TC de tórax.

La fibrosis pulmonar inducida por neumonía grave se llama fibrosis postinflamatoria (PPF) en la clínica. Un estudio de 60 nuevos pacientes con neumonía por coronavirus ingresados en el hospital y antes del alta del análisis de imágenes de TC encontró que los pacientes con neumonía por coronavirus común con incidencia de PPF tan alta como 70%, pacientes con neumonía por coronavirus grave cuando se dio de alta PPF es 100%. Además, el ochenta por ciento de los pacientes todavía tienen dificultad para respirar después de ser dados de alta del hospital. Los hallazgos de imagen de fase aguda son principalmente imágenes de vidrio esmerilado de múltiples hojas y consolidación de parches, algunas de las lesiones son similares a los cambios en la neumonía mecánica; los pacientes severos pueden ver una sombra de vidrio esmerilado difuso. Durante el período de curación, se observaron bronquiectasias y bronquiectasias por tracción, es decir, cambios en la fibrosis pulmonar. Algunos pacientes mostraron cambios similares a la neumonía intersticial común. También hay algunos pacientes que se pueden ver a lo largo de la distribución del haz vascular bronquial de la consolidación de la placa, la pleura no se acumula, es decir, cambios inespecíficos similares a la neumonía intersticial. La patología pulmonar del cadáver y la patología de la autopsia provocaron una lesión alveolar difusa, esta característica patológica también se encuentra en pacientes con SARS y MERS, y inicialmente parece que los nuevos pacientes con neumonía por coronavirus con fibrosis pulmonar y consolidación no tienen lesiones graves causadas por SARS. La reacción exudativa es más obvia. Si la lesión involucra más segmentos de la hoja, tendrá un mayor impacto en la función pulmonar, lo que plantea desafíos para la autocuración de los pulmones de los pacientes y la rehabilitación posterior. En resumen, la PPF en pacientes con neumonía por coronavirus puede curarse a sí misma o continuar progresando, lo que lleva a una disminución continua de la función pulmonar. Estos problemas aún deben ser seguidos después del alta para aclarar.

Los efectos del sistema nervioso

El nuevo coronavirus puede causar daño sostenido o incluso permanente al sistema nervioso, similar a la enfermedad de Alzheimer. En el Reino Unido, aproximadamente una séptima parte de los nuevos pacientes con neumonía por coronavirus tratados en la unidad de cuidados intensivos (UCI) pueden experimentar daño cerebral a largo plazo o permanente, y el 70% de estos pacientes pueden presentar síntomas de inconsciencia, mientras que el 20% puede presentar trastornos cognitivos crónicos. Un estudio neurológico realizado en 214 nuevos pacientes con neumonía por coronavirus reveló que 78 de ellos (36.4%) presentaban manifestaciones neurológicas, clasificadas en tres categorías: en primer lugar, síntomas del sistema nervioso central, como dolor de cabeza, mareos, alteración de la conciencia, enfermedad cerebrovascular aguda, epilepsia, entre otros. En segundo lugar, síntomas del sistema nervioso periférico, como pérdida del gusto, pérdida del sentido del olfato, pérdida del apetito, neuralgia, etc. En tercer lugar, lesiones del músculo esquelético. Los pacientes graves son más propensos a presentar complicaciones neurológicas, ya que alrededor del 15% de los pacientes con neumonía por coronavirus grave experimentan cambios en su nivel de conciencia, mientras que sólo el 2.4% de los pacientes con cambios leves en el nivel de conciencia lo experimentan. Esto puede deberse a una invasión viral del sistema nervioso central (ya que se ha encontrado el nuevo coronavirus en el cerebro y en el líquido cefalorraquídeo) o a una enfermedad sistémica.

Además, los síntomas neurológicos específicos comunes en pacientes con neumonía por coronavirus incluyen trastornos olfativos (35.7%~85.6%) y trastornos del gusto (33.3%~88.8%), especialmente en casos leves. La disfunción olfativa es uno de los síntomas importantes de la nueva infección por coronavirus, y se debe considerar el "autoaislamiento y la detección" de dichos pacientes. La Academia Estadounidense de Otorrinolaringología y Cirugía de Cabeza y Cuello también recomienda incluir trastornos olfatorios y trastornos del gusto en la lista de detección del nuevo coronavirus. Todo lo anterior sugiere que la infección por coronavirus puede dañar directamente la mucosa olfatoria y las células receptoras olfatorias, lo que lleva a cambios degenerativos en las vías olfatorias.

Disfunción hepática y renal

(1) Nueva neumonía por coronavirus y lesión hepática

En el brote anterior de SARS, hasta el 60% de los pacientes con SARS presentaban insuficiencia hepática y la disfunción hepática también se ha observado en pacientes infectados con MERS-CoV. Actualmente, cada vez hay más informes que muestran que los nuevos pacientes con neumonía por coronavirus presentan enzimas hepáticas anormales, lo que indica diversos grados de lesión hepática. Se ha encontrado que el aumento de las enzimas hepáticas se produce principalmente en hombres y en pacientes con enfermedades más graves. La disminución de la albúmina es un signo de infección grave y mal pronóstico.

Los expertos nacionales, a través de investigaciones recientes sobre la nueva neumonía por coronavirus, han señalado que las principales manifestaciones de la lesión hepática son niveles anormales de ALT/AST, niveles ligeramente elevados de bilirrubina y una mayor proporción de lesiones hepáticas en pacientes con neumonía por coronavirus grave en comparación con pacientes con casos leves. En los nuevos fallecimientos por neumonía por coronavirus, la incidencia de lesión hepática puede ser tan alta como 58.06% y 78%. Además, la incidencia de transaminasas y bilirrubina en pacientes con neumonía por coronavirus nueva y grave es más del doble que en otros pacientes. Por lo tanto, algunos estudiosos creen que el nuevo coronavirus puede unirse directamente al ACE2 del hígado, lo que provoca daño hepático directamente. Sin embargo, es innegable que algunos de los medicamentos utilizados para tratar la nueva neumonía por coronavirus, como el lopinavir y el ritonavir, también pueden causar daño hepático inducido por fármacos. En resumen, el nuevo mecanismo de lesión hepática en pacientes con neumonía por coronavirus es digno de una mayor discusión.

Hasta la fecha, se han reportado pocos casos de insuficiencia hepática aguda en pacientes con neumonía por coronavirus nueva, pero la disfunción hepática es común en pacientes graves. En pacientes leves, la lesión hepática suele ser temporal y mejora a medida que el paciente se recupera. Sin embargo, en casos graves, se requieren medicamentos para proteger la función hepática. Es importante considerar la función hepática como un indicador clave de seguimiento en el futuro y tratar cualquier anormalidad a tiempo para evitar una lesión hepática más grave.

(2) Nueva neumonía por coronavirus y lesión renal

La lesión renal aguda (AKI, por sus siglas en inglés) es una de las principales complicaciones de la nueva neumonía por coronavirus y es más común en pacientes con neumonía por coronavirus grave, especialmente en aquellos con infección severa. Los estudios han encontrado una correlación entre la mortalidad por neumonía por coronavirus y la incidencia de AKI en nuevos pacientes. El nuevo coronavirus puede invadir los riñones y hasta el 25% de los pacientes graves infectados con coronavirus, especialmente aquellos con complicaciones potenciales, experimentan AKI. La AKI asociada con la nueva neumonía por coronavirus puede deberse a una disminución en la capacidad renal, insuficiencia orgánica múltiple, lesión tubular renal causada por infección viral, lesión vascular, glomerulonefritis o rabdomiólisis. Los informes de autopsias de nuevos pacientes con neumonía por coronavirus mostraron anormalidades en las células renales después de la infección por coronavirus y encontraron una lesión tubular aguda proximal significativa en los pacientes, así como cambios glomerulares y vasculares resultantes de la lesión endotelial. Además, el nuevo coronavirus se une al receptor ACE2 y se expresa en grandes cantidades en los podocitos renales y las células epiteliales tubulares proximales. En la actualidad, ACE2 se considera un sitio de unión importante que juega un papel en el mecanismo de lesión renal.

El estudio ha revelado que entre el 7% y el 63% de los pacientes con neumonía por coronavirus presentan proteinuria, mientras que en otro estudio el 26.7% de los pacientes desarrollaron hematuria. La Sociedad Estadounidense de Nefrología ha destacado que la incidencia de proteinuria (81.2% y 85.7%, respectivamente) y hematuria (39.1% y 69.6%, respectivamente) es alta en pacientes con neumonía por coronavirus grave y crítica. En un grupo de 333 nuevos pacientes con neumonía por coronavirus, se encontró que la incidencia de proteinuria (88.6% vs. 63.1%) y hematuria (60% vs. 41.7%) fue mayor en pacientes con AKI que en pacientes sin AKI. Un estudio retrospectivo ha demostrado que los pacientes con neumonía por coronavirus y AKI tienen un peor pronóstico que aquellos que no presentan AKI.

Es importante tener en cuenta que, en pacientes con neumonía por coronavirus grave, además del virus, puede existir el riesgo potencial de daño renal causado por la nefrotoxicidad de ciertos fármacos. Por lo tanto, el monitoreo continuo de biomarcadores relacionados puede ser una forma efectiva de evaluar la posibilidad de que se produzca AKI hasta 7 días antes de la hospitalización en pacientes graves. Si los resultados del monitoreo de biomarcadores indican un mayor riesgo de AKI en los pacientes, se debe realizar una intervención temprana. En general, se puede reducir el uso de fármacos nefrotóxicos (como aminoglucósidos, inhibidores de la ECA y fármacos antiinflamatorios no esteroideos) a través del seguimiento de indicadores como la creatinina y la producción de orina, la optimización del volumen sanguíneo y el estado hemodinámico, y la evitación de nuevos medicamentos nefrotóxicos.

Daño al sistema reproductivo

El nuevo coronavirus, que utiliza el receptor ACE2 para infectar células in vivo, puede afectar a una variedad de células que expresan ACE2. Los testículos son una de las partes del cuerpo que expresan una gran cantidad de ACE2, principalmente en espermatogonias, células de soporte y células intersticiales, que están estrechamente relacionadas con la función reproductiva masculina. Estudios previos sobre la infección por el virus del SARS han demostrado que puede causar orquitis, destrucción de túbulos seminíferos y daño a la fertilidad masculina.

Un resumen de hallazgos patológicos de autopsias sistemáticas y mínimamente invasivas mostró que los testículos de pacientes con coronavirus mostraron diversos grados de reducción y lesión de las células espermatogénicas. Un estudio clínico de 13 pacientes con neumonía por coronavirus en Wuhan no encontró evidencia de infección por coronavirus en los testículos de los pacientes asintomáticos o leves.

Aunque no existe un estudio clínico definitivo que confirme que la infección por coronavirus puede dañar los testículos y afectar la fertilidad masculina, el nuevo coronavirus es muy similar al virus del SARS y utiliza el mismo receptor (es decir, ACE2) para infectar células. Por lo tanto, teóricamente, el nuevo coronavirus puede afectar el sistema reproductivo masculino. Se debe prestar atención a los problemas de salud reproductiva de los hombres infectados con el nuevo coronavirus en edad fértil y se deben realizar exámenes de fertilidad después de la rehabilitación.

Trastornos mentales

El nuevo brote de neumonía causada por el coronavirus es un brote repentino y potencialmente mortal, lo que lo convierte en un evento traumático y estresante. Este tipo de incidentes a menudo afectan las necesidades básicas de seguridad, confianza, control, autoestima e intimidad, lo que puede llevar a cambios en la cognición, el estado de ánimo y el comportamiento. En casos graves, esto puede resultar en trastornos de ansiedad, depresión, etc., y síntomas de estrés postraumático. El equipo liderado por Lu Lin, académico de la Academia de Ciencias de China y decano del Sexto Hospital de la Universidad de Pekín, realizó una encuesta en línea a 50,000 personas y descubrió que el impacto negativo de la nueva epidemia de neumonía por coronavirus en la salud mental nacional es preocupante. La incidencia de depresión, ansiedad, insomnio y respuesta aguda al estrés en la población general de China es del 30%, mientras que en los nuevos pacientes con neumonía por coronavirus, la incidencia de estos síntomas psiquiátricos es tan alta como del 70%. Además, la incidencia de síntomas de ansiedad leve, síntomas depresivos, síntomas de insomnio y diversos problemas psicosociales en los trabajadores médicos fue tan alta como del 50%. El riesgo de ansiedad, depresión y diversos problemas psicosociales en los trabajadores médicos de primera línea aumentó significativamente.

En mayo de 2020, The Lancet Psychiatry publicó la primera revisión sistemática y el metanálisis de las consecuencias de la enfermedad mental causada por la infección por coronavirus. Esta revisión incluyó a 3,550 pacientes hospitalizados con neumonía por coronavirus, SARS y MERS, con edades comprendidas entre los 12 y los 68 años, y con un seguimiento de 60 días a 12 años. Los resultados de las revisiones sistemáticas mostraron que durante la enfermedad aguda, el 28% de los pacientes con SARS y MERS presentaron trastornos mentales, como depresión (33%), ansiedad (36%), pérdida de memoria (34%) e insomnio (42%). El estudio de personas que se recuperaron después de la enfermedad encontró que el 11% de los pacientes tenían depresión, 12% de insomnio, 12% de ansiedad, 13% de irritabilidad, 19% de deterioro de la memoria, 19% de fatiga, 30% de memoria traumática y 100% de trastornos del sueño.

El metanálisis mostró que en la etapa posterior al inicio, la prevalencia del trastorno de estrés postraumático fue del 32.2%, la incidencia de depresión fue del 14.9% y la prevalencia del trastorno de ansiedad fue del 14.8%. A largo plazo, los médicos deben prestar atención a la posibilidad de desarrollar problemas mentales comunes como la depresión, la ansiedad, la fatiga y el trastorno de estrés postraumático después de la nueva epidemia de neumonía por coronavirus.

En enero de 2020, el Consejo Nacional de Salud publicó una "Guía para la intervención de crisis psicológicas de emergencia en el contexto de la nueva neumonía por coronavirus". Con referencia a la experiencia de 2003 en la lucha contra el brote de SARS, las directrices recomiendan proporcionar servicios de salud mental a pacientes infectados con coronavirus, personal médico para pacientes tratados, contactos cercanos, casos sospechosos de autoaislamiento en el hogar y familiares y amigos de pacientes.

Es importante reconocer que el nuevo coronavirus no solo ataca nuestro cuerpo, sino que también puede causar dolor psicológico. En la era posterior a la epidemia, debemos prestar una gran atención a los problemas de salud mental, brindar servicios personalizados de salud mental a personas infectadas y pacientes, contactos cercanos, familiares en duelo y trabajadores de la salud, y proporcionar un seguimiento a largo plazo para reducir efectivamente el impacto negativo de la nueva epidemia de neumonía coronaria en la salud mental y emocional.

Población especial

(1) Mujeres embarazadas

Las características clínicas de las mujeres embarazadas con neumonía por coronavirus son similares a las de los pacientes adultos no embarazados con neumonía por coronavirus, y se manifiestan principalmente como disminución del recuento absoluto de linfocitos, aumento de la proteína C-reactiva, tasa de sedimentación eritrocítica y dímero D, y leucocitosis normal. Los síntomas comunes incluyen fiebre, tos, mialgia, dolor de garganta, incomodidad, diarrea y dificultad para respirar, entre otros síntomas menos frecuentes. Un análisis de 108 mujeres embarazadas con neumonía por coronavirus encontró que a menudo tenían fiebre (68%), tos seca persistente (34%), incomodidad (13%) y disnea (12%), mientras que solo 7 (6%) presentaron diarrea. De los 68 casos registrados, se informaron 40 casos de linfopenia. Además, se encontró que 45 de 64 pacientes tenían una PCR elevada (70%). Los estudios han demostrado que aproximadamente el 3% de las mujeres embarazadas con neumonía por coronavirus requieren un diagnóstico y tratamiento graves, y la tasa de nacimiento prematuro es del 20%, mientras que la tasa de mortalidad neonatal es del 0.3%.

Durante el embarazo, el volumen pulmonar total disminuye, lo que puede dificultar la eliminación efectiva de secreciones pulmonares. La neumonía por coronavirus puede llevar a una rápida consolidación del parénquima pulmonar difuso bilateral, lo que aumenta el riesgo de insuficiencia respiratoria durante el embarazo, especialmente en mujeres que ya tienen cambios pulmonares anteriores. Según el sitio web oficial del Ministerio de Salud y Educación Médica de Irán, dos mujeres embarazadas con neumonía por coronavirus murieron después del parto debido a síndrome de dificultad respiratoria aguda. Varios estudios han demostrado que la neumonía por coronavirus en mujeres embarazadas puede conducir a complicaciones obstétricas como preeclampsia, ruptura prematura de membranas, contracciones irregulares y muerte fetal intrauterina. Además, las mujeres embarazadas con neumonía por coronavirus enfrentan un mayor riesgo de enfermedad grave e incluso muerte debido a la respuesta inmune única durante el embarazo y al riesgo potencial de "tormenta de citocinas" después de una nueva infección por coronavirus. Los efectos adversos neonatales incluyen sufrimiento fetal, nacimiento prematuro, dificultad respiratoria, trombocitopenia y disfunción hepática, aunque no está claro si estos efectos están directamente relacionados con la infección materna por coronavirus. Es importante investigar más sobre estas complicaciones y coronas para poder brindar la mejor atención a las mujeres embarazadas con neumonía por coronavirus.

(2) Niños

La mayoría de los niños con neumonía por coronavirus tienen una asociación epidemiológica con pacientes adultos. En comparación con los pacientes adultos, las manifestaciones clínicas en los niños no son típicas y son relativamente leves. La mayoría de los niños infectados presentan manifestaciones clínicas leves, y el pronóstico es bueno, recuperándose en su mayoría en un plazo de 1 a 2 semanas después del inicio. Los niños infectados con coronavirus pueden ser asintomáticos o presentar fiebre, tos seca y fatiga, acompañados de algunos síntomas de infección del tracto respiratorio superior, como congestión nasal, secreción nasal, así como síntomas gastrointestinales como malestar abdominal, náuseas, vómitos, dolor abdominal y diarrea, entre otros.

Investigaciones recientes han demostrado que los niños y adolescentes aún pueden experimentar una rara enfermedad inflamatoria emergente, un nuevo tipo de síndrome inflamatorio multisistémico (PIMS), que podría estar relacionado con una nueva cepa del virus de la neumonía. Se informa que este síndrome comparte características comunes con la enfermedad de Kawasaki, el síndrome de shock tóxico, la meningitis bacteriana y el síndrome de activación de macrófagos. Los síntomas incluyen dolor abdominal, otros síntomas gastrointestinales, erupciones cutáneas e inflamación del miocardio. Entre ellos, los síntomas gastrointestinales son más prominentes, y un estudio de cohortes mostró que el 84% de los niños presentaba estos síntomas y el 70.5% presentaba erupciones cutáneas. Además, las anomalías cardíacas también son comunes, y se ha informado que alrededor de 1/3 de los niños tienen disfunción ventricular grave después de la admisión. Algunos casos han resultado en la muerte de los pacientes.

Según los datos de la prueba de salud pública francesa, se confirmaron 95 de los 156 casos notificados de PIMS que tenían una nueva neumonía por coronavirus, lo que sugiere un riesgo estimado de 2/10000. La curva epidémica de los casos de PIMS siguió la curva epidémica de la nueva neumonía por coronavirus, lo que respalda la relación causal entre la nueva infección por coronavirus y el PIMS. En otro estudio realizado por un instituto de investigación francés, se analizó la correlación entre las características clínicas y la infección por nuevo coronavirus en 21 pacientes con síndrome inflamatorio multisistémico similar a Kawasaki durante la pandemia de neumonía por coronavirus en París. Los resultados mostraron que alrededor del 90% de los pacientes tenían una prueba positiva para nuevas moléculas de coronavirus o seropositivos. El tiempo medio desde los primeros síntomas virales hasta el inicio de la enfermedad similar a Kawasaki fue de 45 días. El 57% de los pacientes mostraron síndrome de shock de la enfermedad de Kawasaki, el 76% mostró miocarditis. Todos los pacientes tenían síntomas gastrointestinales tempranos y marcadores inflamatorios elevados.

Un estudio retrospectivo en la provincia de Bergamo, Italia, mostró un aumento en el número de casos de enfermedad similar a Kawasaki dentro de un mes después del brote de la nueva neumonía por coronavirus, con un aumento de 30 veces en la incidencia en comparación con los últimos cinco años. Además, las características clínicas y bioquímicas de los pacientes en este estudio son diferentes a las de los estudios previos de pacientes con enfermedad de Kawasaki. Los pacientes mayores tienen afectación respiratoria y gastrointestinal, así como signos de irritación meníngea y afectación cardiovascular, lo que sugiere una posible superposición con los nuevos síntomas de la neumonía coronaria.

Según la evidencia actual, parece existir una asociación entre el síndrome y la nueva neumonía por coronavirus, pero aún no está claro si se trata de una enfermedad de Kawasaki causada directamente por la nueva infección por coronavirus o si existe otra superposición de enfermedades. Por lo tanto, se necesitan más estudios para entender mejor esta relación.

SECCIÓN III: SÍNTOMAS A LARGO PLAZO

El "COVID a largo plazo" se define en la última guía publicada por el Instituto Nacional de Salud y Enfermería e incluye lo siguiente:

(1) Neumonía aguda por coronavirus: hasta 4 semanas de nuevos síntomas y signos de neumonía por coronavirus.

(2) Síntomas persistentes de la neumonía por coronavirus: signos y síntomas de una nueva neumonía por coronavirus de 4 a 12 semanas.

(3) Nuevo síndrome posneumonía por coronavirus: los signos y síntomas consistentes con la nueva neumonía por coronavirus que ocurren durante o después de la infección duran más de 12 semanas y no pueden explicarse por otros diagnósticos.

Los síntomas comunes a largo plazo incluyen fatiga, disnea, trastornos de salud mental (por ejemplo, ansiedad, depresión), trastornos neurológicos, trastornos del sueño, tos persistente, dolor, fiebre, dolor en el pecho/compresión del pecho, palpitaciones, dolor en las articulaciones, dolor de cabeza, cambios en la vista, pérdida de audición, dolor en los oídos, tinnitus oídos, dolor de garganta.

1.Fatiga, dolor

Al igual que los pacientes con SARS, los nuevos pacientes con neumonía por coronavirus también desarrollan síntomas de fatiga severos y persistentes. Un estudio irlandés mostró que más de la mitad de los nuevos pacientes con neumonía por coronavirus que se recuperaron en fase aguda desarrollaron síntomas de fatiga persistente (67/128, 52.3%) después de 10 semanas del inicio inicial. El estudio concluyó que la gravedad de la enfermedad no estaba relacionada con la fatiga. Un seguimiento de 143 nuevos pacientes con neumonía por coronavirus en un hospital italiano mostró síntomas persistentes en el 87% de los pacientes, siendo los síntomas más comunes la fatiga (53.1%), disnea (43.4%), dolor en las articulaciones (27.3%) y dolor torácico (21.7%).

2.Disnea, tos

La neumonía causada por el coronavirus a largo plazo puede causar un daño significativo en los pulmones, ya que inicialmente infecta el tracto respiratorio. Un estudio en el Reino Unido mostró que de 100 pacientes hospitalizados (32 en la UCI y 68 en salas comunes), en las semanas siguientes al alta hospitalaria, presentaron síntomas persistentes como fatiga (72% en el grupo de la UCI y 60,3% en el grupo de salas comunes), disnea (65,6% en el grupo de la UCI y 42,6% en el grupo de salas comunes) y estrés psicológico (46,9% en el grupo de la UCI y 23,5% en el grupo de salas comunes). Un estudio retrospectivo en China siguió a 103 pacientes nuevos con neumonía por coronavirus y demostró que el 54,4% de los pacientes presentaban una función pulmonar deteriorada un mes después de recibir el alta. Otro estudio de seguimiento de pacientes hospitalizados encontró que más del 70% de los pacientes aún tenían dificultades para respirar un mes después de recibir el alta, mientras que el 13,5% aún requería oxígeno en casa.

3.Trastornos de salud mental

Un seguimiento de 402 nuevos pacientes con neumonía por coronavirus en un hospital de Milán un mes después del alta encontró que la mayoría de los pacientes tenían trastornos de salud mental, de los cuales el 42% tenía síntomas de ansiedad, el 40% tenía insomnio, el 31% tenía síntomas de depresión, el 28% de los pacientes tenía trastornos de estrés y el 20% experimentó síntomas de trastornos obsesivo-compulsivos. Otro estudio prospectivo de seguimiento a mediano plazo de pacientes con neumonía por coronavirus encontró que algunos pacientes tenían síntomas depresivos persistentes tres meses después de la infección. Un estudio en Shenzhen, China, encontró que la prevalencia general de trastornos de salud mental en 126 nuevos pacientes con neumonía por coronavirus durante el período de recuperación fue del 54.8%. Los síntomas principales fueron depresión (38.1%), sobretensión (31%) y ansiedad (22.2%).

A través del seguimiento y el estudio retrospectivo llevado a cabo por académicos de varios países, se ha descubierto que la mayoría de los nuevos pacientes con neumonía por coronavirus experimentan síntomas persistentes, y algunos pacientes pueden presentar de 2 a 3 síntomas sostenidos. Actualmente, no está claro cuánto tiempo duran estos síntomas. Por lo tanto, se debe iniciar el tratamiento lo antes posible para reducir este fenómeno.

SECCIÓN IV: COMPRENSIÓN Y EFECTO DE LA MEDICINA TRADICIONAL CHINA SOBRE LAS COMPLICACIONES, LAS SECUELAS Y LOS SÍNTOMAS A LARGO PLAZO DE LA NUEVA NEUMONÍA POR CORONAVIRUS

No existe una prevención directa para la enfermedad, pero tanto la prevención como la rehabilitación son partes importantes de la teoría del "tratamiento de la enfermedad" en la medicina tradicional china. Esto tiene una gran importancia como guía para prevenir y rehabilitar complicaciones, secuelas y síntomas a largo plazo en pacientes con neumonía por coronavirus. La medicina china se enfoca en la diferenciación del síndrome, el uso de la medicina tradicional china, la acupuntura, el masaje, los métodos de salud, la dieta y otros medios para una rehabilitación integral. Esto ayuda a los pacientes a equilibrar su cuerpo, reducir las complicaciones, las secuelas y mejorar el pronóstico a largo plazo, mejorando así su calidad de vida y su salud en general.

Las llamadas secuelas se refieren a la aparición de enfermedades después de la curación o cuando la enfermedad está casi curada. La medicina china cree que la nueva neumonía por coronavirus es una "enfermedad tóxica" que afecta principalmente los pulmones y el bazo, dos órganos que son particularmente vulnerables debido a la viscosidad del mal húmedo. Por lo tanto, la enfermedad a menudo se manifiesta como una enfermedad persistente y de curso prolongado, lo que aumenta la probabilidad de secuelas. La rápida propagación del virus y su naturaleza cambiante pueden dañar el corazón, el hígado, los riñones y otros órganos, lo que puede provocar complicaciones y secuelas. En este sentido, la humedad y la toxicidad son factores patológicos clave que contribuyen a las nuevas complicaciones de la neumonía por coronavirus, las secuelas y los síntomas a largo plazo.

El papel de la medicina china en las nuevas complicaciones, secuelas y síntomas a largo plazo de la neumonía por coronavirus se refleja principalmente en la prevención. La medicina china puede reducir las complicaciones, secuelas y síntomas a largo plazo de los nuevos pacientes con neumonía por coronavirus. En el caso de los pacientes convalecientes de neumonía por coronavirus, aunque la prueba de ácido nucleico viral sea negativa, todavía pueden presentarse síntomas como fatiga, tos y problemas mentales. A veces también se observa inflamación residual en los pulmones que no se ha resuelto por completo y que puede causar obstrucciones. En estos casos, el uso de la medicina tradicional china puede ayudar a ajustar el equilibrio del cuerpo, promover la absorción de la inflamación pulmonar, reducir las adherencias, acelerar la reparación patológica de los órganos lesionados, mejorar la función inmune del cuerpo, reducir las complicaciones, secuelas y síntomas a largo plazo, para que los nuevos pacientes con coronavirus puedan recuperarse lo antes posible.

Después del tratamiento, la medicina china tiene la ventaja de la terapia de múltiples objetivos para el manejo de la disfunción pulmonar, la fibrosis pulmonar y otras enfermedades. Esta terapia se dirige a la "tormenta de citocinas" combinada con varias secuelas pulmonares, como la "flema, estasis, calor, veneno, virtual", entre otras. Los tratamientos de Yiqi Huoxue, Yangyin Qingre, Zaoshi Huatan, Yin, entre otros, se utilizan para lograr una recuperación efectiva. Estudios previos han demostrado que las prescripciones con efecto de Yiqi Huoxue, como la decocción de Buzhong Yiqi y el polvo de Yiqi Huoxue, tienen un buen efecto curativo en la fibrosis pulmonar. También pueden mejorar los síntomas clínicos, la calidad de vida y la función pulmonar, así como promover la recuperación de oxígeno y la imagen pulmonar.

Las ventajas de la medicina china para tratar los nuevos trastornos mentales de los pacientes con neumonía por coronavirus son más evidentes. Los estudios clínicos han confirmado que la cápsula de Lianhua Qingwen, los gránulos de Jinhua Qingxin, la cápsula de Huoxiangzhengqi y otras medicinas tradicionales chinas pueden aliviar los trastornos mentales como el miedo y la ansiedad en los nuevos casos sospechosos y recién diagnosticados de neumonía por coronavirus. Para el tratamiento de los trastornos mentales, la medicina china presta atención a la gobernanza humana y la diferenciación del síndrome. Se combinan con la comunicación del lenguaje, el asesoramiento psicológico, la acupuntura y otros métodos de tratamiento para mejorar efectivamente la salud mental y física de los pacientes con neumonía por coronavirus y trastornos psicológicos.

En general, la medicina china presenta ventajas únicas y efectivas en la prevención y el tratamiento de complicaciones, secuelas y síntomas a largo plazo relacionados con la nueva neumonía por coronavirus. Para posibles complicaciones, secuelas y síntomas a largo plazo, en primer lugar, debemos aprovechar la patogénesis fundamental de la nueva neumonía por coronavirus, basada en la teoría de "tratar la enfermedad sin enfermedad" de la medicina tradicional china. De esta manera, podemos tomar las medidas correspondientes en el tratamiento temprano, durante la etapa de desarrollo de la enfermedad y también en la etapa de secuelas, a fin de reducir las complicaciones a largo plazo.

En segundo lugar, es necesario ajustar adecuadamente el entorno circundante y la dieta, así como regular de manera razonable las emociones de los nuevos pacientes con neumonía por coronavirus, combinando estos factores con la medicina de sopa, moxibustión, Ba Duan Jin, Taijiquan y otros tratamientos integrales. Con este enfoque, podemos tratar activamente los nuevos síntomas de neumonía por coronavirus, complicaciones a largo plazo y pacientes con complicaciones.

Para fortalecer la rehabilitación sistemática de los pacientes con neumonía por coronavirus en Wuhan y aprovechar al máximo las ventajas de la medicina tradicional china y occidental integrada, el Hospital de Medicina Integrativa de la provincia de Hubei y el Hospital de Medicina Tradicional China de Wuhan establecieron una nueva clínica de rehabilitación para pacientes con neumonía por coronavirus y crearon una red de colaboración a nivel nacional. La respuesta positiva de docenas de instituciones médicas de todo el país demuestra la importancia de estas clínicas de rehabilitación. Las clínicas de rehabilitación abordan una amplia gama de sistemas de red, como la función pulmonar, la psicología, la orientación nutricional y la terapia física.

CAPÍTULO VI: MEDICINA INTEGRATIVA

~

El brote de la nueva neumonía por coronavirus ha durado más de un año. En nuestro país, ha habido muchos brotes y pequeños brotes locales. Bajo el liderazgo correcto del Comité Central del Partido y del Consejo de Estado, los gobiernos locales y las autoridades sanitarias han aprendido de su experiencia y han organizado la prevención y el control de manera científica, logrando controlar los brotes en un corto período de tiempo. Además de prestar atención a la situación epidémica, también se deben tomar en serio las secuelas después de la infección y los síntomas a largo plazo de COVID. En la actualidad, las nuevas secuelas de la neumonía por coronavirus informadas tanto en el país como en el extranjero son omnipresentes y algunas de ellas son más graves. Aunque las secuelas de los nuevos pacientes con neumonía por coronavirus en China no son tan graves como las informadas en Europa y los Estados Unidos, también deben ser tomadas en cuenta. Desde marzo de 2020, el académico Zhang Boli ha liderado un equipo en Wuhan para continuar prestando atención y participando en el nuevo diagnóstico y tratamiento de la neumonía por coronavirus. De acuerdo con esto, este año en el Hospital de la Universidad Médica de Wuhan Union, el Hospital de Medicina Tradicional China de Wuhan y la observación del tratamiento de rehabilitación de la Universidad de Medicina Tradicional China de Tianjin, además de la visita a Shijiazhuang, se ha tratado activamente y dado de alta a los nuevos pacientes con neumonía por coronavirus después de alcanzar el estándar de alta. Sin embargo, algunos pacientes aún tienen secuelas después del alta, lo que afecta su calidad de vida. Por lo tanto, debemos realizar una recuperación integral y estandarizada lo antes posible para lograr el objetivo de prevenir la recaída y ayudar a los pacientes a regresar a sus puestos de trabajo lo antes posible y reintegrarse a la sociedad.

Con el objetivo de fortalecer aún más el tratamiento de rehabilitación de pacientes con disfunción mayor que han sido dados de alta, se redactó conjuntamente la primera versión de la "Guía para la rehabilitación de la neumonía por coronavirus", bajo la guía del Grupo Directivo Central y con el apoyo de la Asociación China de Medicina Tradicional China y la Asociación China de Medicina de Rehabilitación. Los expertos relevantes como el académico Zhang Boli y el académico Wang Chen, algunos expertos en medicina tradicional china en la primera línea de Wuhan y expertos relevantes del Union College de Huazhong University of Science and Technology y el Hospital de Medicina Tradicional China de Wuhan participaron en la redacción conjunta de la guía.

La guía se basa en las "Directrices para la rehabilitación de la medicina tradicional china en la recuperación de la neumonía por coronavirus" formuladas por la Administración Estatal de Medicina Tradicional China, el "Nuevo programa de rehabilitación de la medicina tradicional china y occidental para la neumonía por coronavirus en la provincia de Hubei", la "Nueva guía de rehabilitación respiratoria por neumonía por coronavirus (primera edición) de 2019" y la "Nueva neumonía por coronavirus durante el diagnóstico y tratamiento de la rehabilitación integral (segunda edición)" publicada por la Asociación

China de Medicina de Rehabilitación. La guía se formuló combinando las manifestaciones clínicas y las características de los síndromes de pacientes convalecientes con neumonía por coronavirus en Wuhan, basándose en los principios de la medicina tradicional china y occidental integrada, y buscando el apoyo de la observación médica, la facilidad de implementación y la adhesión.

Después de muchas revisiones, se solicitó la opinión de expertos en respiración de la medicina china y occidental, medicina china y occidental de emergencia, rehabilitación, psicosomática y otros campos relacionados. Debido a que la comprensión actual de la nueva ley de rehabilitación de la neumonía por coronavirus aún no se ha mejorado y a las limitaciones de tiempo para la preparación de las directrices, hay algunas deficiencias en ellas, pero se espera que la práctica de la rehabilitación continúe mejorando. La "Guía para la rehabilitación de la medicina tradicional china y occidental en la recuperación de la neumonía por coronavirus (primera edición)" fue publicada conjuntamente por la Asociación China de Medicina Tradicional China y la Sociedad China de Medicina de Rehabilitación en abril de 2020.

Paciente en la estación de rehabilitación para la intervención de rehabilitación temprana (Figura 6.1).

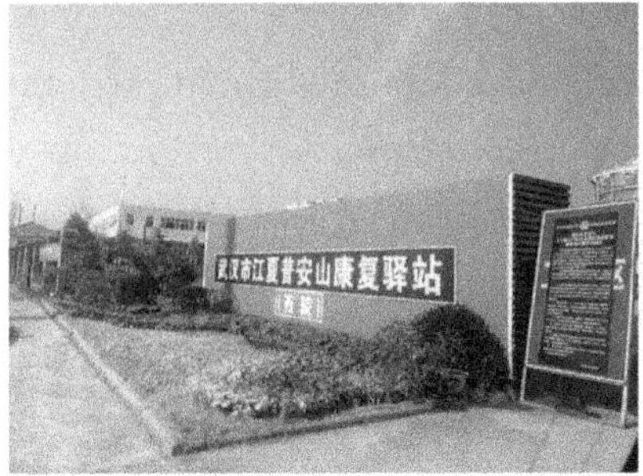
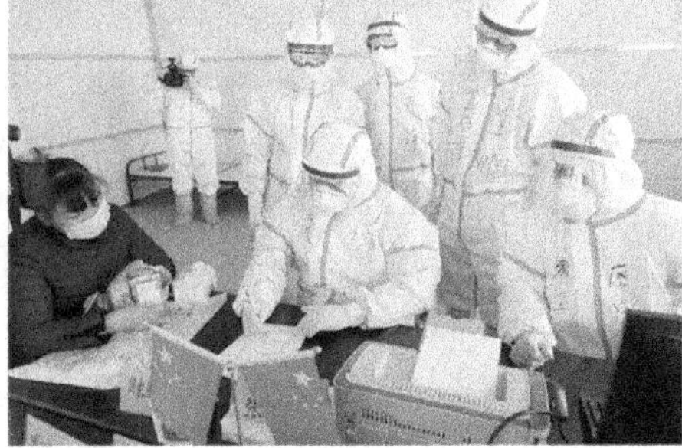

Figura 6.1 Paciente en la estación de rehabilitación para la intervención de rehabilitación temprana

Sección II: Objetivos y principios de gestión

(1) El objetivo de la rehabilitación

Para los nuevos pacientes con neumonía por coronavirus dados de alta, el objetivo principal de la rehabilitación es mejorar los síntomas y la disfunción respiratoria, reducir las complicaciones, aliviar la ansiedad y la depresión, disminuir la morbilidad y maximizar la capacidad de recuperación de las actividades de la vida diaria para mejorar la calidad de vida.

(2) El objeto y el lugar de la rehabilitación

Participantes: Según los criterios de diagnóstico establecidos en el "Nuevo programa de diagnóstico y tratamiento de neumonía por coronavirus (octava edición de prueba)", los pacientes dados de alta tras curarse de la neumonía por coronavirus presentan disfunciones respiratorias, físicas, psicológicas y sociales, y pueden enfrentar barreras en su recuperación.

Lugar: Las instituciones médicas de rehabilitación designadas para pacientes dados de alta, así como lugares de aislamiento, comunidades y familias.

(3) El principio del diagnóstico de rehabilitación y el tratamiento

1). El trabajo de tratamiento de rehabilitación debe realizarse estrictamente de acuerdo con la "Nueva guía de tecnología de prevención y control de la infección por coronavirus en instituciones médicas (primera edición)", emitida por el Consejo Nacional de Salud y Salud, así como con otras normas como "Nuevo programa de prevención y control de la neumonía por coronavirus" y "Nueva prevención de la infección por coronavirus y control de la neumonía en el uso común de equipos de protección médica (prueba)", para garantizar una buena protección durante el tratamiento.

2). Se hace hincapié en la evaluación de la rehabilitación del paciente y en el desarrollo de programas de rehabilitación integrados de medicina tradicional china y occidental individualizados, para garantizar que los pacientes obtengan el máximo beneficio.

3). Se hace hincapié en la educación científica en rehabilitación y en el asesoramiento psicológico, que puede proporcionarse en forma de video, WeChat, folletos u otras formas de orientación remota de rehabilitación.

SECCIÓN III: PROCESO Y EVALUACIÓN DE TRATAMIENTO DE REHABILITACIÓN

El proceso de tratamiento de rehabilitación

(1) Nuevo proceso de rehabilitación hospitalaria para pacientes con neumonía por coronavirus

- Un médico de rehabilitación recibe una consulta y evalúa la enfermedad. El terapeuta evalúa el estado funcional del paciente.
- Discusión del grupo de rehabilitación, formulación de prescripción de rehabilitación e implementación.
- Retroalimentación después del tratamiento.
- Grupo de rehabilitación se reúne para discutir (después de 1 semana), ajustar el tratamiento de rehabilitación clínica.
- Evaluación previa al alta (2~3 semanas).
- Orientación remota de rehabilitación domiciliaria.

(2) Nuevo proceso de rehabilitación ambulatoria para pacientes con neumonía por coronavirus

- Los médicos de rehabilitación ambulatoria reciben tratamiento y evalúan la enfermedad. El terapeuta evalúa el estado funcional del paciente.

- Discusión del grupo de rehabilitación, formulación de prescripción de rehabilitación e implementación.
- Referencia del paciente.
- Grupo de rehabilitación se reúne para discutir ($1\sim2$ semanas), ajustar el tratamiento de rehabilitación clínica.
- Seguimiento del paciente.

(3) Nuevo proceso de rehabilitación domiciliaria para pacientes con neumonía por coronavirus

- Evaluación funcional antes del alta.
- Formulación de recetas para la rehabilitación domiciliaria, educación de salud antes del alta y supervisión por video y guía a través de WeChat.
- Referencia regular.
- Reevaluación ($1\sim2$ semanas) y ajuste del programa de rehabilitación.

Evaluación de rehabilitación

(1) Evaluación de la función respiratoria

- Escala de disnea

Se utilizan comúnmente la escala de puntuación Borg y la escala mMRC.

- Los principales indicadores de evaluación de la función pulmonar

Incluyen el volumen espiratorio forzado en el primer segundo (FEV1), la relación FEV1/FVC, la capacidad vital forzada (FVC), la ventilación máxima (MVV), la capacidad inspiratoria profunda (IC) y el volumen pulmonar total (TLC).

- Evaluación respiratoria de los principales indicadores de medición

Se utilizan el índice máximo de fuerza muscular inspiratoria (MIP), el pico de velocidad de flujo inspiratorio (PIF) y el volumen corriente (VC).

(2) Evaluación de la función cardiopulmonar mediante pruebas de ejercicio

- Prueba de caminata de 6 minutos

Refleja indirectamente la capacidad de oxígeno del sujeto y la resistencia del cuerpo durante una caminata de 6 minutos.

- Prueba de escalón de 2 minutos

Refleja indirectamente la resistencia al ejercicio del sujeto durante una actividad de escalada de dos minutos.

(3) Evaluación de la fuerza muscular a mano alzada

- Prueba de sentarse y levantarse en 30 segundos

Evalúa la función de las extremidades inferiores y la fuerza del muslo.

- Prueba de flexión de brazos en 30 segundos

Evalúa la fuerza muscular de las extremidades superiores.

(4) Evaluación de flexibilidad a mano alzada

- Prueba de rotación mejorada

Prueba la flexibilidad de rotación del torso

- Prueba de retroceso

Evalúa la flexibilidad de la articulación del hombro

- Prueba de avance del asiento

Evalúa la flexibilidad de las extremidades inferiores y la parte inferior de la espalda.

(5) Evaluación de equilibrio a mano alzada

- Prueba de equilibrio unipodal

Evalúa la estabilidad postural en una sola pierna.

- Prueba de marcha en línea recta

Evalúa la capacidad del sujeto para caminar en línea recta, lo que puede indicar problemas de equilibrio.

- Prueba de alcance funcional

Evalúa el equilibrio y la estabilidad durante movimientos específicos, como alcanzar objetos fuera del alcance.

(6) Evaluación de la función psicológica

- Escala de autoevaluación de la depresión de Baker (PHQ-9)

Evaluar la gravedad de la depresión del paciente.

- Escala amplia de ansiedad (GAD-7)

Evaluar la gravedad de la ansiedad del paciente.

- Lista de verificación del trastorno de estrés postraumático (PCL)

Evaluar si los pacientes presentan trastorno de estrés postraumático.

(7) Evaluación de la capacidad de las actividades de la vida diaria

A través de la evaluación mejorada del índice de Barthel.

(8) Evaluación de la calidad de vida

Utilizando la escala de medición de la calidad de vida de la OMS (WHOQOL-Bref) o el resumen de la encuesta de salud (SF-36).

SECCIÓN IV: TRATAMIENTO DE REHABILITACIÓN

Intervenciones de rehabilitación

(1) intervención de medicina occidental

- Educación sanitaria

Incluye información sobre la enfermedad, la importancia de la rehabilitación y los ajustes necesarios en el estilo de vida.

- Entrenamiento de respiración

Incluye la gestión de la posición corporal, la regulación del ritmo respiratorio y el entrenamiento de la actividad torácica.

Entrenamiento de modo respiratorio: incluye el manejo de la posición del cuerpo, la regulación del ritmo respiratorio y el entrenamiento de la actividad torácica.

Entrenamiento muscular inspiratorio: si existe disfunción muscular inspiratoria, se realiza entrenamiento muscular inspiratorio utilizando un entrenador de músculo respiratorio umbral, comenzando con el 50% de la presión inspiratoria máxima (MIP), aumentando un 5% semanalmente hasta alcanzar el 70% para mantener, mediante un entrenamiento intermitente de alta intensidad (HIIT).

Algunos pacientes con debilidad adquirida en la UCI pueden usar un entrenador respiratorio para el entrenamiento muscular inspiratorio, comenzando con una carga inicial del 30% de la presión inspiratoria máxima, realizando 5 inspiraciones en cada grupo, con un intervalo inspiratorio de no menos de 6 segundos. Cada entrenamiento consta de 6 grupos con descanso de 1 minuto entre ellos. La frecuencia es de una vez al día.

Entrenamiento de esputo: en la limpieza de las vías respiratorias, se puede utilizar el método de respiración de circulación activa para ayudar a la expectoración y reducir el consumo de energía en la tos. También se pueden utilizar equipos de ventilación con presión positiva vibratoria (OPEP) y otros para ayudar.

Para los pacientes con retención de esputo y dificultades para expectorar, se alienta a los pacientes a utilizar la posición del cuerpo para el drenaje de esputo. Se recomienda utilizar la posición de drenaje del lóbulo afectado, manteniendo el pulmón contralateral en la posición lateral inferior, para mantener la limpieza del conducto de aire y mejorar la función respiratoria disminuida.

- Prescripción de ejercicio

Ejercicio aeróbico: La prescripción de ejercicio aeróbico se basa en el principio FITT (frecuencia, intensidad, tiempo, tipo) y se desarrolla de la siguiente manera:

Frecuencia (F): 3-5 veces/semana.

Intensidad (I): La intensidad del ejercicio se puede ajustar gradualmente según la función cardíaca y pulmonar del paciente. Si la tasa de frecuencia cardíaca máxima es inferior al 57% o la frecuencia cardíaca es inferior al 30% de la reserva de frecuencia cardíaca (HRR), o si la percepción subjetiva del esfuerzo (RPE) es inferior a 9/20, la intensidad debe ser baja. Si la tasa de frecuencia cardíaca está entre el 57% y el 63%, o la frecuencia cardíaca está entre el 30% y el 39% de la HRR, o la RPE es de 9/20 a 11/20, la intensidad debe ser moderada-baja. Si la tasa de frecuencia cardíaca está entre el 64% y el 76%, o la frecuencia cardíaca está entre el 40% y el 59% de la HRR, o la RPE es de 12/20 a 14/20, la intensidad debe ser moderada.

Tiempo (T): 10-30 minutos por sesión, con los primeros 3 minutos dedicados al calentamiento y los últimos 5 minutos a la fase de enfriamiento. La intensidad del ejercicio debe ser del 30% al 40% (si se utiliza un formato intermitente, se debe calcular el tiempo total de ejercicio acumulado).

Tipo (T): Se pueden realizar ejercicios aeróbicos como caminar de forma continua o intermitente, tanto en interiores como en exteriores, en cinta de correr, Tai Chi, entre otros.

Entrenamiento de fuerza: Se recomienda utilizar el método de entrenamiento de resistencia progresiva para el entrenamiento de fuerza. La frecuencia de entrenamiento para cada grupo muscular objetivo debe ser de 2 a 3 veces por semana y la carga debe ser de 8 a 12 repeticiones máximas (RM) por grupo (es decir, realizar de 8 a 12 repeticiones por cada acción). Se recomienda hacer 1 a 3 series por grupo muscular.

Entrenamiento de equilibrio: Los pacientes con disfunción de equilibrio deben involucrarse en el entrenamiento de equilibrio, como el entrenamiento de equilibrio manual bajo la guía del terapeuta de rehabilitación o el uso de instrumentos de entrenamiento de equilibrio.

Medicina tradicional china: El Taijiquan es una práctica lenta y estable que requiere prestar atención a la respiración y a la acción. Al inhalar, se realiza una acción de levantamiento, de flexión del brazo y del brazo hacia adentro, y se llena de energía. Al exhalar, se realiza una acción en cuclillas, de extensión del brazo y de apertura hacia afuera, y se usa la fuerza del cabello. En resumen, la extensión de la acción es llamada, mientras que la aducción es absorbente. Cuando se realiza una acción en posición sentada, se llama a chupar, y cuando se está lleno de energía, se llama a absorber. La respiración en el ejercicio de Taijiquan debe ser fina, uniforme, profunda y larga, independientemente del tipo de respiración utilizado. La respiración rítmica durante la práctica de Taijiquan no solo mejora la ventilación pulmonar y la capacidad del cuerpo para tomar oxígeno, sino que también mejora la capacidad de ejercicio de las extremidades y la fuerza muscular y la capacidad de equilibrio de las extremidades inferiores. El Taijiquan de 24 movimientos puede practicarse una vez al día, ya sea por la mañana o por la tarde.

Ba Duan Jin es un método completo e independiente de acondicionamiento físico. Entre sus ejercicios, "Dos manos para apoyar el triple coque" utiliza el movimiento de las extremidades superiores para elevar las costillas, dilatar la caja torácica, extender la columna vertebral, ejercitar los músculos abdominales y mejorar la función respiratoria y digestiva. La práctica de Ba Duan Jin también puede mejorar la función motora de las extremidades, equilibrar la función y aliviar la ansiedad y el nerviosismo. Cada sección de Ba Duan Jin puede ser realizada 6 veces.

Ilustración de Ba Duan Jin:

1. Dos manos para apoyar el triple coque:

Párese naturalmente con los pies separados al ancho de los hombros, relaje el abdomen, la cintura y la boca. Levante lentamente las manos hacia la parte superior de la cabeza con las palmas hacia arriba, inhale mientras levanta y exhale mientras baja las manos. Después de repetir 6 veces, gire las palmas hacia abajo y presione lentamente hacia abajo a lo largo del cuerpo hasta el abdomen. (Figura 6.2).

2. Arco izquierdo y derecho como método de tallado:

Párese naturalmente y dé un paso hacia la izquierda con el pie izquierdo. Luego, adopte una posición de "paso de caballo" y sostenga las manos en el exterior de las dos caderas. Levante lentamente las manos desde el pecho hacia arriba, tire de la mano derecha hacia la derecha hasta la altura del pecho derecho, y la mano izquierda pellizca la táctica de la espada, se extiende hacia la izquierda, gira hacia la izquierda y mire a lo lejos a través del dedo índice izquierdo. Después de una breve pausa, el cuerpo se levanta de inmediato y las manos se arquean hacia abajo para recuperar el pecho, y al mismo tiempo se recupera la pierna izquierda. Repita el ejercicio 6 veces, alternando el lado izquierdo y derecho. (Figura 6.3).

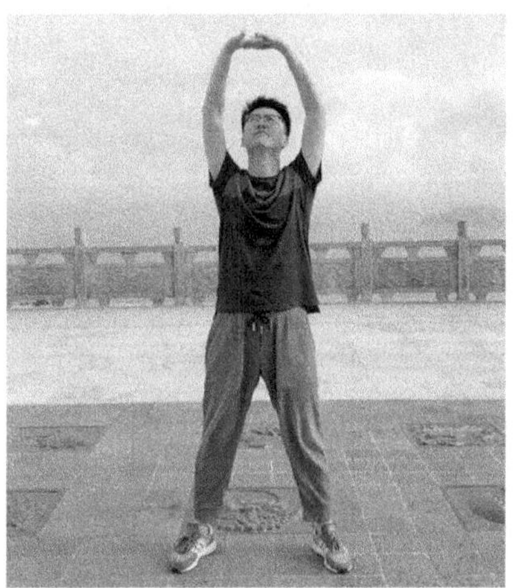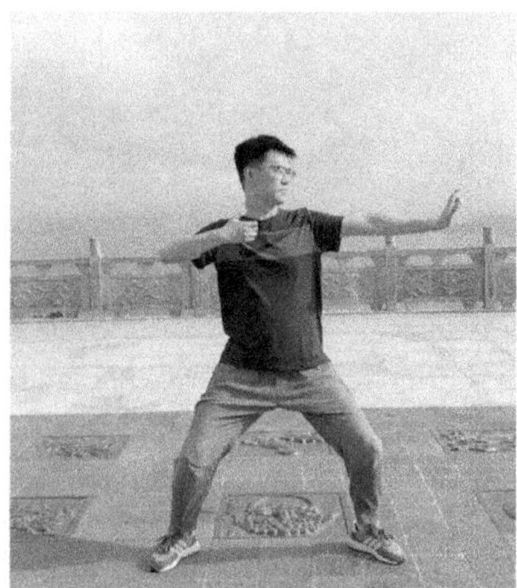

Figura 6.2 Dos manos para apoyar el triple coque; Figura 6.3 Arco izquierdo y derecho como método de tallado

3. El bazo y el estómago deben trabajar juntos

Párese naturalmente, levante lentamente la mano izquierda desde el lado de la cabeza con la palma hacia arriba y la fuerza hacia la izquierda para sostenerla, mientras la mano derecha se coloca debajo del estómago. Presione varias veces, luego baje lentamente la mano izquierda a lo largo del cuerpo y regrese a su posición natural. Luego, repita el movimiento con la mano derecha, pero en dirección opuesta a la mano izquierda. Este ejercicio ayuda a mejorar la función digestiva y el equilibrio del cuerpo. (Figura 6.4).

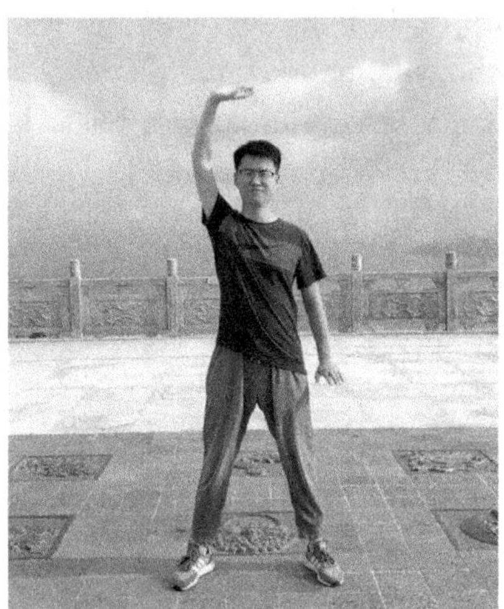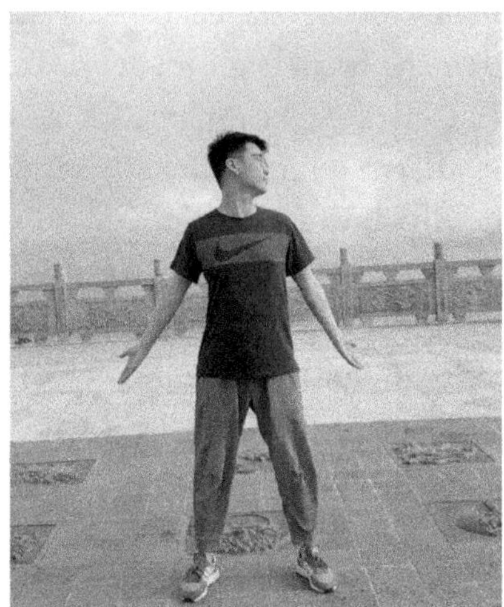

Figura 6.4 El bazo y el estómago deben ser una sola ley; Figura 6.5 Cinco lesiones miran hacia atrás

4. Cinco lesiones miran hacia atrás

Párate con los pies y los hombros anchos en posición natural, con las manos colgando a los lados. En lugar de ajustar la respiración, deja que el aire descienda hacia la región púbica. Gira la cabeza hacia la izquierda y mira hacia atrás por encima del hombro izquierdo. Después de una breve pausa, gira lentamente hacia la derecha y mira hacia atrás por encima del hombro derecho. Detén la vista en la parte trasera derecha por un momento y luego vuelve a la posición frontal. Repite 6 veces. (Figura 6.5).

5. Agitación de cabeza y cola, ley del fuego del corazón

Colócate en posición de "paso de caballo", con los pies separados horizontalmente y las rodillas ligeramente flexionadas. Inclínate ligeramente hacia adelante desde la cintura, con los ojos bien abiertos, las manos apoyadas en las rodillas y los codos hacia afuera. Usa la cintura como eje y dirige la coronilla hacia arriba mientras giras el torso hacia la izquierda y doblas el brazo izquierdo, extendiendo el brazo derecho. Sujeta el codo con la mano opuesta, manteniendo la cabeza y la rodilla izquierda en posición vertical, mientras que las nalgas apuntan hacia abajo y a la derecha, y la vista se dirige hacia la punta del pie derecho. Después de una pausa, realiza el mismo movimiento en la dirección opuesta, balanceando la cadera hacia el frente derecho. Repite este movimiento seis veces. (Ver Figura 6.6)

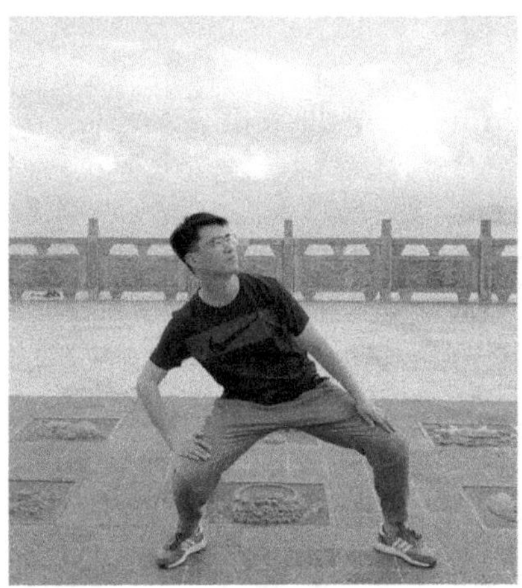 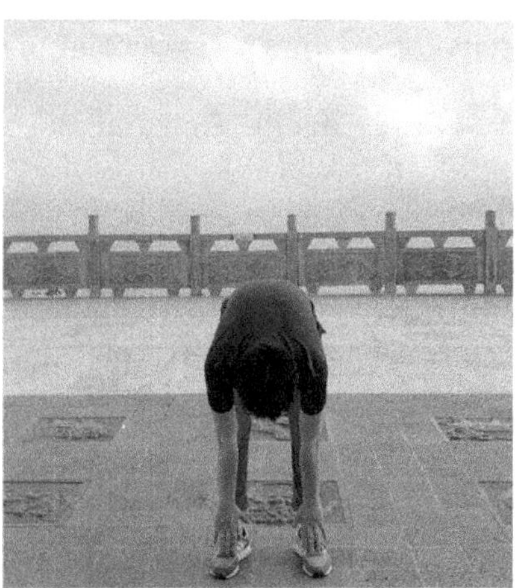

Figura 6.6 Agite la cabeza y la cola al corazón de la ley del fuego;
Figura 6.7 Doble mano para escalar el método de la cintura del riñón

6. Doble mano para subir y bajar la cintura del riñón

Párese con los pies separados a la misma distancia que los hombros. Levante lentamente ambos brazos desde los costados del cuerpo hasta la altura de la cabeza, con las palmas hacia arriba, y siga levantándolos hacia arriba para fortalecer el cuerpo. Haga una pequeña pausa y luego enderece el cuerpo con la cintura como eje. Incline el cuerpo hacia adelante y baje las manos en forma homeopática. Haga otra pequeña pausa y luego enderece lentamente el cuerpo. Levante la mano derecha sobre la cabeza con el brazo recto y la palma hacia adelante. Luego, baje ambas manos a ambos lados del cuerpo. (Figura 6.7).

7. Método del puño encolerizado

Coloque los pies paralelos y las rodillas ligeramente flexionadas en una posición de "paso". Lleve ambos puños hacia delante con los ojos mirando hacia abajo. Golpee con el puño izquierdo hacia delante y desplace ligeramente hacia la izquierda, mirando hacia el frente a través del puño izquierdo. Al mismo tiempo, retire el puño derecho hacia atrás. Realice un ataque con el puño izquierdo para crear una "competencia". Luego, retire el puño izquierdo y golpee con el puño derecho. Repita 6 veces (Figura 6.8).

8. Detrás de los siete métodos de eliminación de enfermedades de Gran Bretaña

Coloque los pies juntos, las piernas rectas, el cuerpo relajado, los brazos colgando naturalmente con los dedos juntos y las palmas hacia adelante. Luego, con ambas manos debajo de las palmas de las manos, eleve los dos talones hacia arriba y haga una pequeña pausa antes de volver a bajarlos al suelo. Repita 6 veces (Figura 6.9).

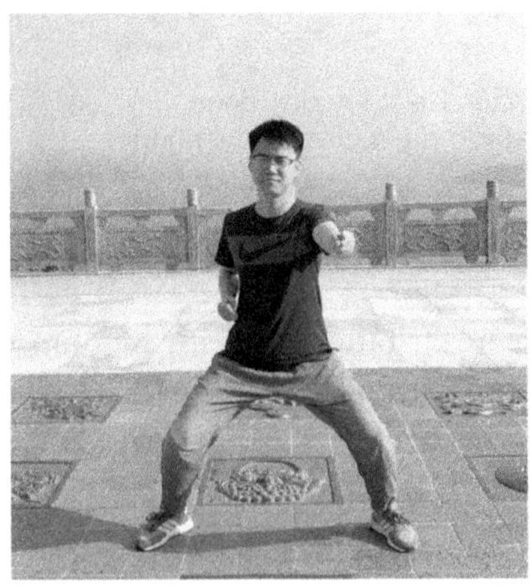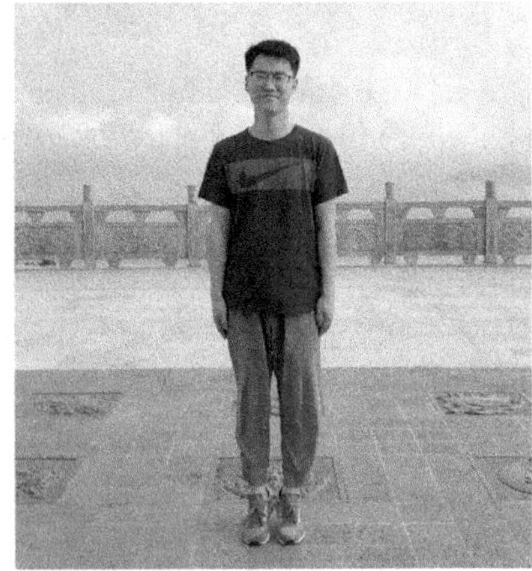

Figura 6.8 Guarde el método de aumento de la ira del puño; Figura 6.9 Detrás de los siete métodos de eliminación de enfermedades de Gran Bretaña

Las tácticas respiratorias de seis palabras incluyen "xu, he, hu, xi, chui, xi". Se debe repetir cada palabra durante 6 segundos, y repetir el ciclo completo 6 veces. Esta forma de respiración se enfoca en la respiración abdominal, lo que puede ayudar a mejorar la función pulmonar. Se recomienda hacer de 1 a 2 grupos de ejercicios al día, y ajustar el modo y la cantidad de ejercicio según las circunstancias individuales (Figura 6.10).

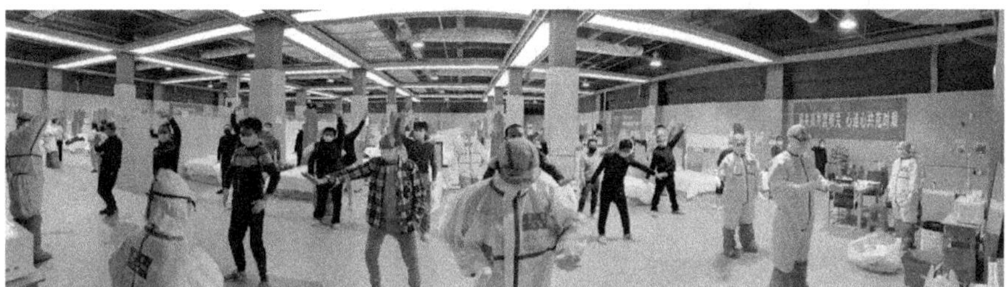

Figura 6.10 Ocho ejercicios de Ba Duan Jin guiados por médicos y enfermeras para pacientes hospitalizados en Jiangxia.

La medicina tradicional china puede incluir ejercicios aeróbicos previos, pero no deben ser demasiado exigentes. Los ejercicios de calentamiento y enfriamiento pueden ser útiles para descansar o para realizar actividades de las extremidades superiores e inferiores.

Nota:

Dolor: si el paciente presenta síntomas de dolor en el sistema musculoesquelético, la prescripción de ejercicios debe ser ajustada según corresponda.

Fatiga: para pacientes leves, después del alta, la intensidad de la actividad física puede aumentarse gradualmente a una intensidad moderada bajo la condición de controlar el oxígeno en la sangre. Para pacientes graves, se recomienda un período de ajuste de intensidad más prolongado.

Dificultad para respirar: antes y después del ejercicio, así como durante todo el proceso, se debe monitorizar el oxígeno y los síntomas del paciente. Si aparecen dificultades para respirar, sibilancias, opresión en el pecho y otros síntomas, se debe medir el nivel de oxígeno en el dedo del paciente. Si es inferior al 93%, se debe finalizar la actividad.

- Intervención en actividades de la vida diaria (AVD)

Intervención básica de actividad de vida diaria (BADL) (dentro de 2~4 semanas después del alta)

Para pacientes leves, dentro de las dos semanas posteriores al alta, el enfoque de la rehabilitación se centra principalmente en evaluar su capacidad para llevar a cabo actividades diarias, como transferencias, uso del inodoro y bañarse. La evaluación se enfoca en comprender los trastornos de la actividad diaria causados por factores como el dolor, la disnea y la debilidad durante la realización de estas actividades y se proporciona una rehabilitación dirigida. Para pacientes graves que han estado en cama durante el tratamiento y sufren de contracturas, dolor causado por lesiones de tejidos blandos y limitaciones en la actividad articular, se puede utilizar una combinación de medicamentos, factores físicos, accesorios y métodos de terapia para el tratamiento integral. Para trastornos básicos de la actividad diaria causados por debilidad de las extremidades, se puede proporcionar intervención a través de entrenamiento de fuerza y terapia ocupacional. En el caso de trastornos de la actividad diaria causados por disnea, se debe tener en cuenta la función respiratoria del paciente, la actividad aeróbica, la fuerza de las extremidades y otros factores, y se debe brindar capacitación en tecnología de ahorro de energía o intervención compensatoria de ahorro de energía.

Intervención instrumental de actividad de vida diaria (IADL) (4 semanas o más después del alta).

Para pacientes leves y graves, un mes después del alta se debe prestar atención a la participación social y otros niveles más altos de actividades diarias, y se recomienda utilizar la capacidad de las actividades instrumentales de la vida diaria para evaluar y recibir un tratamiento específico. Las actividades instrumentales de la vida diaria incluyen principalmente compras, actividades recreativas, cocina, lavado de ropa, toma de medicamentos, uso de equipos de comunicación y capacidad financiera, entre otras. Teniendo en cuenta las capacidades mentales y físicas de los pacientes para completar estas actividades, se debe proporcionar un entrenamiento simulando situaciones reales para identificar obstáculos en la participación de la tarea. Se recomienda realizar intervenciones específicas bajo la guía de un terapeuta ocupacional.

La rehabilitación de la medicina china

(1) tratamiento y rehabilitación de la medicina china

- Principio de tratamiento

El tratamiento debe ser individualizado y debe combinarse con atención integral. Durante el período de recuperación, se debe dar un tratamiento sintomático específico para abordar los síntomas principales. Si el paciente aún presenta exudación inflamatoria pulmonar sin absorber completamente o lesiones pulmonares intersticiales, se pueden agregar ingredientes como verbena, Prunella, Triángulo, cúrcuma, entre otros. En caso de disfunción inmunitaria, se puede utilizar la decocción de Sijun. Además, la función de los órganos internos debe tratarse según los síntomas de la diferenciación de la función de los órganos..

- Tratamiento individualizado

Recuperación de pacientes leves y normales

A. Síndrome de deficiencia de Qi y Yin

Manifestaciones clínicas: fiebre, fatiga, dificultad para respirar, sudoración, sudoración espontánea o sudoración nocturna, flema seca y menos pegajosa, labios secos, lengua pálida o roja, menos musgo o menos musgo, pulso fino o fino o delgado.

Tratamiento: Tonificación del Qi pulmonar y Yin.

Receta recomendada: Decocción de Shengmai San y Bufei. Ginseng 5g, Ophiopogon 9g, Schisandra 6g (roto), Astragalus 20g, maduro 12g, Aster 9g, Morus alba 9g, y así sucesivamente. O con el mismo efecto de la medicina china patentada.

B. Síndrome de deficiencia de estómago pulmonar

Manifestaciones clínicas: pérdida de apetito, flema menos pegajosa, sudoración nocturna por sofocos, boca seca y faríngea, fiebre cardíaca, lengua roja menos musgo, subdivisión del pulso.

Tratamiento: Tonificación del Qi pulmonar y del estómago, eliminación de la flema patógena.

Receta recomendada: Sopa de ginseng con adición y sustracción. Ginseng 15g, Polygonatum 10g, hojas de morera de invierno 10g, Ophiopogon 15g, lentejas crudas 10g, Trichosanthes 10g, regaliz crudo 6g y así sucesivamente. O con el mismo efecto de la medicina china patentada.

C. Debilidad del bazo y el estómago

Manifestaciones clínicas: hinchazón abdominal, especialmente después de comer, fatiga, pereza, heces delgadas, lengua blanca, pulso débil.

Tratamiento: Tonificación del Qi del bazo y el estómago.

Receta recomendada: Sopa de Buzhong Yiqi o Sopa de bazo de ginseng. Astragalus 15g, ginseng (Codonopsis) 15g, Atractylodes 10g, Zhigancao 10g, Angelica 10g, cáscara de mandarina seca 6g, Shengma 6g, Bupleurum 12g, jengibre 9g, azufaifa 6, etc. Dirigido a aliviar la hinchazón de los pacientes convalecientes, la fatiga y otros síntomas importantes. O con el mismo efecto de la medicina china patentada.

Recuperación de pacientes graves y críticos

A. Síndrome de flema y calor en los pulmones

Manifestaciones clínicas: tos y esputo amarillo, flema laríngea, dificultad para respirar, fiebre, irritabilidad, sed, lengua roja, musgo amarillo o amarillo grasoso y pulso acelerado.

Tratamiento: se recomienda el uso de la flema Qingfei y la terapia Huayu Tongluo. Una receta recomendada para su tratamiento es la decocción de tallo de Qianjin Wei combinada con sopa de cofre pequeño, Scutellaria 15g, Pinellia 15g, cáscara de melón 15g, tallo de caña 30g, semilla de Coix 20g, melocotón 15g, melón de melón 15g, Houttuynia cordata 30g, Fritillaria thunbergii 15g, Regaliz 6g. También se puede utilizar una medicina china patentada que tenga el mismo efecto.

Es importante tratar adecuadamente este síndrome para evitar complicaciones y lograr una recuperación completa. Se recomienda consultar a un médico o profesional de la salud para un diagnóstico y tratamiento adecuados.

B Síndrome de parálisis en los pulmones

Manifestaciones clínicas: tos con sibilancias, opresión en el pecho, lengua roja y amarilla, pulso tenso.

Tratamiento: eliminar calor y estasis sanguínea, disipar la obstrucción en los pulmones.

Receta recomendada: Polvo Pingfei de Ginseng. Ginseng (Codonopsis) 9g, cáscara de mandarina seca 15g, corteza de morera 15g, Anemarrhena 15g, regaliz 10g, piel de hueso 15g, Schisandra 6g (roto), Poria 12g, piel verde 12g, invierno 12g. O con el mismo efecto de la medicina china patentada.

C. Síndrome de lesión por calor en los pulmones

Manifestaciones clínicas: sed excesiva, boca seca, micción frecuente, calor y sudor, lengua roja con recubrimiento amarillo delgado, pulso rápido y fuerte.

Tratamiento: eliminar calor húmedo y seco, nutrir y equilibrar el yin y el yang.

Receta recomendada: Decocción Qingzao Jiufei. Hojas de morera de invierno 10g, corteza de morera 15g, almendras 10g, Ophiopogon 12g, perlas de goma 10g, hojas de níspero 10g, ginseng 15g, sésamo negro 15g, yeso 30g (primero abajo), Dendrobium 10g y así sucesivamente. O con el mismo efecto de la medicina china patentada.

D. Síndrome de deficiencia de yang en bazo y riñón

Manifestaciones clínicas: tos y asma, esputo de color blanco diluido y en cantidad, escalofríos, aspecto pálido, fatiga, mareo, heces delgadas, lengua blanca y venas débiles o delgadas.

Gobernanza: tonificar Qi y bazo, calentar el riñón yang.

Receta recomendada: decocción de Sijunzi combinada con píldoras de riñón más o menos. Codonopsis 9g, Atractylodes 9g, Poria 9g, Rehmannia 15g, Cornus 15g, canela 10g, regaliz 6g y otros ingredientes similares. También se puede utilizar una medicina patentada china con efecto similar.

(2) Fisioterapia y rehabilitación de la medicina tradicional china

- Acupoint pegar

Se seleccionan Codonopsis, Atractylodes macrocephala, mostaza blanca y otros ingredientes, se agregan un poco de jugo de jengibre o pasta de miel, y se aplican en los puntos de acupuntura Tiantu, Dazhui, Fengmen, Feishu (doble), Zhongfu y otros una vez al día, durante aproximadamente 2 horas cada vez. Se recomienda un curso de tratamiento de 7 días, y el tiempo de aplicación específico depende de la reacción cutánea y la tolerancia del paciente.

- Método de moxibustión

Se eligen los puntos de acupuntura Shenque, Qihai, Guanyuan, Dazhui, Feishu (o Fengmen), y Gaomang. Se realiza la moxibustión con granos de trigo, 3 a 5 veces por tratamiento, 5 tratamientos para un curso de tratamiento; o se aplica la moxibustión una vez al día durante 5 a 10 minutos, y se complementa con acupuntura.

- Acupuntura

Se utilizan puntos de acupuntura como Feishu, Lieque, Taiyuan, y Sanyinjiao con el método de diarrea. Shenshu, Pishu, y Zusanli se complementan. Para el dolor de garganta se añaden Shaoshang y Chize, para el calor pesado se añade Dazhui, Quchi, y Chize, para el síndrome pulmonar de flema y calor se añade Chize, Quchi, y Tiantu, y para el síndrome de deficiencia de yin pulmonar se añade Gaomang y Taixi. Se utiliza el método de diarrea empírica, el método de complemento o el método de diarrea plana para la acupuntura.

- Picos de presión auricular

Se utilizan puntos de acupuntura como Fengxi, Jiaogan, Shenmen, Fu, Xiong, Jiaowozhong, Shenshangxian, Yanhou, Wei, Sherzhichang, Xiaochang, Dachang, intestine, Shen, Pi, Xin, Qiguan, Fei, Sanjiao, Neifenmi, etc. Se toma la semilla de Wang buliuxing y se coloca en el centro de una cinta adhesiva de 0,7 cm2, y se coloca en el punto de acupuntura. Se recomienda a los pacientes presionar 6 veces al día, durante unos 10 minutos cada vez. Un curso de tratamiento consta de 7 días.

- Masaje

Se utilizan puntos de acupuntura como Shaoshang, Lieque, Taiyuan, Yuji, Dazhui, Fengmen, Tiantu, Feiyu, Piyu, Fenglong, Zusanli, Mingmen, y Danzhong. Se realizan presiones puntuales y se amasan los puntos, siendo apropiado para la hinchazón ácida.

- Ahuecamiento

Dazhui, Fengmen, Dingchuai, Feiyu, Piyu, puntos Ashi del pulmón (que presentan sensación de acidez, tensión, hinchazón, dolor, hundimiento u otros cambios sensoriales y en la piel al ser presionados), aplicando la técnica de cupping por no más de 10 minutos.

La rehabilitación psicológica

Los nuevos pacientes con neumonía por coronavirus, enfrentados a la incertidumbre epidémica y la sensación incontrolable, pueden experimentar estrés psicológico y conductual, problemas psicológicos e incluso trastornos mentales. Por lo tanto, el objetivo de la rehabilitación psicológica es estabilizar las emociones, eliminar los comportamientos negativos, mejorar la confianza en la rehabilitación y mejorar la calidad de vida.

(1) Autorregulación

- Comprender y evaluar objetivamente la nueva epidemia de neumonía por coronavirus, tomar medidas de protección científica para aumentar la sensación de seguridad y aliviar sus miedos.
- Reconocer y aceptar las emociones negativas, como ansiedad, tensión y miedo, como respuestas normales a la epidemia, y tratar de superarlas gradualmente.
- Aceptar el apoyo y la preocupación de la familia, amigos y la sociedad, y tratar de retomar gradualmente las relaciones sociales normales.

- Buscar activamente información y habilidades de salud mental, y buscar ayuda profesional si es necesario.

(2) intervención psicológica profesional

- Los psiquiatras profesionales deben desarrollar programas de intervención psicológica específicos para pacientes con neumonía por coronavirus en diferentes etapas y tipos.
- Antes de la intervención psicológica, se debe realizar una evaluación psicológica, y si es necesario, realizar un diagnóstico y una evaluación mediante escalas profesionales, para desarrollar programas de intervención apropiados según los resultados de la evaluación.
- Los pacientes con insomnio, ansiedad, depresión y otros problemas psicológicos pueden necesitar apoyo psicológico y, si es necesario, intervención farmacológica apropiada.
- Se debe proporcionar una consulta psiquiátrica oportuna a los pacientes que presenten problemas mentales como impulsividad, ansiedad y tendencias suicidas, y se debe formular un plan profesional de psicoterapia.

(3) terapia emocional de la medicina china

Incluye técnicas como la musicoterapia de los cinco elementos, la ley de la empatía, etc., que ayudan a ajustar las emociones y prevenir emociones negativas.

(4) orientación de rehabilitación en el hogar

- Mantener el aire interior fresco, la temperatura y la humedad adecuadas, y ventilar regularmente a través de las ventanas.
- Ajustar la ropa según los cambios de temperatura para evitar resfriados.

- Desinfectar regularmente para garantizar la higiene en el hogar; prestar atención a la higiene de las manos para prevenir infecciones.
- Mantener el aislamiento en el hogar, evitar lugares públicos concurridos y reducir el contacto mutuo.
- Seguir el plan de rehabilitación en el hogar formulado por un médico de rehabilitación profesional y llevar a cabo el tratamiento de rehabilitación paso a paso, garantizando una dieta adecuada y un tiempo de sueño suficiente.
- Ajustar el estado mental, restaurar la condición física y reintegrarse gradualmente a la sociedad.
- Preocuparse por las posibles secuelas que pueden dejar los pacientes graves, llevar a cabo revisiones periódicas y desarrollar programas integrales de rehabilitación específicos.
- Programas de prevención y rehabilitación de la medicina tradicional china, como masajes, acupuntura, moxibustión ahumada en puntos como Dazhui, Guanyuan, Qihai, Zhongwan y Zusanli; también se puede utilizar moxibustión ahumada o fumigación húmeda aromática en una bolsita; y se pueden realizar ejercicios de la medicina tradicional china.

(5) Una dieta razonable

Los nuevos pacientes con neumonía por coronavirus deben combinar su propia base física para desarrollar una dieta razonable:

- Es necesario limitar adecuadamente la ingesta de alimentos y controlar la ingesta de carne. La ingesta diaria de proteína de alta calidad debe ser de 150 a 200 gramos.
- La dieta debe ser cálida, suave, y se deben comer comidas ligeras y nutritivas que sean fáciles de digerir. Es recomendable cocinar los alimentos adecuadamente. La ingesta diaria de alimentos como patatas debe ser de 250 a

400 gramos, y la ingesta diaria de frutas y verduras frescas debe ser de 500 a 700 gramos.

- Es importante agregar suficiente agua, entre 1500 y 2000 mL por día. Se recomienda beber pequeñas cantidades de agua potable, agua hervida o té ligero.
- Se debe consumir adecuadamente alimentos como ñame, lirio, loto, dátiles, hongo blanco, pera, raíz de loto, castañas de agua, pato, rábano, cáscara de mandarina seca, espárragos, petunia, madreselva y otras semillas de ñame.

Tenga en cuenta

(1) A través de métodos como el examen físico, cuestionarios, exámenes auxiliares, se realiza una evaluación exhaustiva y detallada de la función respiratoria del paciente, su función física, capacidad para realizar actividades diarias, estado psicológico y participación social, identificando obstáculos y gravedad para el desarrollo de programas de rehabilitación personalizados.

(2) Se deben conocer las indicaciones y contraindicaciones del tratamiento de rehabilitación, siguiendo el principio de personalización, especialmente para los ancianos y pacientes con diversas enfermedades subyacentes, para garantizar la seguridad del tratamiento.

(3) Se debe prestar atención al monitoreo de los signos vitales de los pacientes durante el tratamiento de rehabilitación para garantizar su seguridad y efectividad, ajustando el ciclo de tratamiento según sea necesario. Se recomienda el uso de un monitor de oxígeno de pulso en los pacientes para la evaluación y el tratamiento.

(4) El tratamiento de rehabilitación de pacientes dados de alta debe reducir el riesgo de propagación del virus y evitar la infección cruzada, debido a la incertidumbre de la generación de aerosoles.

(5) Si el paciente es físicamente débil, el ejercicio de rehabilitación no debe ser demasiado intenso. Se recomienda un grado de sudoración

durante el tratamiento, y si se experimenta alguna incomodidad, se debe finalizar el tratamiento inmediatamente y informar al médico de rehabilitación para mejorar el examen y el tratamiento de manera oportuna.

CAPÍTULO VII: PREVENCIÓN

~

La medicina china enfatiza que "ir a trabajar no significa estar enfermo", incluso durante una epidemia. Aboga por la prevención de enfermedades en primer lugar, utilizando Fuzheng para evitar la propagación de la epidemia. Existe una teoría en la medicina china llamada "evitar el gas venenoso" que se enfoca en el aislamiento y en evitar el contacto con la fuente de la enfermedad. Se presta atención a la prevención, pero se evita el pánico. Es importante entender su propia salud y prohibir el tabaco. También se recomienda garantizar un buen sueño y mantener una actividad física adecuada según las necesidades individuales, además de llevar un estilo de vida saludable. La regulación del cuerpo y el estado mental es el foco principal de la prevención.

Sección I: Estilo de vida

Preste atención a la protección personal

Es importante prestar atención a la protección personal para evitar la propagación del virus, siguiendo la regla "dos menos dos dos dos": menos contacto con personas, menos tiempo en lugares públicos, dos metros de distancia entre personas, usar mascarilla y lavarse las manos con frecuencia.

(1) Reducir las actividades fuera de casa

La medicina tradicional china enfatiza la importancia de "evitar el gas", lo que implica mantenerse alejado de fuentes de infección y evitar el contacto con pacientes y personas sospechosas de estar infectadas, así como evitar visitar amigos y familiares o cenar fuera de casa. Es recomendable evitar el uso del transporte público, como el metro o el autobús, y lugares concurridos, especialmente aquellos con mala ventilación, como cines, cibercafés, centros comerciales, estaciones de tren, aeropuertos, terminales de autobuses y salas de exposiciones. También se sugiere evitar las áreas con alta incidencia de contagios.

(2) Lavarse las manos con frecuencia y beber mucha agua

Es importante lavarse las manos con agua y jabón (o desinfectante de manos) durante al menos 30 segundos, asegurándose de frotarlas durante al menos 15 segundos. Se recomienda seguir el método de lavado de manos de siete pasos (Figura 7.1). Si no hay instalaciones para lavarse las manos, se pueden usar toallas de papel para eliminar la suciedad visible, o productos de limpieza como toallitas húmedas o desinfectante de manos sin lavado. Además, es importante beber mucha agua para mantenerse hidratado y tener una buena ventilación en interiores para garantizar un ambiente saludable.

Tecnología de lavado en siete pasos

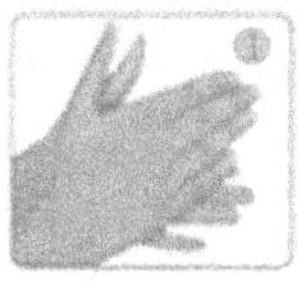 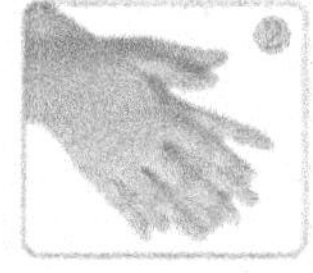 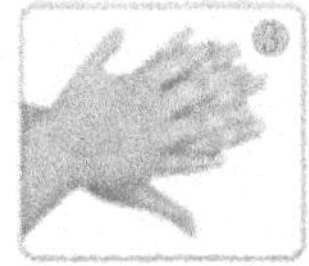 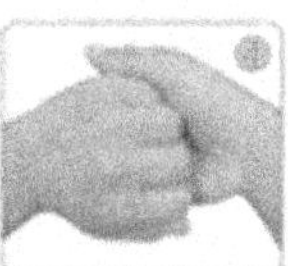

Frotar la palma   Dedos entrelazados, palmas frotando Palmas   Dedos entrelazados, Palmas frotando la piel Dorso de la mano, Luego intercambia las manos.   Toma tu mano y frota tus dedos

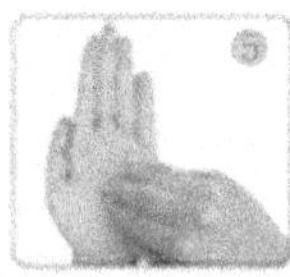 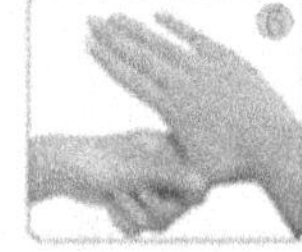 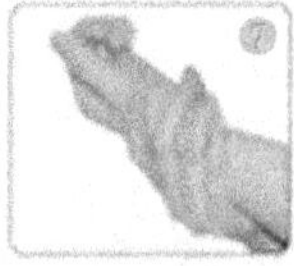

Frote las yemas de los dedos Contra la palma de tu mano y Cambio de manos   Rotación del pulgar En la palma de la mano Intercambio de manos   Gire alternativamente y frote la muñeca y el antebrazo de la otra mano hasta el codo

Atención por favor.

1. Limpie de ida y vuelta al menos 5 veces en cada paso.

2. Trate de usar un limpiador de manos profesional.

3. Lávese las manos un poco más fuerte.

4. Use agua corriente y limpia.

5. Limpie las manos con una toalla desechable o desinfectante.

Figura 7.1 Técnica de lavado en siete pasos

(3) Utilice una mascarilla con regularidad

Al salir de casa, es recomendable utilizar una mascarilla desechable médica o una mascarilla protectora médica. Se debe prestar atención al reemplazo oportuno de la mascarilla.

(4) Mantenga buenos hábitos de higiene

Mantenga el ambiente limpio y ordenado, asegúrese de tener buena ventilación en interiores, ventilando al menos 2 veces al día. Es importante mantenerse abrigado cuando se abren las ventanas en invierno para evitar el frío. Los miembros de la familia no deben compartir toallas y se deben mantener limpios los muebles, la vajilla y la ropa de trabajo.

No se debe escupir en público. Las secreciones orales y nasales deben ser envueltas en toallas de papel y desechadas en contenedores cubiertos. Al toser y estornudar, se debe tratar de evitar estar en lugares concurridos y cubrir la boca y la nariz con toallas de papel o el codo doblado. Es importante lavarse las manos inmediatamente después de toser o estornudar o utilizar desinfectante desechable.

Mantener un estilo de vida saludable y mejorar su propia resistencia

(1) Dieta equilibrada y suave

Evite tocar o comer animales salvajes y evite el contacto con el ganado. Los utensilios de cocina para alimentos crudos y cocidos deben almacenarse por separado y lavarse las manos entre cada uso. La carne y los huevos deben cocinarse completamente antes de consumirlos.

Según la medicina china, "donde hay ira, tristeza y miedo, hay daño". El miedo y la emoción pueden causar estrés y disminuir la capacidad del cuerpo para resistir enfermedades. La ira y la depresión también pueden debilitar la función del bazo, el estómago y el hígado, lo que resulta en una disminución de la inmunidad. Debido a la propagación de la epidemia, pueden aparecer síntomas como tensión, ansiedad, insomnio e irritabilidad. Por lo tanto, es importante mantener una mente tranquila y eliminar el miedo y la ansiedad para lograr una salud equilibrada.

(2) Trabajo y descanso regulares, ejercicio moderado

El "Huangdi Neijing" dice: "Con una dieta adecuada, un estilo de vida equilibrado y sin exceso de trabajo, uno puede vivir cien años". Mantener buenos hábitos de vida, incluyendo una rutina regular de trabajo y descanso, puede mejorar la inmunidad y prevenir enfermedades. Es importante dormir lo suficiente y evitar permanecer en la cama durante demasiado tiempo. El ejercicio moderado diario puede ayudar a mantener una buena salud. Se recomienda sudar levemente durante el ejercicio, utilizando métodos como Qigong, Wu Qinxi, Taijiquan,

Ba Duan Jin, yoga, sentadillas lentas y aeróbicos. Estirar completamente todas las partes del cuerpo puede ayudar a limpiar los meridianos, regular la sangre, nutrir el corazón y mejorar la inmunidad. Además, se debe prestar atención a mantenerse caliente y evitar el frío, la lluvia, el esfuerzo, el alcoholismo, la inhalación de gases irritantes y tóxicos y nocivos.

Monitoreo de salud, tratamiento médico oportuno

(1) Preparación de materiales comunes

Es importante tener en casa algunos suministros básicos para la prevención del contagio de enfermedades. Entre ellos, se encuentran un termómetro, mascarillas desechables, suministros de desinfección para el hogar, entre otros.

(2) Tomar la iniciativa de hacer un buen trabajo de monitoreo de salud para individuos y miembros de la familia

Es importante estar conscientes de nuestra propia salud y la de los miembros de nuestra familia. Por eso, debemos tomar la iniciativa de monitorear la temperatura corporal, especialmente si tenemos sospechas de que podemos estar contagiados.

(3) En caso de síntomas sospechosos, tomar la iniciativa de usar una máscara y buscar atención médica inmediata

Si presentamos síntomas sospechosos de una nueva infección por coronavirus, como fiebre, tos, dolor de garganta, opresión en el pecho, disnea, anorexia leve, fatiga, peor estado mental, náuseas y vómitos, diarrea, dolor de cabeza, palpitaciones, conjuntivitis, extremidades leves o dolor de espalda, etc., debemos tomar la iniciativa de usar una mascarilla y buscar atención médica inmediata. Es importante evitar el uso de transporte público y lugares concurridos. Al buscar atención médica, debemos informar al médico sobre nuestro historial de viaje y si hemos estado en contacto con alguien que haya sido diagnosticado con COVID-19.

SECCIÓN II: PREVENCIÓN INTEGRAL DE LA MEDICINA CHINA

(1) Aplicación de puntos de acupuntura

Se pueden aplicar parches de moxibustión caliente o pasta de moxibustión caliente en puntos de acupuntura como Zusanli, Neiguan, Qihai, Guanyuan, Pulmón Yu, Amortiguador, Bazo Yu, Dazhui, entre otros.

(2)Terapia de acupuntura

Los puntos de acupuntura más comúnmente utilizados incluyen Zhongwan, Qihai, Guanyuan, Dazhui, Feishu, Pishu, Zusanli, Sanyinjiao, entre otros (ver figura 7.2). La moxibustión se realiza durante 10-15 minutos por punto y se espera que la piel local se enrojezca sin formar burbujas. La acupuntura también puede aplicarse y se recomienda un tiempo de retención de 20-30 minutos por aguja para tratar la diarrea.

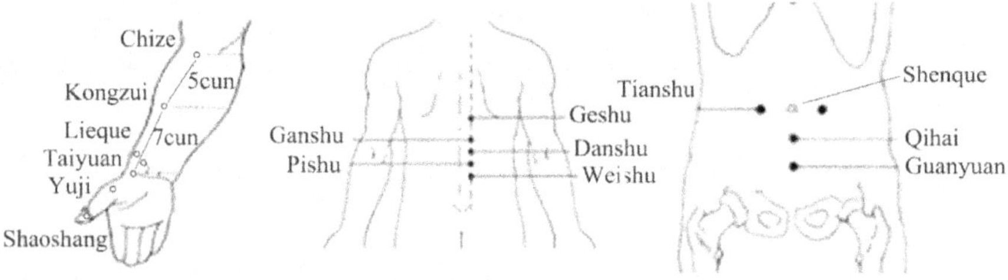

Figura 7.2 Acupuntura común

(3) Terapia de acupuntura

Los puntos de acupuntura comúnmente utilizados incluyen Zhiqiguan, Fengxi, Jiaogan, Shenmen, Zhen, Jiaowozhong, Wei, Xiaochang, Dachang, Shen, Tingzhong, Pi, Qiguan, Fei, Sanjiao, Neifenmi, entre otros (ver Figura 7.3). La técnica de fijación de agujas utiliza un parche de fijación de 0,7 cm2 para mantener las agujas en su lugar en los puntos de acupuntura durante alrededor de 10 minutos cada vez. Se recomienda presionar alrededor de 5 veces al día.

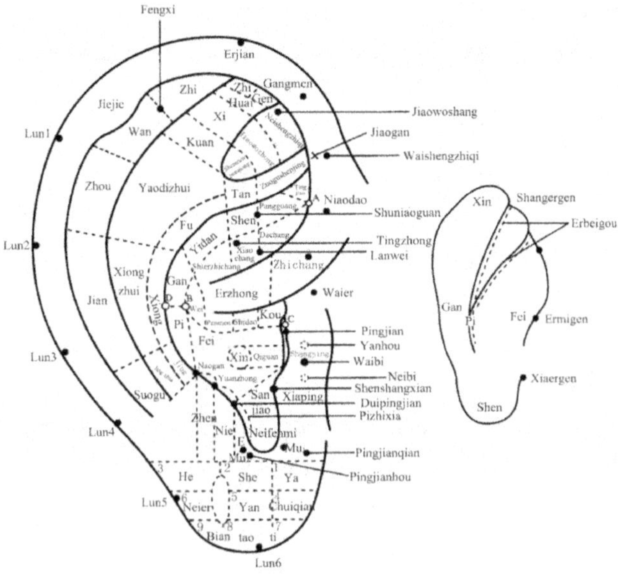

| Figura 7.3 Punto auricular común

(4) Masaje, terapia de raspado

- Masaje de acupuntos

Puntos de uso común: Lieque, Taiyuan, Dazhui, Fengmen, Tiantu, Feishu, Pishu, Fenglong, Zusanli, Mingmen, Tanzhong, Zhongfu, Shenshu, Da Chang Shu, Zhongwan y otros puntos de acupuntura, puntos de presión de amasado, el punto de amasado es apropiado. También se pueden utilizar la placa raspadora, el peine de madera y otros equipos para presionar o raspar, y masajear la piel hasta que se ponga rojiza, generalmente 1∼2 minutos por cada punto de acupuntura. Para la tos, picazón en la garganta y tos seca, se pueden agregar Sahoshang, Chize, etc. Se puede usar aceite de masaje, aceite de sésamo, aceite de oliva, etc., para lubricar la piel. No se debe aplicar demasiada fuerza o tiempo excesivo para evitar dañar la piel.

- Masaje meridiano

Para los meridianos de la mano del pulmón Taiyin, el intestino grueso Yangming, el estómago Yangming, el bazo Taiyin del pie, la vejiga del sol, cualquier pulso, el pulso del gobernador, etc., se utiliza la técnica de empujar, tomar, frotar, amasar, pellizcar y otras técnicas para masajear o limpiar la sangre. Cada masaje debe durar unos 20 minutos.

- Terapia de ventosas

Puntos de uso común: puntos de acupuntura dorsal, como Dazhui, Feishu, Pishu, Shenshu, Gaomang, etc., así como la acupuntura Fei Ashi (presión en los puntos de acupuntura para eliminar el ácido, el dolor, la hinchazón, el entumecimiento y otros cambios sensoriales y cutáneos) durante 10 a 15 minutos.

- Ley tradicional

El Ba Duan Jin se recomienda practicar durante 10 a 15 minutos, de 1 a 2 veces al día, según la condición física personal y la capacidad de tolerancia.

El Taijiquan se recomienda practicar una vez al día, durante 30 a 50 minutos.

La Wu Qin Opera se recomienda practicar una vez al día, durante 10 a 15 minutos.

Otros métodos deben adaptarse a la condición física individual y la capacidad de tolerancia.

- Terapia de dieta medicada

La medicina china conoce la "medicina y homología alimentaria" o "medicina en la alimentación". Según el argumento del "Huangdi Nei Jing", "la comida en ayunas es como medicamento para los pacientes". Muchos alimentos pueden tener valor medicinal, tanto en términos de valor nutricional, como de prevención y tratamiento de enfermedades, aptitud física y longevidad.Durante la alternancia de invierno y primavera, cuando el clima es seco, frío y cálido, se debe seguir una dieta ligera, evitando alimentos fríos, grasos, picantes y estimulantes, y evitando el exceso de consumo de cordero, mariscos y otros alimentos grasos y altos en calorías. En cambio, es recomendable consumir más alimentos ligeros, verduras, frutas y pato, así como alimentos frescos. Se deben consumir alimentos moderados como peras, ñame, castañas de agua, semilla de Coix, lirio, hongo blanco, batata, tofu y miel, ya que son nutritivos, húmedos y vigorosos para el bazo, pero no son pesados. También se pueden consumir algunos alimentos que pueden mejorar la función inmunológica, como champiñones, wolfberry chino, polvo de Ganoderma lucidum, hongo negro, entre otros.

- Orientación emocional

Es importante prestar atención a la regulación de las emociones, y para ello se pueden utilizar diferentes métodos como la terapia del oído, la moxibustión, el masaje, la dieta, el té, el baño de medicina, la música y otros. Estos métodos pueden ayudar a relajarse, reducir la ansiedad y mejorar el sueño.

SECCIÓN III: PREVENCIÓN DE LA MEDICINA CHINA

La medicina china enfatiza la prevención general y la mejora de la inmunidad en lugar de alentar a las personas sanas a tomar medicamentos preventivos. Sin embargo, para aquellos en grupos de alto riesgo que tienen contacto cercano y frecuente con áreas de alto riesgo, la medicina tradicional china puede ser una opción para la prevención. La dosis no se puede reducir de manera adecuada en comparación con la dosis utilizada en el tratamiento convencional, y se debe prestar atención a las diferencias individuales y a la diferenciación de síntomas. El objetivo final es mejorar la inmunidad del cuerpo para resistir el virus. Los métodos de prevención incluyen la regulación emocional, la moxibustión, el masaje, la dieta, el té, el baño medicinal y la música, entre otros.

Sopa o té de reemplazo

Prescripción 1: Astrágalo crudo 10g, ginseng 10g, Campanulaceae 10g, regaliz 10g, forsythia 10g, Atractylodes 10g.

Eficacia: Aclarar el Qi de los pulmones.

Uso: Decocción en nombre del té, 1 dosis al día, un total de 7 dosis.

Ámbito de aplicación: Personas de mediana edad y mayores con insuficiencia pulmonar.

Prescripción 2: Hojas de Suye 6g, hojas de pachuli 6g, cáscara de mandarina seca 9g, hierba 6g, jengibre 3 a 6 tabletas.

Eficacia: Turbidez aromática.

Uso: Decocción en nombre del té, 1 dosis al día, un total de 7 dosis.

Ámbito de aplicación: Función pobre del bazo y el estómago, humedad más pesada.

Prescripción 3: Pachulí 10g, Rhodiola 15g, madreselva 10g, Guanzhong 6g, Polygonum 6g, rutina 15g.

Eficacia: Turbidez aromática, desintoxicación del gas.

Uso: Decocción por vía oral, 2 o 3 veces al día.

Ámbito de aplicación: -

Prescripción 4: Pachulí 10g, madreselva 10g, Angelica 6g, hierba 6g, raíz de rutina 15g, raíz de hierba blanca 15g.

Eficacia: Turbidez y desintoxicación húmeda.

Uso: Decocción por vía oral, 2 o 3 veces al día.

Ámbito de aplicación: -

Prescripción 5: Radix isatidis 10g, Polygonatum 20g, Dendrobium 20g, Guanzhong 20g, Atractylodes 10g, Acorus calamus 10g, Zeeland 10g.

Eficacia: Yin Yin Xiezhuo, desintoxicación y eliminación de humedad.

Uso: Decocción, 1 dosis al día, tomada temprano en la noche. Los niños menores de 10 años deben reducir a la mitad.

Ámbito de aplicación: Adecuado para la prevención de epidemias en la población general.

Nota: Las mujeres embarazadas están prohibidas. Los pacientes con humedad física (lengua gruesa y grasosa) deben tener cuidado. En el proceso de uso, si hay alguna incomodidad, detener inmediatamente.

Prescripción 6: Bupleurum 10g, Pueraria 12g, Andrographis 6g, Viento 12g, Qianhu 9g, tallo de pachulí 10g, Codonopsis 9g, cuero verde 6g, azufaifa 3g, jengibre 1g, de ginseng Americano 3g, Scutellaria baicalensis georgi 10g, sarcoidosis 9g, pachulí 3g.

Eficacia: Solución fría, histéresis húmeda. Uso: Decocción, 1 día y 1 dosis, puntos tomados temprano en la noche. Los niños menores de 10 años deben reducir la dosis a la mitad. Ámbito de aplicación: Adecuado para la prevención de epidemias en la población general, tanto física como mentalmente.

Prescripción 7: Atractylodes 10g, cáscara de mandarina seca 5g, pachulí 5g, albahaca 5g, flor de plata 5g, Guanzhong 5g, astrágalo crudo 10g. Eficacia: Turbidez aromática, desintoxicación y fortalecimiento del cuerpo. Ámbito de aplicación: Profilaxis en la población general. Prescripción 8: Astrágalo crudo 15g, viento 10g, Atractylodes 10g, pachulí 5g, albahaca 5g, flor de plata 5g. Eficacia: Fortalecimiento del cuerpo, turbidez aromática y desintoxicación. Ámbito de aplicación: Personas frágiles.

El lado externo

(1) Pies de burbuja de medicina china

Prescripción 1: Aiye 30g or pimienta 20~30g (piel dañada del pie), agua frita más la cantidad correcta de agua tibia, pies empapados 15~30min, con un ligero grado de sudoración en la frente. Pie de ampolla caliente simple, adherencia a largo plazo, tanto propicio para el sueño, sino también para mejorar la microcirculación del pie, mejorar la inmunidad.

Prescripción 2: eucommia 30~45g, Chuanduan 30~45g, angelica 15~20g, astrágalo 30~45g, pachulí 15~30g, jengibre 15~20g. Uso: agregue agua 2000mL, agua frita 45min, tome jugo, en el cubo en el baño de pies. 2 veces al día, cada 30 minutos, con un ligero sudor en todo el cuerpo.

(2) Fumigación en interiores

Aiko ahumado: se puede encender la barra de Ai o el terciopelo ahumado en la habitación, una vez al día. Cada barra de Ai puede durar varios días (barra de Ai sin humo).

Fumigación de la medicina tradicional china: medicina única Atractylodes 30g. O use el compuesto de medicina tradicional china: Banlangen 10g, Acorus calamus 10g, Guanzhong 10g, madreselva 15g. Agregue el líquido al humidificador de aire doméstico lavado para la fumigación.

(3) Cápsula de medicina china

Prescripción 1: Atractylodes, Ai Ye, Pellan, Acorus calamus, Nepeta, Perilla, Xinyi, pachulí, Angelica y otras drogas aromáticas, tome de 2 a 3 especies. Tome la cantidad apropiada de trituración o investigación, instale en una bolsa de tela densa hecha de bolsita de medicina tradicional china, puede usarla o colgarla en la habitación o colocarla en la almohada. Reemplace cada 5 días.

Prescripción 2: pachulí 20g, Atractylodes 20g, Acorus calamus 15g, hierba 10g, Angelica 12g, hojas 10g, hojas 15g, Guanzhong 20g.

Eficacia: húmedo, fragante y purificante.

Uso: frito, fumigación en interiores o en forma de bolsita.

Sección IV: desarrollo de vacunas

¿Qué es una vacuna?

Las vacunas tradicionales se refieren a productos biológicos utilizados para la vacunación hechos de diversos microorganismos patógenos. En términos generales, los patógenos inactivados o sus componentes son previamente reconocidos por las células humanas, y cuando se infectan con patógenos, el cuerpo mata a los patógenos antes de que se multipliquen en grandes cantidades.

Las vacunas tienen diferentes métodos de clasificación. De acuerdo con la supervivencia de la vacuna, se pueden dividir en vacunas vivas y "vacunas muertas" (vacunas inactivadas). Las vacunas vivas comunes incluyen la vacuna BCG, la vacuna contra la polio y la vacuna contra el sarampión, mientras que las vacunas "muertas" comunes incluyen la vacuna contra la tos ferina, la vacuna tifoidea, la meningitifoidea y otras vacunas.

Las vacunas también se pueden dividir en vacunas preventivas y terapéuticas según su uso. Las vacunas preventivas se utilizan principalmente para prevenir enfermedades, y sus receptores son individuos sanos o recién nacidos. Por otro lado, las vacunas terapéuticas se usan principalmente para tratar a individuos enfermos, y sus receptores son pacientes.

Las vacunas también se pueden clasificar según el proceso de producción en vacunas tradicionales atenuadas/inactivadas, así como en vacunas genéticamente modificadas. Las vacunas recombinantes de ingeniería genética (vacunas de subunidades), las vacunas de vectores de adenovirus, las vacunas de ácidos nucleicos (vacunas de mRNA y DNA) y las vacunas de vectores de virus de influenza atenuados son ejemplos de la amplia gama de vacunas genéticamente modificadas.

El desarrollo de la nueva vacuna coronada en China

La vacuna es la medida fundamental para combatir el nuevo brote de neumonía por coronavirus, pero la investigación y desarrollo de vacunas no es un proceso de un solo día. El nuevo coronavirus es un virus nuevo y su comprensión y exploración requieren tiempo. El desarrollo de una vacuna también lleva tiempo. Al inicio del brote, el grupo de investigación y control conjunto del Consejo de Estado estableció la investigación y el desarrollo de la vacuna como una de las principales direcciones. Se estableció una clase especial para la investigación y el desarrollo de vacunas, y se diseñaron vacunas inactivadas del virus, de ácido nucleico, de proteína recombinante, de vector adenovirus y de gripe atenuada. A partir del 17 de marzo de 2020, las cinco principales vacunas orientadas a la tecnología avanzaron sin problemas en general. Las primeras nueve tareas identificadas completaron la mayoría de los estudios preclínicos, es decir, los estudios de eficacia y seguridad en animales. La mayoría de los equipos de investigación y desarrollo completaron los estudios preclínicos en abril y comenzaron gradualmente los ensayos clínicos.

Se informa que, a partir del 8 de abril de 2020, un total de 115 nuevas candidatas a vacunas coronarias en todo el mundo se encontraban en diferentes etapas de desarrollo. Entre ellas, el equipo de investigación dirigido por el académico Chen Wei de la Academia de Ciencias Militares de la Academia China de Ciencias Militares desarrolló con éxito una vacuna recombinante contra el coronavirus del vector de adenovirus. Esta vacuna fue aprobada por primera vez en el estudio clínico el 16 de marzo. La vacunación en los ensayos clínicos de fase I se completó a fines de marzo de 2020, y se comenzó a reclutar para los ensayos clínicos de fase II el 9 de abril. A partir de mayo de 2020, 508 voluntarios del ensayo clínico de fase II de la vacuna contra el coronavirus recombinante del vector adenoviral han sido inyectados y se encuentran en el período de observación.

Se informa que los ensayos clínicos de fase II se están llevando a cabo de acuerdo con las normas internacionales y las leyes y regulaciones nacionales pertinentes. Se ha implementado la "prueba doble ciego". Los 508 voluntarios se dividieron en tres grupos de estudio: el grupo de vacuna de dosis baja, el grupo de vacuna de dosis media y el grupo de control de placebo. Al final de la prueba doble ciego, se comparará la seguridad y la eficacia de los medicamentos de prueba y control. Este proceso es "cegador".

El 12 de abril de 2020, se anunció que la nueva vacuna inactivada contra el coronavirus desarrollada por el Instituto de Productos Biológicos de Wuhan en China había obtenido la aprobación para ensayos clínicos, convirtiéndose así en la primera vacuna inactivada contra el coronavirus en el mundo en recibir esta aprobación. El ensayo clínico se centró en evaluar la seguridad e inmunogenicidad de la vacuna en sujetos sanos de entre 18 y 59 años que recibieron dosis bajas, medias y altas en diferentes programas de inmunización (od, 14d), (od, 21d) y (od, 28d), y se centró en la evaluación de cambios en la inmunización celular después de la vacunación, así como en la seguridad y el programa de vacunación. Hasta la fecha, un total de 1120 sujetos del estudio clínico I/II han completado dos dosis de vacunación. Los resultados de la exposición a la ceguera mostraron que la seguridad de la vacuna después de la vacunación fue buena, sin ningún caso de reacciones adversas graves. Además, diferentes procedimientos y dosis de vacunación produjeron anticuerpos de alto título. La dosis media del grupo de 18 a 59 años, según los programas (od, 14d) y (od, 21d), mostró una tasa positiva de anticuerpos neutralizantes del 97,6%, mientras que según el programa (od, 28d), mostró una tasa del 100%. Tres nuevos ensayos clínicos de vacunas inactivadas en fase III se han lanzado oficialmente en Beijing, China, Wuhan y Abu Dhabi, Emiratos Árabes Unidos, marcando el primer ensayo clínico internacional de vacuna inactivada contra el coronavirus del mundo, y cional de vacuna inactivada contra el coronavirus del mundo, y también el primer estudio clínico de fase III de la vacuna original de China en el mundo.

El 13 de abril de 2020, se aprobó una nueva vacuna inactivada contra el coronavirus desarrollada por Beijing Kexing Zhongwei Biotechnology Co., Ltd. El 16 de abril, se inició un estudio clínico de fase I/II en un grupo de adultos (de 18 a 59 años) en Jiangsu. El objetivo de este estudio clínico aleatorizado, doble ciego y controlado con placebo fue evaluar la seguridad y la dosis de diferentes programas de inmunización con la nueva vacuna inactivada contra el coronavirus, siguiendo los programas de (0d, 14d) o (0d, 28d), y también evaluar la inmunogenicidad de los programas. A partir del 14 de junio de 2020, un total de 743 sujetos en el estudio clínico I/II completaron la vacunación. Los resultados de la exposición a la ceguera mostraron que la vacuna era segura e inmunogénica. Los datos de seguridad de la fase I/II del programa (0d, 14d) mostraron que las reacciones adversas de la vacuna fueron principalmente de grado 1, que se manifestaron principalmente como dolor leve en el sitio de inoculación, fatiga y fiebre en algunos sujetos, y no se informaron reacciones adversas graves. Los estudios clínicos de fase II del programa (0d, 14d) mostraron que la tasa positiva de anticuerpos neutralizantes fue superior al 90% después de 14 días de inmunización completa.

El 27 de abril de 2020, la nueva vacuna inactivada contra el coronavirus desarrollada por el Instituto de Biología Biológica de Beijing obtuvo la aprobación del ensayo clínico de la Administración Estatal de Alimentos y Medicamentos y comenzó oficialmente el ensayo clínico en Henan el 28 de abril. Esta también es la segunda vacuna inactivada contra el coronavirus aprobada por China Biotechnology Corporation.

El 7 de mayo de 2020, Qin Chuan de la Facultad de Medicina de la Universidad Médica de Pekín Union y Wu Guizhen del Instituto de Prevención y Control de Enfermedades Patógenas del Centro Chino para el Control y la Prevención de Enfermedades publicaron conjuntamente un estudio en línea titulado "The pathogenesis of SARS-CoV-2 in hACE2 transgenic mice". El estudio demostró pérdida de peso y replicación del virus en los pulmones de ratones transgénicos hACE2 infectados con SARS-CoV-2. La histopatología típica mostró neumonía intersticial, infiltración de linfocitos y monocitos en el estroma alveolar, y acumulación de macrófagos en la cavidad alveolar. Se observaron antígenos virales en células epiteliales bronquiales, macrófagos alveolares y células epiteliales alveolares. Este fenómeno no se encontró en ratones de tipo salvaje infectados con SARS-CoV-2 (ratones no transgénicos hACE2). El estudio dilucidó la patogenicidad del SARS-CoV-2 en ratones hACE2 y satisfizo la hipótesis de Koch, lo que permitiría el desarrollo de terapias y vacunas contra el SARS-CoV-2 en el futuro. Este es también el primer experimento mundial de vacuna contra el coronavirus en animales.

En la primera mitad de 2020, en nuestro país, se aprobaron oficialmente una vacuna de vector de adenovirus y cuatro vacunas inactivadas para llevar a cabo ensayos clínicos. Estas representan el 40% del número total de vacunas en ensayos clínicos en todo el mundo. Además, se espera que las vacunas desarrolladas utilizando otras rutas técnicas recientes también se unan a la carrera. La investigación y el desarrollo de vacunas en China han presentado características distintivas y se complementan entre sí, avanzando paso a paso.

El 8 de octubre de 2020, China firmó un acuerdo con la Alianza Mundial para la Inmunización de Vacunas para unirse formalmente al "Plan de Implementación de la Vacuna contra la Neumonía de la Nueva Corona". Esta medida es importante para que China defienda el concepto de una comunidad de salud humana y cumpla su compromiso de promover la vacuna como un bien público mundial.

Según las estadísticas de la Organización Mundial de la Salud del 2 de diciembre de 2020, se han realizado ensayos clínicos de 15 vacunas en China, de las cuales 5 están en ensayos clínicos de Fase III. Las vacunas en ensayos clínicos cubren todas las rutas técnicas de diseño disponibles. En todo el mundo, China lidera la investigación y el desarrollo de nuevas vacunas contra el coronavirus, con dos vacunas inactivadas de medicina china y una vacuna inactivada de Beijing Kexing siendo las primeras en el mundo. Debido al buen control de la epidemia de coronavirus en China y la falta de condiciones para llevar a cabo ensayos clínicos de Fase III en el país, las unidades de investigación y desarrollo de vacunas en China han optado por la cooperación internacional después de completar los ensayos clínicos de Fase I y II, y han llevado a cabo conjuntamente ensayos clínicos con países o regiones extranjeras.

El 30 de diciembre de 2020, la Administración Estatal de Medicamentos de China aprobó la solicitud de registro de una nueva vacuna inactivada contra el coronavirus (Vero Cell) de China National Pharmaceutical Group Co., Ltd. La vacuna es la primera vacuna inactivada contra el coronavirus desarrollada en China y aprobada para prevenir enfermedades causadas por nuevas infecciones por coronavirus (COVID-19).

CAPÍTULO VIII: NORMAS DE DIAGNÓSTICO Y TRATAMIENTO DE MEDICINA TRADICIONAL CHINA Y OCCIDENTAL EN EL HOSPITAL CUADRADO

~

El hospital modular consiste en una combinación de cabinas que ofrecen una variedad de funciones de soporte médico y técnico, incluyendo la capacidad de tratamiento temprano. Este tipo de hospital no solo cuenta con instalaciones sanitarias móviles para los marineros, almacenamiento de medicamentos y suministros estériles, desinfección y esterilización de equipos, suministro continuo de energía y otras condiciones, sino también con áreas para cirugía, pruebas, ultrasonidos en color, rayos X y otras inspecciones. Debido a su gran movilidad, capacidad de despliegue rápido, adaptabilidad al ambiente y otras ventajas, puede participar en misiones de rescate médico de emergencia de manera efectiva.

El hospital modular de China ha participado en tareas de rescate médico de emergencia como el terremoto de Wenchuan y el terremoto de Yushu en la provincia de Qinghai, y ha atendido a víctimas graves en áreas afectadas por desastres. Después de someterse a pruebas prácticas, ha demostrado ser un hospital alternativo rápido y móvil muy efectivo. El hospital modular ha sido sometido a rigurosas pruebas en el proceso de llevar a cabo varias tareas de seguridad.

El 10 de marzo de 2020, el Comando de Prevención y Control de Epidemias de la provincia de Hubei anunció oficialmente que los 14 hospitales modulares existentes en Wuhan han sido completamente cerrados. La publicación de esta noticia significa que el "arca de la vida" que en su momento representó un punto de inflexión en la prevención y control de la epidemia en Wuhan, ha completado básicamente su histórica misión por etapas. La construcción de una gran cantidad de hospitales modulares y la rápida expansión de los recursos médicos ha logrado un importante e irremplazable papel en la prevención y tratamiento de dos aspectos del nuevo tipo de pacientes con neumonía por coronavirus, pero también para hacer frente a emergencias de salud pública y grandes desastres, y organizar rápidamente la expansión de los recursos médicos en nuestro país para crear un nuevo modelo de importancia médica.

Sección II: Principios de gestión

l propósito de la operación hospitalaria de cabina es enfocarse en el tratamiento de pacientes diagnosticados con neumonía por coronavirus en la comunidad, especialmente en pacientes leves y comunes, controlando la fuente de infección y evitando la propagación de la enfermedad en la comunidad. Además, se brinda asesoramiento psicológico y tratamiento científico y oportuno a los pacientes con el fin de reducir la tasa de letalidad y disminuir la mortalidad.

Los principios de gestión de casos incluyen tratamiento direccional, aislamiento centralizado, gestión de zonificación unitaria, tratamiento estandarizado y derivación bidireccional.

En cuanto a los principios de operación y gestión, se estableció un comité temporal del partido en el hospital de cabinas, aprobado por las organizaciones del partido superior y en línea con las disposiciones pertinentes de la Constitución del Partido Comunista de China. Además, cada equipo médico estableció una rama temporal del partido y se crearon grupos de pacientes y miembros del partido para implementar el modo de gestión autónoma de los pacientes y aprovechar el papel de bastión de batalla y vanguardia de los miembros del partido en todos los niveles del hospital de cabina. Se promueve la construcción del hospital y su institucionalización, y el secretario del partido del hospital de cabina es la persona principal a cargo del partido y el gobierno local, mientras que el presidente depende de la persona a cargo del hospital. El vicepresidente del equipo médico tiene experiencia administrativa en el liderazgo del equipo y el vicepresidente de logística es el líder del partido y del gobierno local.

SECCIÓN III: PACIENTES ADMITIDOS Y CRITERIOS DE PRE-DIAGNÓSTICO

Los pacientes del hospital modular admitieron el estándar

De acuerdo con la definición del "Nuevo programa de diagnóstico y tratamiento de la neumonía por coronavirus (sexta edición)" y considerando la situación actual, los nuevos casos confirmados de neumonía por coronavirus deben cumplir simultáneamente las siguientes condiciones:

(1) Síntomas leves (sin manifestaciones de neumonía en imágenes) o tipo común (con fiebre, síntomas respiratorios y otras manifestaciones, con evidencia de neumonía en imágenes).

(2) Capacidad para vivir e independencia en el caminar.

(3) Ausencia de enfermedades crónicas graves, incluyendo hipertensión, diabetes, enfermedad coronaria, tumores malignos, enfermedades pulmonares estructurales, enfermedades cardíacas pulmonares e inmunosupresión.

(4) Ausencia de antecedentes de enfermedades mentales.

(5) Saturación de oxígeno en reposo > 93% y frecuencia respiratoria < 30 veces/min.

(6) Otras situaciones especiales que requieran una descripción detallada.

El proceso de check-in del hospital modular

(1) Todos los días antes de las 10AM, los jefes de distrito (jefes de enfermería) informan al director de la oficina del hospital, al director de la oficina del hospital y al presidente a cargo sobre el número de pacientes que pueden ser transferidos, para determinar el número de pacientes que serán recibidos en el mismo día y reportarlo a la sede.

(2) La sede determina el número de pacientes que pueden ser transferidos al hospital de cabina y envía una lista de pacientes con información básica (que incluye la información de identidad del paciente, el número de teléfono de contacto, la información de la enfermedad, la información de la medicación, etc.) de acuerdo con el número de camas restantes proporcionadas por el hospital de cabina y el hospital.

(3) El grupo de expertos de la organización hospitalaria de cabina revisa a los pacientes de acuerdo con los criterios de admisión, determina la lista de pacientes que serán tratados en el mismo día, asigna el número de sala y cama, y emite un certificado de transferencia para cada paciente, y lo informa a la sede.

(4) El comando imprime la información de cada paciente (el número de paciente escrito en los datos) junto con el certificado de transferencia, para entregárselo al paciente.

(5) La sede es responsable de coordinar la transferencia de pacientes, coordinar la programación de ambulancias, el personal del vehículo, la información del vehículo, etc., para enviar el número de salida y el número de paciente al hospital de cabina.

El diagnóstico previo al examen del hospital modular

El hospital de cabina organiza al personal médico para llevar a cabo un examen preliminar de los pacientes ingresados en el hospital. Para aquellos pacientes que cumplan con los criterios de tratamiento, el personal médico es responsable de guiar su llegada oportuna a la cabina. Después de la evaluación preliminar, para aquellos pacientes que no cumplan con los criterios de admisión, si se presentan casos más graves, se debe seguir el principio de recepción y luego rotación. Con el fin de garantizar la seguridad médica, se debe dar prioridad a la colocación en el área de observación y tratamiento intensivo en la cabina, se debe brindar un tratamiento oportuno y una supervisión estrecha, y se deben realizar arreglos oportunos para la transferencia a hospitales designados.

SECCIÓN IV: TRATAMIENTO

Monitorear de cerca los signos vitales y la saturación de oxígeno

(1) Se debe medir y registrar la temperatura corporal del paciente 4 veces al día, a las 8AM, 12PM, 4PM y 8PM.

(2) La frecuencia respiratoria debe ser registrada 2 veces al día, a las 8AM y 8PM.

(3) La frecuencia cardíaca y la saturación de oxígeno deben ser medidos 2 veces al día, a las 8AM y 8PM. La saturación de oxígeno es un parámetro fisiológico importante del sistema respiratorio-circulatorio. En las personas sanas, un valor inferior al 95% puede indicar una falta de oxígeno. La medición diaria de la saturación de oxígeno se realiza con un oxímetro de clip de dedo y se debe evaluar la condición del paciente de manera inmediata si el valor es inferior al 95%. En caso de pacientes con enfermedades graves, se debe monitorizar continuamente su saturación de oxígeno hasta que su condición mejore o sea transferido a un hospital.

(4) Las pruebas de laboratorio y los exámenes de imagen serán realizados según la evaluación del médico responsable de acuerdo con la condición del paciente.

(5) El médico responsable realizará exámenes especiales según la condición del paciente.

Tratamiento general

Se recomienda reposo en cama, una dieta adecuada y tratamiento sintomático de apoyo. Si el paciente tiene fiebre, se recomienda la reducción de la temperatura corporal, por ejemplo, si la temperatura es mayor de 38.5°C, el uso de medicamentos como el ibuprofeno puede ser útil. También se debe prestar especial atención al asesoramiento psicológico. Durante la hospitalización, todos los pacientes deben usar máscaras y se proporcionarán 1 o 2 máscaras por día a cada paciente.

Oxigenoterapia

Después de una evaluación por parte del médico responsable, a los pacientes con una saturación de oxígeno inferior al 95% se les debe administrar oxígeno a través del conducto nasal.

Medicación

1. Terapia antiviral

Se recomienda seguir los principios de la terapia antiviral descritos en el "Nuevo programa de diagnóstico y tratamiento de la neumonía por coronavirus (sexta edición del piloto)". Las opciones de medicamentos son las siguientes:

(1) Lopinavir/ritonavir (200 mg/50 mg cada uno, 2 tabletas cada vez, 2 veces al día, el tratamiento no debe exceder los 10 días).

(2) Fosfato de cloroquina (para el nuevo tratamiento de la neumonía por coronavirus, adecuado para adultos de 18 a 65 años. Si el peso corporal es superior a 50 kg, se recomienda una dosis de 500 mg cada vez, 2 veces al día durante 7 días. Si el peso corporal es de 50 kg o

menos, se recomienda una dosis de 1 día de 2 días cada día, de 5 a 7 mg por día durante 2 días).

(3) Arbidol (adultos 200 mg cada vez, 3 veces al día, el tratamiento no debe exceder los 10 días).

2.Tratamiento con antibióticos

Cuando los pacientes presentan esputo evidente o sospecha de infección bacteriana, se pueden utilizar los siguientes tres tipos de medicamentos con una duración de tratamiento de 5 a 7 días:

(1) Cefdinir, 0.1 g por vía oral, tres veces al día.

(2) Moxifloxacina (para mayores de 18 años), 0.4 g por vía oral, una vez al día.

(3) Levofloxacina (para mayores de 18 años), 0.5 g por vía oral, una vez al día.

3.Tratamiento de soporte de infusión

Tratamiento de apoyo mediante infusión

(1) Indicaciones para la infusión: para pacientes que cumplan con cualquiera de los siguientes criterios: A. frecuencia respiratoria mayor de 20 veces por minuto; B. frecuencia cardíaca mayor de 100 veces por minuto después de actividad; C. saturación de oxígeno menor al 95%; D. presencia de enfermedades básicas; E. índice de masa corporal (IMC) mayor a 30; F. recuento de linfocitos en sangre periférica menor a $1.0 \times 10^9/L$.

(2) Plan de infusión: A. isofato de magnesio 150~200 mg o compuesto de glicirrizina 160~200 mg añadidos a 5% de glucosa en 250 ml, infusión intravenosa, una vez al día, 7~14 días como duración del tratamiento; B. inyección de vitamina C de 2.0 g añadida a 5% de glucosa en 250 ml, infusión intravenosa, una vez al día, 7~14 días como duración del tratamiento.

(3) Contraindicaciones para la infusión: A. alergia a la preparación de ácido glicirrícico; B. hipocalemia grave en pacientes; C. precaución en pacientes diabéticos; D. pacientes hipertensos mal controlados.

(4) Requisitos básicos para los líquidos: De acuerdo con los requisitos básicos del hospital y combinados con la situación real, se debe establecer un área independiente en un espacio limpio para llevar a cabo el trabajo de distribución de líquidos. Los requisitos específicos son los siguientes: A. instalaciones móviles para lavado de manos con agua; B. con lámpara UV o máquina de desinfección de aire y otras instalaciones de desinfección de aire; C. con una estación de líquidos; D. tener una partición básica; E. contar con un tratamiento automático.

4.Tratamiento de medicina china

(1) Fatiga con malestar gastrointestinal: Cápsula de Huoxiangzhengqi (píldora, agua, solución oral).

(2) Fatiga con fiebre: Partículas de Jinhua Qinggan, incluyendo cápsula de Lianhua Qingwen (partículas), cápsulas de Shufeng Jiedu (partículas).

(3) Fiebre fría o sin fiebre, tos seca, garganta seca, fatiga, opresión en el pecho, ronquera o vómitos, heces anormales. Lengua pálida o rojiza, musgo blanco grasoso, pulso anormal.

Prescripción recomendada:

Sopa de desintoxicación Qingfei: Efedra 9g, Zhigancao 6g, almendras 9g, yeso 15~30g (primero frito), Guizhi 9g, alisma orientalis 9g, polyporus umbellatus 9g, atractylodes macrocephalae 9g, poria cocos 15g, bupleurum chinense 16g, scutellaria baicalensis georgi 6g, jengibre pinellia 9g, jengibre fresco 9g, aster 9g, flor de invierno 9g, tiro seco 9g, asarum 6g, yam 12g, fructus aurantii 6g, cáscara de naranja 6g, pachulí 9g.

Cómo tomar: Las hierbas se cocinan juntas. Tomar una dosis al día, tarde o temprano cada vez (después de 40 minutos), caliente. Se recomiendan 3 dosis para un curso de tratamiento. Si las condiciones lo permiten, se puede agregar medio tazón de sopa de arroz a cada dosis de la medicina. Si hay sequedad en la boca, se puede tomar más de un tazón. (Nota: Si el paciente no tiene fiebre, se reduce la cantidad de yeso; si hay fiebre o calor fuerte, se puede aumentar la cantidad de yeso). Si los síntomas mejoran pero no desaparecen, se recomienda tomar un segundo curso de tratamiento. Si el paciente tiene condiciones especiales u otras enfermedades subyacentes, el segundo ciclo de tratamiento puede ser ajustado según la situación real.

Fiebre, fatiga, dolor en todo el cuerpo, tos, esputo, opresión en el pecho, náuseas, vómitos, heces pegajosas e infelices. La lengua presenta marcas de dientes gordos claros o es de color rojo pálido, con musgo blanco y grueso o blanco grasoso, y el pulso es resbaladizo.

Prescripción recomendada: efedra cruda 6g, yeso 15g, almendras 9g, Notopterygium 15g, Tinglizi 15g, Guanzhong 9g, dragón 15g, Xu Changqing 15g, pachulí 15g, Peilan 9g, atractylodes lanceolata 15g, Yunling 45g, atractylodes macrocephalae 30g, Jiao San Xian 9g cada uno, magnolia officinalis 15g, nueces de Betel quemadas 9g, frutas de pasto a fuego lento 9g, jengibre 15g.

Método de uso: Tomar una dosis al día, preparando 600 ml de agua frita, dividida en tres tomas, una en la mañana y otra en la noche, antes de las comidas.

(5) Fiebre baja o sin fiebre, letargo, fatiga, pesadez en la cabeza, dolor muscular, menos esputo seco, dolor de garganta, sequedad en la boca y falta de ganas de beber agua, o con opresión en el pecho, sin sudor o sudor fuera de las heces, incomodidad o náuseas. Lengua rojiza, musgo blanco grasoso o amarillo delgado, pulso resbaladizo o Lushi.

Prescripción recomendada: Nuez de betel 10g, Hierba 10g, Magnolia 10g, Anemarrhena 10g, Scutellaria 10g, Bupleurum 10g, Raíz de peonía roja 10g, Forsythia 15g, Artemisia 10g (abajo), Cangle 10g, Folium isatidis 10g, Regaliz crudo 5g.

Cómo tomar: 1 dosis al día, 400 ml de agua frita, dos veces al día, tarde y noche.

(6) Fiebre, tos con menos esputo o esputo amarillo, opresión en el pecho, distensión abdominal, estreñimiento deficiente. Lengua roja oscura y gruesa, musgo grasoso o amarillo, pulso resbaladizo o cuerda resbaladiza.

Prescripción recomendada: Efedra cruda 6g, Almendras amargas 15g, Yeso 30g, Semilla de Coix 30g, Hierba 10g, Pachulí 15g, Artemisia 12g, Polygonum 20g, Verbena 30g, Raíz seca 30g, Tinglizi 15g, Mandarina roja 15g, Regaliz crudo 10g.

Cómo tomar: 1 dosis al día, 400 ml de agua frita, dos veces al día, tarde y noche.

(7) Temperatura corporal baja, sin aumento del calor corporal, o sin fiebre, tos seca, menos esputo, fatiga, opresión en el pecho, rufián o náuseas, heces blancas; Lengua pálida o rojiza, musgo blanco o blanco; Pulso húmedo.

Prescripción recomendada: Atractylodes 15g, Cáscara de mandarina seca 10g, Magnolia 10g, Pachulí 10g, Hierba 6g, Efedra 6g, Notopterygium 10g, Jengibre 10g, Nuez de betel 10g.

Cómo tomar: 1 dosis al día, 400 ml de agua frita, dos veces al día, tarde y noche.

El manejo de pacientes graves

Los pacientes graves se refieren a aquellos que han sido ingresados en el hospital debido a una exacerbación de su enfermedad y requieren cuidados intensivos. Es necesario que cada sala establezca un área de observación y tratamiento independiente para estos pacientes, que incluya botellas de oxígeno, vehículos de rescate, medicamentos de emergencia, respiradores simples, equipo de monitoreo y rescate, y, en caso necesario, ventiladores no invasivos y vehículos de transporte. Es responsabilidad del personal médico reforzar y priorizar el cuidado de estos pacientes.

1. Es recomendable que el área de observación y tratamiento de pacientes graves esté equipada con monitoreo de ECG, oxígeno, desfibrilador, y coche de rescate con los medicamentos de emergencia necesarios. Se recomienda preparar medicamentos de emergencia tales como inyección de insulina humana biosintética (para hiperglucemia), nitroglicerina (para infarto de miocardio), solución de glucosa al 50% (para hipoglucemia), epinefrina (para shock anafiláctico), norepinefrina (para shock), dopamina (para shock), diazepam inyectable (para crisis epilépticas agudas), dexametasona (para alergias), inyección de amiodarona (para arritmias), inyección de desacetil maltosida (para insuficiencia cardíaca), inyección de lobelina (para insuficiencia respiratoria), y nicodemi (inyección de Matsuma).

2.Inicie la consulta en el área de tratamiento de observación intensiva según las siguientes indicaciones:

Si se presentan las siguientes condiciones, se iniciará la consulta y se trasladará al paciente a un área de tratamiento de observación intensiva. Las indicaciones específicas son las siguientes:

(1) Los síntomas persisten sin alivio o tienen una tendencia creciente.

(2) Si la temperatura corporal es superior a 38 °C después de haber tomado agua hervida oral y enfriamiento físico sin alivio, o si la temperatura corporal es superior a 38,5 °C.

(3) Frecuencia respiratoria (RR) ≥30 veces/min y la administración de oxígeno no alivia la situación.

(4) La saturación de oxígeno es ≤93%.

(5) Frecuencia cardíaca (FC) ≥100 veces/min y presión arterial (BA) ≥140/90 mmHg: si el paciente tiene antecedentes de hipertensión, se administrará tratamiento antihipertensivo oral diario; si no tiene ante-

cedentes de hipertensión, se administrará oxígeno; si la presión arterial sigue siendo alta después de la fiebre.

3. Proceso de rescate:

(1) Utilice una silla de ruedas o un vehículo de transporte para trasladar al paciente a un área de tratamiento de observación intensiva.

(2) Evalúe la condición del paciente, establezca acceso venoso y administre tratamiento.

(3) Proporcione soporte vital y monitoree al paciente.

(4) De acuerdo con el proceso de traslado, informe al comando para transferir al paciente a un hospital designado.

(5) Registre un informe de situación.

SECCIÓN V: TRANSFERENCIA Y ESTÁNDARES Y PROCEDIMIENTOS DE ALTA

El hospital modular de pacientes graves se rige por el siguiente estándar de transferencia

Que se cumple si se presenta uno de los siguientes criterios:

(1) Dificultad respiratoria, con una frecuencia respiratoria (RR) $\geq$ 30 veces/minuto.

(2) Saturación de oxígeno en reposo $\leq$ 93%.

(3) Relación entre la presión arterial de oxígeno arterial (PaO_2) y la concentración de oxígeno inspirado (FiO_2) $\leq$ 300mmHg.

(4) Progresión significativa de las lesiones pulmonares (> 50%) en las imágenes de tórax durante las últimas 24-48 horas.

(5) Comorbilidades graves, que incluyen hipertensión, diabetes, enfermedad coronaria, tumores malignos, enfermedad pulmonar estructural, enfermedad cardíaca pulmonar e inmunosupresión.

(6) Otras emergencias especiales que requieran traslado.

El proceso de transferencia de pacientes graves

Cuando la condición del paciente en la cabina de tratamiento cambia y cumple con los criterios de transferencia, se sigue el siguiente proceso de traslado:

(1) Después de realizar una evaluación física, el médico a cargo invita al médico superior de la consulta en el área de la cabina.

(2) Se informa de inmediato a la sede sobre los pacientes que cumplen con los estándares de gravedad y se solicita la transferencia a un hospital designado para recibir tratamiento.

(3) Se completa el formulario de registro de transferencia y se espera las instrucciones del comando de transferencia. (4) Después de recibir las instrucciones, se ayuda a completar la transferencia del paciente, se equipa con personal médico para escoltar el traslado, se realiza un informe de registro y se informa la información.

Estándares de alta

Se deben cumplir las siguientes condiciones simultáneamente:

(1) La temperatura corporal ha sido normal durante al menos 3 días.

(2) Los síntomas respiratorios han mejorado significativamente.

(3) Las imágenes pulmonares muestran una clara resolución de la inflamación.

(4) Dos pruebas consecutivas de ácidos nucleicos respiratorios patógenos han resultado negativas (con un intervalo de muestreo de al menos 24 horas).

Los pacientes que cumplan con los criterios anteriores aún deben ser evaluados por los expertos del servicio y del hospital, y debe haber un acuerdo de que están listos para ser dados de alta antes de ser dados de alta.

El proceso de alta

(1) Después de que el médico responsable haya completado el examen relacionado con el estándar de alta, consultará a un médico superior en el área de la cabina.

(2) Los pacientes que cumplan con los criterios de alta después de la consulta serán informados al equipo médico de comando.

(3) Complete el formulario de registro de transbordo y espere las instrucciones de transbordo de la sede.

(4) Después de recibir las instrucciones, ayude a la sede a completar la transferencia y el transbordo de los pacientes, y haga un buen trabajo registrando los informes e informando la información.

(5) Precauciones de aislamiento en el hogar: se debe proporcionar una habitación individual con aislamiento de máscara, y se debe evitar salir tanto como sea posible. Durante el aislamiento en el hogar, se debe medir la temperatura corporal diariamente, y el período de aislamiento es de 14 días. Si no es posible el aislamiento en el hogar, la sede debe organizar el aislamiento centralizado. Si el paciente presenta fiebre, tos u otros síntomas nuevamente, o si los síntomas originales empeoran, se debe informar inmediatamente a la persona responsable de la comunidad y acudir al hospital designado más cercano para recibir tratamiento médico.

El proceso de desinfección del paciente dado de alta

(1) Los pacientes dados de alta del hospital el mismo día con sus pertenencias personales deberán desinfectar sus camisas y pantalones con un spray de etanol al 75% y pisar en una solución desinfectante de cloro (2000mg/L) con los pies antes de salir de la cabina. También deben desinfectar sus manos con un desinfectante de manos.

(2) Los pacientes dados de alta (que sean aptos para ello) pueden tomar una ducha y cambiar su ropa y objetos personales diarios, los cuales deben ser desinfectados con un spray de etanol al 75%. Se recomienda

tratar estos artículos como residuos médicos y entregarlos para su incineración. Si no se desea hacerlo, estos artículos pueden ser llevados a casa después de haber sido desinfectados y empaquetados en dos bolsas de basura.

(3) Se debe proporcionar una mascarilla de limpieza para cada paciente dado de alta. Fuera de la cabina, en el área de limpieza, el paciente debe usar una máscara y desinfectar su ropa con un spray de etanol al 75% antes de salir de la zona de limpieza. Además, debe pisar en una solución desinfectante de cloro (2000mg/L) con los pies y desinfectar sus manos con un desinfectante de manos.

(4) Después de la desinfección y destrucción de las sábanas, ropa de cama y otros artículos utilizados por el paciente, los colchones, mesitas de noche, sillas, botellas de agua hirviendo, etc. deben ser desinfectados en su superficie y estar listos para ser utilizados por nuevos pacientes. Se deben proporcionar nuevos edredones y sábanas para los pacientes recién ingresados.

SECCIÓN VI: INTRODUCCIÓN AL MODELO DE MEDICINA TRADICIONAL CHINA DEL HOSPITAL JIANGXIA   FANG

La estructura organizativa y el modelo de gestión

El hospital Jiangxia Fangchang es el de un hospital de emergencia establecido en respuesta a la grave epidemia de neumonía por coronavirus en Wuhan a partir de enero de 2020. Es un hospital temporal y un hospital de guerra. Fue expropiado del distrito de Jiangxia, ciudad de Wuhan, del centro deportivo al aire libre Dawashan A Hall y el piso B Hall 1 a 2 para su reconstrucción. El personal médico está formado principalmente por el tercer lote de equipos médicos nacionales de medicina china enviados por la Administración Estatal de Medicina Tradicional China, con más de 300 trabajadores de la salud de las provincias y ciudades de Jiangsu, Tianjin, Henan, Hunan y Shaanxi. Además, también hay expertos del Grupo Directivo Central, la

Academia China de Ingeniería, el presidente honorario de la Universidad de Medicina Tradicional China de Tianjin, Zhang Boli Ren, asesor general, el decano del Hospital de Medicina Tradicional China de Beijing, Liu Qingquan, el secretario del partido del Comité del Partido del Distrito de Jiangxia, Wang Qinghua, y el subsecretario del Comité del Partido y vicepresidente del Gobierno Popular del Distrito de Jiangxia, Zhang Hulin. El tratamiento hospitalario se caracteriza por la integración de la medicina tradicional china y occidental, y cuenta con 719 camas, ajustadas de acuerdo con la demanda en tiempo real. Además, el personal médico incluye líderes de equipo de las provincias y ciudades de Tianjin, Jiangsu, Henan, Shaanxi y Hunan, así como capitanes de los comités del partido y vicepresidentes.

El Hospital Jiangxia Fangchang es un hospital de aislamiento y tratamiento para varias comunidades en el distrito de Jiangxia, que recibió casos de neumonía por coronavirus del Hospital Jiangnan del Hospital Universitario Wuhan Union (Primer Hospital Popular del distrito de Jiangxia), el Hospital de Medicina China del distrito de Jiangxia y otras regiones de Wuhan. El objetivo principal es maximizar el control de las fuentes de infección, cortar la ruta de transmisión y evitar la infección cruzada en la comunidad, con el fin de controlar finalmente la epidemia de neumonía por coronavirus. Además, el hospital ofrece observación y tratamiento oportuno y estandarizado para evitar un mayor agravamiento de la enfermedad y reducir la gravedad y la mortalidad. Se presta especial atención al papel de la medicina tradicional china en la prevención y el control de epidemias, y se lleva a cabo educación científica sobre salud, asesoramiento psicológico y cuidado humano. El hospital también tiene algunas características de gestión comunitaria.

Por otro lado, el Hospital Jiangxia Fangchang ha planificado un área de tratamiento de medicina tradicional china para facilitar el desarrollo del tratamiento integrado de la medicina china y occidental. Al lado de la estación de enfermería, se han instalado equipos para el diagnóstico y tratamiento de la medicina tradicional china, como dispositivos de moxibustión, placas de tratamiento de fijación de puntos de acupuntura, artículos de frijoles con presión auricular, dispositivos de hipertermia, entre otros. Además, se ha instalado un televisor de pantalla ancha en la cabina para reproducir videos de ejercicios de medicina china, micro-películas, etc.

El Gobierno Popular del Distrito de Jiangxia ha establecido un grupo de coordinación integral para el hospital, que incluye un grupo de seguro médico (personal médico, medicamentos, instalaciones, inspección y materiales de protección), un grupo de servicio de logística (administración de propiedades, protección de agua y electricidad, suministros de oficina, logística) y un grupo de seguridad (dentro y fuera del hospital). Cada grupo ha designado a una persona responsable de los asuntos del hospital de la cabina de atraque.

El hospital ha establecido un comité de hospital, encabezado por el presidente del hospital, que se encarga de la atención médica, la enfermería y el sentido del hospital. El vicepresidente de logística, el director ejecutivo de la sala y la enfermera jefe de la sala también forman parte del comité. Este grupo celebra reuniones regulares. El vicepresidente a cargo del sentido del hospital ha establecido un grupo de trabajo de sentido del hospital, que incluye enfermeras de sala, médicos del hospital, enfermeras del hospital y responsables del trabajo diario de prevención y control del hospital.

El tratamiento médico se lleva a cabo según el equipo médico para la gestión modular. El hospital ha construido cinco salas: "Tianyi, Yu dos, Shaanxi tres, Xiang cinco, Su seis" y ha implementado un sistema de gestión de enfermera jefe. También se ha establecido un sistema de inspección diaria para los practicantes de medicina china. Se requiere que los médicos chinos en todas las salas visiten una vez al día para la diferenciación y el tratamiento del síndrome de la medicina tradicional china y observen las reacciones adversas de la medicina tradicional china y los diarios. Se ha establecido un sistema para proteger el tratamiento clínico de la medicina tradicional china y occidental integrada.

Además, el Hospital Jiangxia Fangchang ha formulado más de 10 reglas y regulaciones, incluido el sistema de gestión de admisión, el sistema de consulta, el sistema de gestión de infecciones y el plan de emergencia, entre otros. También se lleva a cabo regularmente la evaluación personal avanzada del personal médico. Se ha establecido la selección de "tres buenos compañeros de clase" para los pacientes y se ha creado una rama temporal del partido del paciente para dar rienda suelta al papel principal de los miembros del partido y los pacientes.

El tratamiento

(1) El tratamiento integral de la medicina tradicional china es rico y variado, cubriendo todo el proceso.

En primer lugar, en el Hospital Jiangxia Fangchang, se utiliza un enfoque unificado para distribuir la decocción de la medicina tradicional china para cada paciente, como la "nueva corona 2" (Xuanfei Sopa de veneno perdida) y la "nueva corona 3" Sopa de desintoxicación de Qingfei. En segundo lugar, se lleva a cabo una clasificación y orientación jerárquica basada en las características clínicas completas de los pacientes con neumonía por coronavirus de tipo ligero. El grupo de expertos hospitalarios ha formulado cuatro recetas para el acuerdo de medicina tradicional china, cada una para "fiebre", "tos", "ansiedad e insomnio" y "sin síntomas especiales". Esto ha dado lugar a la formación del arma "epidémica" en el segundo nivel del departamento de tratamiento previo al hospital, que fue utilizada por los equipos provinciales bajo la jurisdicción de expertos en medicina tradicional china. Además, el Hospital Jiangxia Fangchang también utiliza el tratamiento personalizado de la medicina tradicional china para aliviar el dolor de los pacientes, lo que se refleja en el tratamiento estratificado de la discriminación.

En primer lugar, cuando un médico de primera línea se encuentra con una respuesta dolorosa especial y una enfermedad repentina especial, los expertos en medicina china de cada sala ejercen su propia iniciativa subjetiva y experiencia. De acuerdo con las diferentes condiciones del paciente, el médico de primera línea elige de forma flexible la acupuntura, el tratamiento externo, la moxibustión, la presión de la presión de la oreja y el latido y otros medios. Para resolver rápidamente a los pacientes.

En segundo lugar, para muchos pacientes que dan positivo para el ácido nucleico o que tienen mala absorción de lesiones en la TC de tórax, se utiliza el tratamiento específico de la desintoxicación, la humedad y la estasis sanguínea de la medicina tradicional china para lograr una recuperación más rápida.

(2) Gran médico sincero, dependiendo de si el paciente, el cuerpo y la mente cogobiernan.

La medicina china se conoce como las siete enfermedades patógenas, y la mayoría de los nuevos pacientes con neumonía por coronavirus están ansiosos, preocupados y temerosos, lo cual es extremadamente perjudicial para su recuperación. Sin embargo, el personal médico chino en el Hospital Jiangxia Fangchang ha eliminado en gran medida el pánico y la ansiedad de los nuevos pacientes con neumonía por coronavirus y ha promovido su recuperación. Al mismo tiempo, también han llevado adelante la "buena práctica y benevolencia" de los médicos chinos.

(3) Método jerárquico de enseñanza de salud, aprovechando la experiencia de la medicina china para promover la rehabilitación

El Hospital Jiangxia Fangchang utiliza un enfoque estratificado basado en la edad, la condición física y la enfermedad de los pacientes con neumonía por coronavirus para enseñar los ejercicios de medicina china que pueden ayudar en la recuperación. Por ejemplo, para pacientes jóvenes y en buena forma física, se enseña Taijiquan y Ba Duan Jin. Para pacientes mayores o con enfermedades más complicadas, se enseñan ejercicios de menor intensidad como "Tai Chi Six Qigong" y "respiración y energía" para mejorar el estado de ánimo, reducir la ansiedad y promover la recuperación. Para aquellos pacientes que cumplen con los requisitos para ser dados de alta del hospital, se les administra medicina tradicional china para ayudar a equilibrar y limpiar el efecto de los residuos del mal, con el fin de prevenir recaídas después de la recuperación.

El resumen del efecto curativo

En el Hospital Jiangxia Fangchang se inscribieron un total de 719 camas. Desde el 14 de febrero de 2020 hasta el mismo año, se atendieron a 564 pacientes, incluyendo 273 hombres y 291 mujeres, con edades entre 7 y 77 años y una edad promedio de 46.44 años. El tratamiento se basó en la medicina tradicional china combinada con la medicina occidental, principalmente utilizando la Decocción Xuanfei y la Decocción Qingfei. Un pequeño número de pacientes recibieron gránulos y otros complementos, como Taiji, Ba Duan Jin y la aplicación de puntos de acupuntura. Después del tratamiento, la temperatura corporal de los pacientes se mantuvo bajo control, con el 99% de los pacientes con una temperatura inferior a 37 °C. Además, las imágenes de TC de los pacientes mejoraron significativamente después del tratamiento. Los síntomas clínicos como tos, fiebre, fatiga, asma, sequedad de garganta, opresión en el pecho, dificultad para respirar, boca amarga y otros también mejoraron significativamente después del tratamiento. Ningún paciente se agravó durante el proceso de tratamiento. Sin embargo, en otro hospital de Wuhan, donde 330 pacientes leves y comunes fueron ingresados en cabinas, no se aplicó correctamente la medicina tradicional china bajo la guía de médicos chinos, lo que resultó en 32 pacientes graves y una tasa de casi 10% de pacientes graves.

El Hospital Jiangxia Fangchang ha desempeñado un papel importante en Wuhan para combatir la epidemia de neumonía por coronavirus, gracias a su modelo de medicina china. Este modelo es una "iniciativa de China" que combina tratamiento y prevención, medicina tradicional china y occidental, médicos y pacientes, y tratamiento interno y externo. Además, se promueve la combinación de síntomas y moxibustión. En un período de 26 días, el hospital trató a un total de 564 pacientes, de los cuales 394 fueron dados de alta sin haber empeorado. El hospital logró un buen rendimiento de "seis cero": cero muertes, cero pacientes críticos, cero recaídas, cero traslados, cero infecciones (incluyendo al personal médico y logístico) y cero quejas. Este hospital ha sido un ejemplo en la construcción de un sistema público de prevención y control de enfermedades infecciosas en China.

La situación del hospital de cabina se muestra en la Figura 8.1~Figura 8.10.

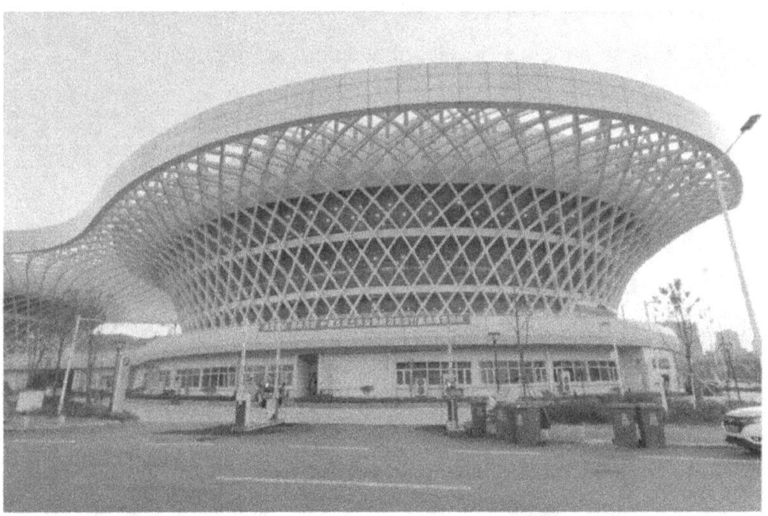

Figura 8.1 Vista exterior del Hospital Jiangxia Fangchang

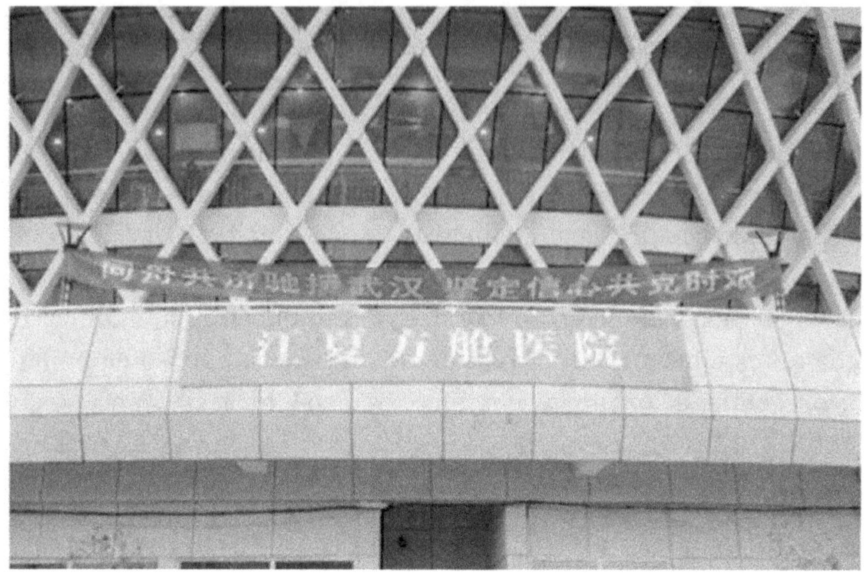

Figura 8.2 Puerta principal del Hospital Jiangxia Fangchang

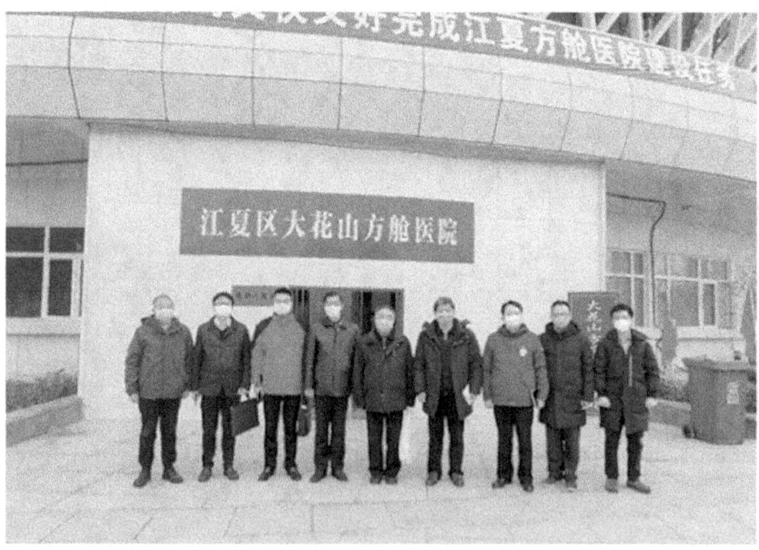

Figura 8.3 Académico Zhang Boli (quinto de la izquierda), Profesor
Liu qingquan (sexto de la izquierda) y sus expertos

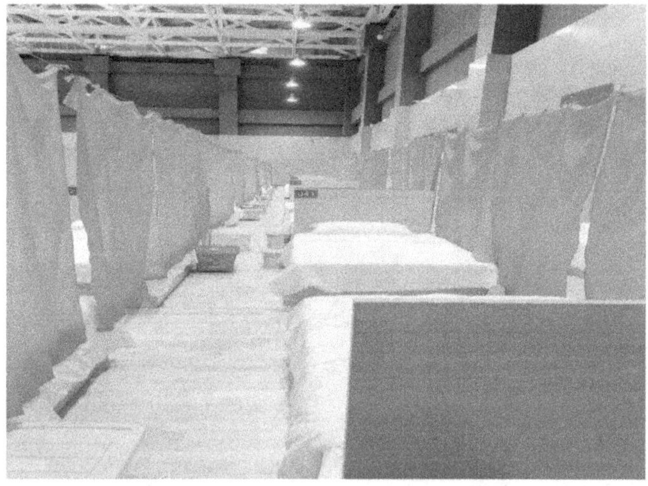

Figura 8.4 Estructura interna del Hospital Jiangxia Fangchang

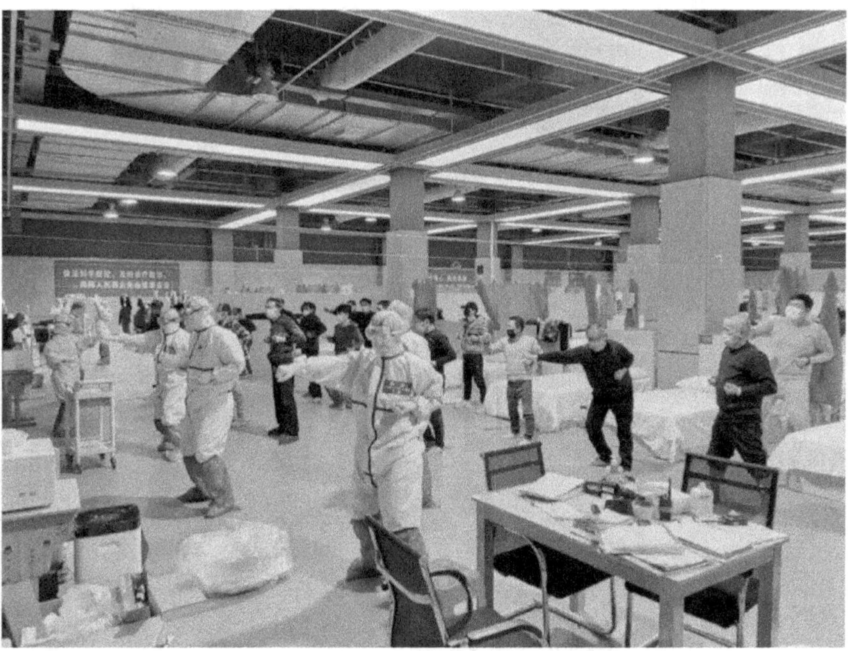

Figura 8.5 Entrenamiento médico - paciente del Hospital Jiangxia Fangchang

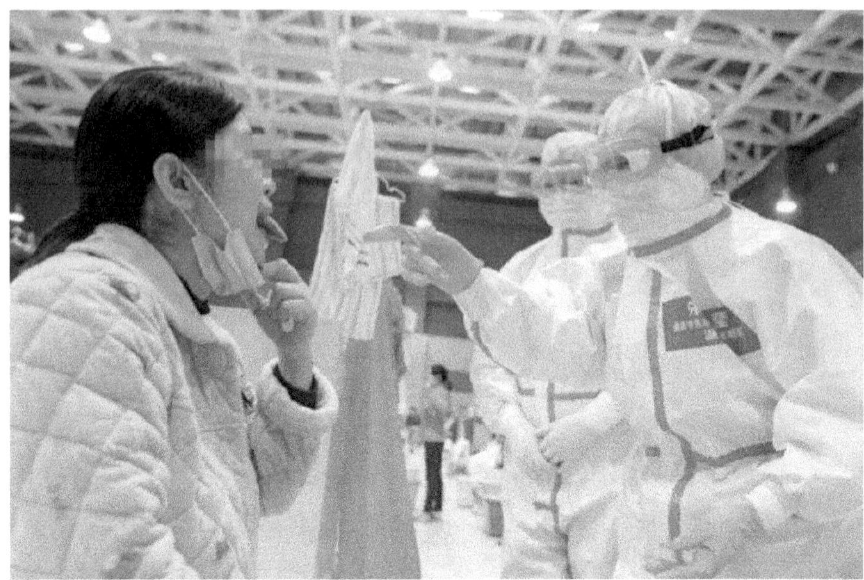

Figura 8.6 El personal médico examina la imagen de la lengua para el paciente (Fuente: People 's Net)

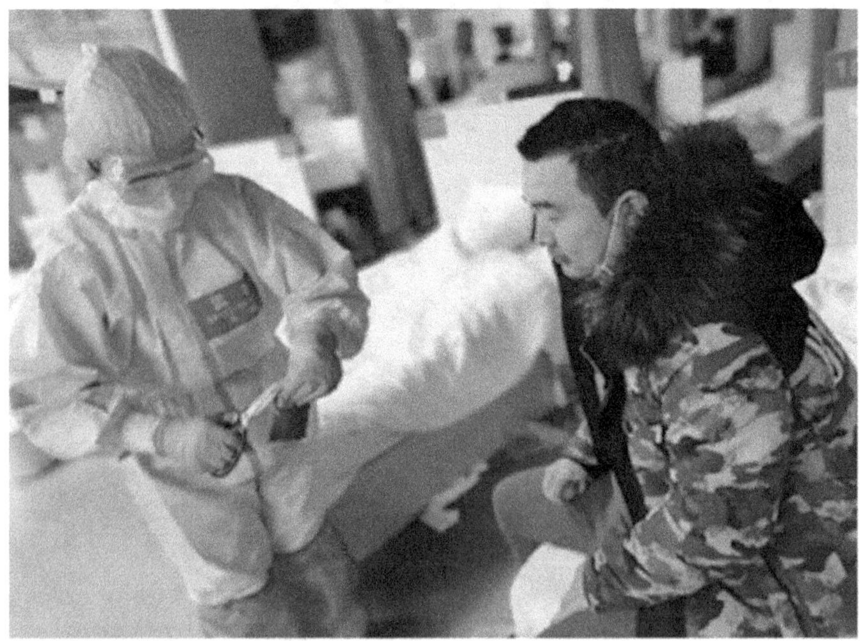

Figura 8.7 El personal médico dispensa medicamentos a los pacientes

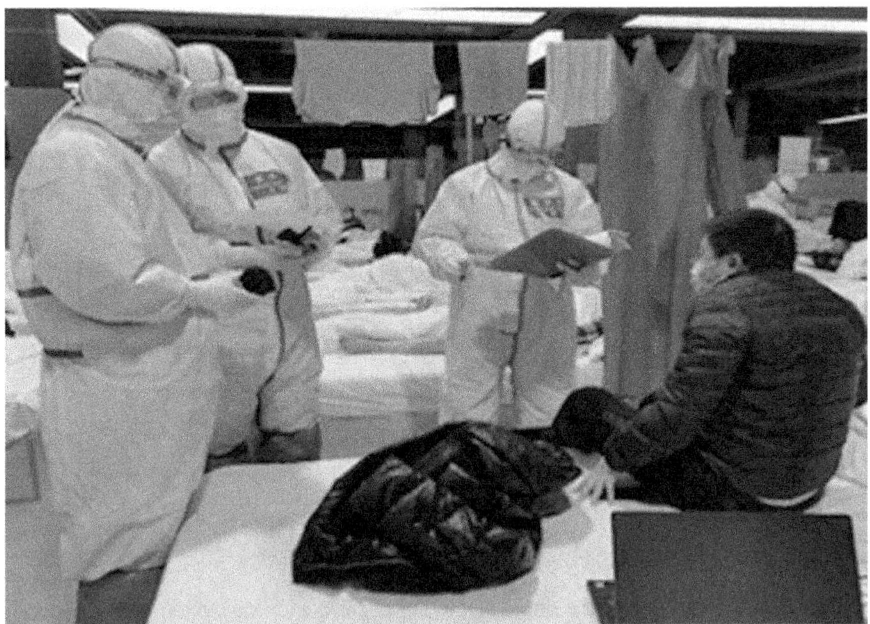

Figura 8.8 Rondas de personal medico

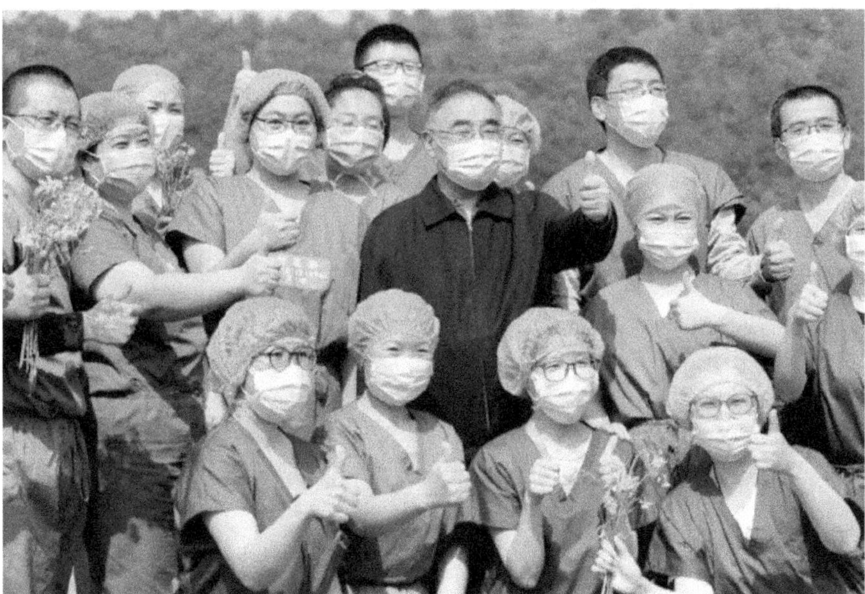

Figura 8.9 El académico Zhang Boli y el equipo médico de la Universidad de Medicina Tradicional China de Tianjin. (1)

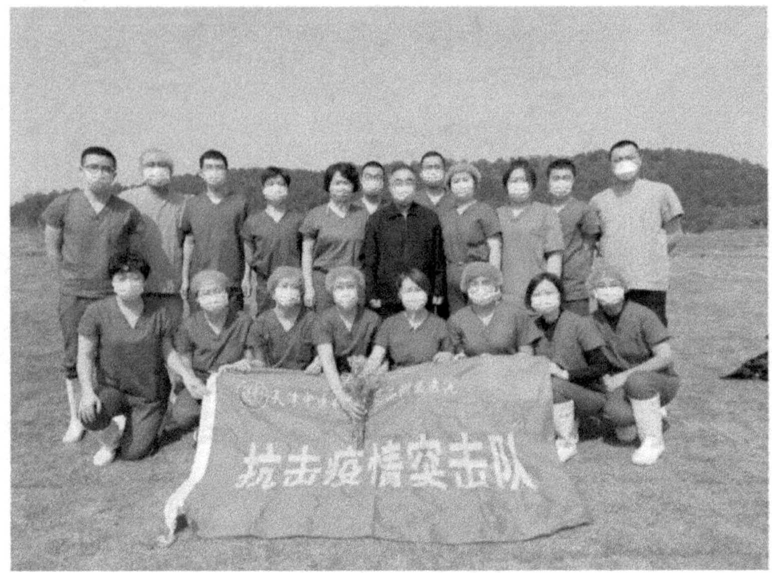

Figura 8.10 El académico Zhang Boli y el equipo médico de la Universidad de Medicina Tradicional China de Tianjin. (1)

CAPÍTULO IX: INTRODUCCIÓN A LA INVESTIGACIÓN CLÍNICA DE FÁRMACOS

~

La nueva epidemia de neumonía por coronavirus ha tenido un impacto significativo en la salud pública en nuestro país y en todo el mundo. Aunque en la actualidad la situación epidémica en nuestro país ha sido controlada en gran medida, la epidemia mundial aún se está extendiendo y se requiere con urgencia el desarrollo de nuevos medicamentos efectivos para el tratamiento de la neumonía por coronavirus. Por lo tanto, la mayoría de los trabajadores médicos continúan resumiendo experiencias y explorando activamente nuevos medicamentos para tratar la neumonía por coronavirus, incluyendo el desarrollo de nuevos fármacos y el uso de una variedad de medicamentos antivirales comerciales. En China, existen dos sistemas médicos, la medicina tradicional china y la medicina occidental, y gracias a las ventajas de ambos sistemas, nuestro país ha logrado importantes avances en la lucha contra la nueva epidemia de neumonía por coronavirus. En particular, los practicantes de medicina china han participado activamente en el proceso de lucha contra la epidemia, y se han organizado equipos médicos nacionales de medicina china, hospitales contratados y pabellones designados. Se han utilizado tratamientos como la decocción de la medicina tradicional china, las medicinas chinas patentadas, la acupuntura, el masaje, los puntos de acupuntura y otros métodos, y se han organizado actividades de terapia física como Taijiquan y Ba Duan Jin para pacientes leves y comunes, lo que ha logrado buenos resultados. Estas prácticas han acumulado una valiosa experiencia y se han convertido en un punto brillante del programa de lucha contra la epidemia de China, llamando la atención tanto a nivel nacional como internacional. Al mismo tiempo, se ha trabajado en la selección de recetas para tratar la epidemia y se han llevado a cabo evaluaciones e investigaciones sobre "tres medicamentos y tres recetas". Hasta la fecha, se han publicado varios estudios clínicos sobre medicamentos para el tratamiento de la neumonía por coronavirus. Este capítulo se basa en el "Nuevo programa de diagnóstico y tratamiento de la neumonía por coronavirus" de China, así como en algunos medicamentos recomendados por la Organización Mundial de la Salud. Además, se incluyen los últimos resultados de investigación farmacológica y clínica.

Sección I: La medicina china

Aunque la diferenciación del síndrome es una parte importante de la teoría de la medicina tradicional china, cuando se enfrenta a una nueva enfermedad como la neumonía por coronavirus, es necesario combinar la diferenciación de la enfermedad con la diferenciación del síndrome. La diferenciación de la enfermedad es la causa y la patogénesis fundamental de la enfermedad, y se desarrolla un "Tongzhi Fang" relativamente fijo para controlar el brote de manera oportuna y efectiva. Cuando sea necesario, se combinan con los síntomas y signos actuales de los pacientes para obtener el mejor tratamiento posible. Con el progreso de la medicina moderna y la ciencia y la tecnología, las medicinas chinas patentadas, como los medicamentos con efectos curativos estables, han aprovechado las ventajas de la medicina tradicional china en el tratamiento de enfermedades y han proporcionado comodidad para el tratamiento clínico.

Durante este nuevo brote de neumonía por coronavirus, el equipo académico de Zhang Boli, basado en las características patógenas de la neumonía viral, seleccionó varias medicinas chinas patentadas efectivas para el tratamiento de la nueva neumonía por coronavirus, desde la perspectiva de inhibir la replicación viral, inhibir la reacción inflamatoria excesiva, regular el equilibrio inmunológico y mejorar la fibrosis pulmonar. Estas medicinas proporcionaron una referencia para la práctica clínica y se analizaron en el mercado. La Administración Estatal de Medicina Tradicional China, bajo la dirección del Grupo Directivo Central, se basó en la experiencia acumulada en el tratamiento clínico de la nueva neumonía por coronavirus, y lanzó medicamentos y prescripciones eficaces para combatirla. Se recomiendan tres medicamentos y tres recetas, que incluyen la cápsula Lianhua Qingwen, los gránulos de Jinhua Qinggan y la inyección de Xuebijing, tres tipos de medicinas chinas patentadas, así como la decocción de la desintoxicación de Qingfei, la receta de Xuanfei y la decocción de Huashibeidu, tres agentes innovadores en el uso clínico del virus de la corona. Se recomienda el diagnóstico y el uso de estos medicamentos en el tratamiento de la neumonía por coronavirus.

Se ha incluido en la selección de medicinas chinas patentadas

De acuerdo con la literatura publicada, la medicina china patentada con efecto antiviral y su posible mecanismo de acción se ha compilado sistemáticamente. La detección virtual asistida por computadora, combinada con experimentos en células y animales, puede ser efectiva en el cribado de nuevas medicinas chinas patentadas contra la neumonía por coronavirus. Se construyó una base de datos de información que contiene 180 tipos de materiales medicinales, 3410 compuestos, 725 componentes y el nuevo modelo de cálculo de proteínas clave de coronavirus Plpro, RDRP, 3CLpro, Spike, para la detección virtual asistida por computadora de medicamentos antivirales patentados. Los resultados mostraron que las tabletas de desintoxicación Forsythia, las píldoras de desintoxicación Forsythia, la píldora Qiongju, la píldora

Niuhuang Qingxin, la píldora anti-viento Tongsheng, los gránulos de desintoxicación Liyan, las tabletas de desintoxicación Qingwen y la píldora Qingzhuo tienen un buen efecto antiviral.

Las células RAW264.7 fueron inducidas con lipopolisacárido (LPS) para establecer un modelo de lesión inflamatoria in vitro. La producción de óxido nítrico (NO) en el sobrenadante celular se detectó mediante el método de Griess. Se utilizó el ensayo inmunoabsorbente ligado a enzimas (ELISA) para detectar la liberación de citocinas TNF-α, IL-1β, e IL-2, siendo la cantidad de IL-2 recolectada. Se encontró que las medicinas chinas patentadas como Niuhuang Qingxin Pills (local), Huoxiangzhengqi Soft Capsule, Niuhuang Jiefang Pills y andrografolida podrían inhibir significativamente la producción de NO y la secreción de citocinas en células RAW264.7 inducidas por LPS.

En la detección de fármacos de deposición anti-colágeno basados en fibroblastos pulmonares, se encontró que 19 de las medicinas chinas patentadas recolectadas mejoraron la deposición de colágeno a nivel celular. Estas medicinas incluyen Huoxiangzhengqi, Partículas claras de garganta y garganta, Tabletas de desintoxicación Qingwen, inyección Qingkailing, inyección/cápsula de Tanreqing, cápsula de Babao Dan, bebida fragante, compuesto líquido oral Qinlan, píldora Qingjin Dingchuan, Píldora QingJin zhisou huatan, tabletas venenosas Forsythia, Tongxuan Lifei Tablet, Receta de la píldora niuhuang Qingxin, Niuhuang jiedu pill, Spray compuesto de Solidago, Granulado qingreling, Solución oral Qingre Jiedu, y Comprimidos antiinflamatorios de padilan.

A través del cribado rápido, el sistema resume el papel de las medicinas chinas patentadas en la replicación viral, la "tormenta de citocinas", y la fibrosis pulmonar, y analiza su viabilidad en el tratamiento clínico de la neumonía viral. Esto puede proporcionar una base importante y referencia para el uso clínico de nuevas medicinas chinas patentadas en la neumonía por coronavirus.

La construcción de un un nuevo conjunto de indicadores básicos de resultados para ensayos clínicos de neumonía por coronavirus

El Centro de Medicina Basada en la Evidencia de la Universidad de Medicina Tradicional China de Tianjin lideró la creación de un nuevo conjunto de indicadores de resultados básicos (COS-COVID) para ensayos clínicos de neumonía por coronavirus. Estos indicadores proporcionan una guía para el diseño, desarrollo y conversión de pruebas de programas de investigación clínica relacionados. COS-COVID fue desarrollado siguiendo las pautas de la guía COMET de la organización académica internacional. El académico Zhang Boli, el profesor Li Youping, el investigador Zhang Junhua y otros expertos en medicina respiratoria y crítica, medicina tradicional china, medicina basada en la evidencia, farmacología clínica y estadística formaron parte del grupo de trabajo que llevó a cabo la investigación COS-COVID. Los procedimientos de construcción de grupos de entrada, investigación Delphi y reunión de consenso se completaron según las pautas de la guía COMET, y finalmente se seleccionó la evaluación clínica más importante de COS-COVID.

De acuerdo con la clasificación de COS-COVID, los indicadores básicos se seleccionan de cinco niveles diferentes: leve, moderado, grave, crítico y período de rehabilitación. El nivel leve contiene un indicador: el tiempo de conversión negativo del ácido nucleico del coronavirus. El nivel moderado incluye cuatro indicadores: duración de la estancia hospitalaria, incidencia de eventos compuestos, puntuación de síntomas clínicos y tiempo de conversión negativo del ácido nucleico del coronavirus. El nivel grave incluye cinco indicadores: incidencia de eventos compuestos, duración de la estancia hospitalaria, índice de oxigenación (PaO_2/FiO_2), tiempo de ventilación mecánica y tiempo de conversión negativo del ácido nucleico del coronavirus. El nivel crítico tiene un indicador: todas las causas de mortalidad. El nivel de rehabilitación tiene un indicador: función pulmonar. COS-COVID es la evaluación clínica actual del nuevo efecto de intervenciones en la neumonía por coronavirus, basada en los indicadores clínicos y operativos más relevantes, y cubre todas las etapas de la enfermedad, no solo para ensayos clínicos que evalúan la eficacia de diferentes intervenciones (medicamentos o no), sino también para revisiones sistemáticas y metaanálisis, guías de práctica clínica y cualquier otro aspecto relacionado con la evaluación y toma de decisiones clínicas sobre la neumonía por coronavirus.

El programa de tratamiento recomendado "tres medicamentos y tres recetas"

(1) Partículas de Jinhua Qinggan

Los gránulos de Jinhua Qinggan están compuestos por madreselva, yeso, efedra, almendras amargas, Scutellaria baicalensis, Forsythia, Fritillaria cirrhosa, Anemarrhena, Artemisia annua, menta, regaliz y regaliz, y es un medicamento chino patentado para el tratamiento de la gripe A (H_1N_1) con efectos de eliminación de calor y desintoxicación. Se recomienda su uso para pacientes con fatiga y fiebre como manifestación clínica en la observación médica de la nueva neumonía por coronavirus.

Efectos farmacológicos: Los gránulos de Jinhua Qinggan pueden reducir significativamente los niveles séricos de citocinas y mejorar la función inmune. La farmacología de redes y las técnicas de acoplamiento molecular predicen que los posibles componentes activos de la neumonía por coronavirus, como la antocianina, el esteroide de frijol, el β-sitosterol y la deshidroxicepina, así como el fármaco HSPHS-HSP90, tienen una alta afinidad para unirse al SARS-CoV-2 y otros coronavirus. Además, mediante el cribado de Jinhua Qinggan Granule y la investigación de acoplamiento molecular de alto rendimiento, se identificaron 276 tipos de compuestos activos que involucraron 325 genes diana y 11 compuestos clave en el mapa de red del "objetivo compuesto de actividad farmacológica". El estudio sugiere que ingredientes activos como la 3-metoxifoxigenina, la glicirricina C y la regaliz chalcona B en Jinhua Qinggan Granule tienen una fuerte actividad de unión a la proteína 3CL del nuevo coronavirus humano y del receptor ACE2, y pueden intervenir en la variedad de vías biológicas y coronales relacionadas con el coronavirus.

Investigación clínica: Se realizó un ensayo controlado aleatorizado (ECA) para evaluar la eficacia del gránulo de Jinhua Qingxin en el tratamiento de pacientes con neumonía leve causada por el coronavirus. Se dividieron aleatoriamente 123 pacientes nuevos en grupos, de los cuales el grupo de tratamiento recibió Jinhua Qingxin Granule combinado con tratamiento convencional, mientras que el grupo de control recibió solo tratamiento convencional durante 5 días. Se evaluó la tasa de desaparición de los síntomas clínicos, la escala del síndrome de TCM, la tasa de hospitalización, la tasa de ansiedad de Hamilton y la satisfacción de los pacientes, así como la puntuación de reacciones adversas. Los resultados mostraron que en comparación con el grupo de control, el grupo de tratamiento tuvo una tasa significativamente menor de fiebre clínica, tos, fatiga, desaparición de los síntomas del esputo, escala del síndrome TCM y ansiedad de Hamilton, y la diferencia fue estadísticamente significativa. Estos hallazgos sugieren que los gránulos de Jinhua Qinggan pueden reducir significativamente los síntomas clínicos como fiebre, tos, fatiga, esputo y aliviar la ansiedad psicológica en pacientes con neumonía leve causada por el coronavirus.

Un estudio retrospectivo muestra que, entre el 24 de enero y el 17 de febrero de 2020, se diagnosticaron 80 casos de neumonía por coronavirus en el Hospital Beijing You'an afiliado a la Universidad Médica de Capital. Estos pacientes recibieron tratamiento sintomático y de apoyo. De ellos, 44 pacientes en el grupo de tratamiento tomaron Jinhua Qinggan Granule dentro de las 24 horas posteriores al ingreso, mientras que 36 pacientes en el grupo control no tomaron o tomaron menos de 2 días. Se compararon el tiempo de detección del ácido nucleico viral y la absorción de neumonía en ambos grupos. Los resultados mostraron que el tiempo promedio para la detección del ácido nucleico viral en el grupo de tratamiento fue (7 ± 4) d, mientras que en el grupo control fue (10 ± 4) d (P = 0.010). La tasa de aclaramiento del virus 7d en el grupo de tratamiento fue significativamente mayor que en el grupo de control (P = 0.009). Los resultados de la TC torácica mostraron que el tiempo de recuperación de la neumonía en el grupo de tratamiento fue (8 ± 4) d, significativamente más corto que en el grupo control (10 ± 5) d (P = 0.021). En conclusión, los gránulos de Jinhua Qinggan pueden acortar efectivamente el tiempo de conversión del ácido nucleico del virus negativo, promover la absorción del exudado inflamatorio pulmonar y no presentar reacciones adversas significativas.

(2) Cápsulas de Lianhua Qingwen (partículas)

Las cápsulas de Lianhua Qingwen (partículas) se utilizan en la gripe y son una preparación de medicina china patentada que trata la toxicidad térmica en los pulmones. Está compuesta por Yinqiao San Maxing Shigan Tang cortado y contiene: forsythia suspensa, madreselva, efedra asada, almendras amargas fritas, yeso, raíz de Isatis, Guanzhong mianma, Houttuynia cordata, pachuli, ruibarbo, Rhodiola, mentol y regaliz. Se recomienda para tratar a pacientes con neumonía por coronavirus que manifiesten fiebre y fatiga.

Efectos farmacológicos: Las cápsulas de Lianhua Qingwen (partículas) tienen un efecto de desintoxicación y un efecto de calor de diarrea Xuanfei. Un análisis farmacológico de la red mostró que estas cápsulas, utilizadas en el tratamiento de la neumonía por coronavirus, tienen como objetivo 55 objetivos comunes. Su mecanismo de acción puede estar relacionado con efectos antivirus de amplio espectro, antipiréticos, antibacterianos, antitusígenos y expectorantes, así como con la regulación inmune. El equipo académico liderado por Zhong Nanshan investigó su capacidad antiviral y su mecanismo. Los resultados mostraron que las cápsulas de Lianhua Qingwen (partículas) tienen un efecto inhibidor débil sobre el virus SARS-CoV-2 (IC_{50} = 411.2μg/ml), pero pueden reducir significativamente el nivel de factores inflamatorios y el ARNm de TNF-α, IL-6, CCL-2/MCP-1,

CXCL-10/IP-10, lo que contribuye a combatir la inflamación pulmonar causada por el SARS-CoV-2.

Estudio clínico: Un análisis retrospectivo de 102 pacientes con neumonía por coronavirus común en 3 hospitales de la ciudad de Wuhan (51 casos tratados con gránulos de Lianhua Qingwen combinados con tratamiento convencional, y 51 casos tratados con tratamiento convencional) encontró que los gránulos de Lianhua Qingwen pueden mejorar los síntomas clínicos de los pacientes y reducir la tasa de ácido nucleico. Otro estudio retrospectivo sobre el tratamiento de casos sospechosos de neumonía por coronavirus (63 casos) con cápsulas de Lianhua Qingwen (partículas) combinadas con terapia convencional encontró que puede mejorar significativamente los síntomas de fiebre, tos, fatiga y dificultad para respirar en casos sospechosos.

Además de los dos ensayos anteriores en los que participaron tres académicos, Zhong Nanshan, Li Lanjuan y Zhang Boli, se han publicado los resultados clínicos de un estudio prospectivo, aleatorizado, controlado y multicéntrico de la cápsula Lianhua Qingwen en el tratamiento de la neumonía por coronavirus en 23 hospitales de 9 provincias de todo el país. El estudio incluyó a 284 pacientes que se dividieron aleatoriamente en el grupo de tratamiento (cápsula de Lianhua Qingwen o cápsula de Lianhua Qingwen combinada con tratamiento convencional) y el grupo de control (tratamiento convencional) de 142 casos. Los resultados mostraron que la tasa de remisión del grupo de tratamiento fue del 91,5%, significativamente mayor que la del grupo de control del 82,4% (P = 0,022). Los síntomas de fiebre, fatiga y tos en el grupo de tratamiento se redujeron en 1d, 3d y 3d, respectivamente. En el análisis completo, la tasa de mejora de la tomografía computarizada pulmonar en el grupo de tratamiento fue del 83,8%, en comparación con el 64,1% en el grupo de control. La tasa general de curación clínica en el grupo de tratamiento fue del 78,9% y en el grupo de control del 66,2%. Sin embargo, no hubo diferencias significativas entre los dos grupos en la conversión a casos graves y los resultados de las pruebas de ácidos nucleicos virales (P > 0,05). Los resultados sugieren que la cápsula de Lianhua Qingwen puede mejorar los síntomas clínicos de los nuevos pacientes con neumonía por coronavirus y que su seguridad es buena. Un estudio retrospectivo en pacientes con neumonía por coronavirus leve/común en el hospital de cabina del Centro de Convenciones y Exposiciones de Wuhan Guanggu encontró que la cápsula de Lianhua Qingwen sola puede ser superior a Arbidol en la reducción de la tasa de conversión de peso en pacientes con neumonía por coronavirus de tipo leve/común tratados con un solo fármaco.

(3) La inyección de Xuebijing

La inyección de Xuebijing se compone de cártamo, raíz de peonía roja, Chuanxiong, Salvia miltiorrhiza y Angelica Wuwei, extractos de la medicina tradicional china. Esta inyección se basa en la teoría del tratamiento de la virulencia y en "cuatro tarjetas y cuatro leyes" del famoso experto en emergencias de medicina tradicional china y occidental, el profesor Wang Jinda. En 2004, la inyección de Xuebijing fue aprobada como un nuevo medicamento nacional de segunda clase y es la única medicina china patentada aprobada para el tratamiento de la sepsis, el síndrome de respuesta inflamatoria sistémica (SIRS) y el síndrome de disfunción orgánica múltiple en China. Se recomienda su uso en el nuevo programa de diagnóstico y tratamiento de la neumonía por coronavirus para pacientes con síndrome de respuesta inflamatoria sistémica y/o síndrome de disfunción orgánica múltiple.

Efectos farmacológicos: Los efectos farmacológicos de la inyección de Xuebijing son múltiples y regulan la inflamación, la coagulación, la protección endotelial vascular, la regulación inmunitaria, entre otros, a través del mecanismo de acción de "múltiples componentes, múltiples rutas objetivo". El grupo de investigación de Yang Zifeng del Instituto de Salud Respiratoria de Guangzhou observó la eficacia antiviral de la inyección de Xuebijing en SARS-CoV-2 in vitro y descubrió que tiene un cierto efecto antiviral in vitro. Además, puede inhibir significativamente la expresión de IL-1 inflamatoria inducida por SARS-CoV-2 y la sobreexpresión de ARNm de IL-1β, IL-6, MCP-1, dependiendo de la dosis.

Estudio clínico: Un ensayo controlado aleatorizado dirigido por el Hospital Sun Yat-sen de la Universidad de Fudan y en colaboración con 33 hospitales evaluó la eficacia de la inyección de Xuebijing en 710 pacientes con neumonía grave. Los resultados mostraron que la tasa de mejoría de la inyección de Xuebijing combinada con el índice de neumonía grave (PSI) durante 8 días fue mayor que la del placebo (60.78% vs. 46.33%). Además, la inyección de Xuebijing redujo significativamente la tasa de mortalidad mecánica en 28 días (15.87% vs. 24.63%), acortó el tiempo de ventilación mecánica (11.0d vs. 16.5d) y la duración de la estancia en la UCI (12d vs. 16d). Se sugiere que la inyección de Xuebijing tiene un valor clínico en la reducción de la mortalidad por neumonía grave.

En un estudio retrospectivo de 44 pacientes con neumonía por coronavirus común, se dividieron en dos grupos de tratamiento: uno con tratamiento antiviral convencional combinado con la inyección de Xuebijing y otro con terapia antiviral convencional solamente. Los resultados demostraron que, en comparación con la terapia antiviral convencional solamente, la aplicación combinada de la inyección de Xuebijing mejoró la absorción de lesiones pulmonares en pacientes con neumonía por coronavirus común, mejoró el efecto curativo y redujo la incidencia de casos graves, sin un efecto negativo obvio sobre el índice de inflamación y la promoción del ácido nucleico del virus.

Además, expertos como Zhong Nanshan y Qiu Haibo del Primer Hospital Afiliado de la Universidad Médica de Guangzhou están llevando a cabo un estudio prospectivo de cohortes sobre el efecto curativo de la nueva neumonía por coronavirus. A partir del 20 de marzo de 2020, se incluyeron un total de 28,6 casos en el hospital.

(4) Sopa de desintoxicación Qingfei

La decocción de Qingfei es una receta recomendada por el Consejo Nacional de Salud y la Administración Estatal de Medicina Tradicional China. Se basa en la teoría de la fiebre tifoidea y miscelánea de Zhang Zhongjing, y se compone de la decocción de Maxing Shigan, la decocción de Shegan Mahuang, la decocción de Xiao Chai Hu y Wuling. El "Nuevo Protocolo de Diagnóstico y Tratamiento de la Neumonía por Coronavirus" recomienda su uso en casos confirmados de pacientes leves y comunes, mientras que en pacientes graves y críticamente enfermos, se debe utilizar de acuerdo a la situación real.

Efectos farmacológicos: La decocción de Qingfei Paidu tiene la función de liberar el pulmón y eliminar el mal, eliminar el calor y la humedad, y fortalecer el bazo y la bebida. El análisis farmacológico en red ha encontrado que la Decocción de Qingfei tiene 217 objetivos de componentes de medicina tradicional china, 51 objetivos relacionados con la neumonía por coronavirus novedosa, vía de señalización de TNF, vía de señalización de IL-17, vía de señalización NF-$\varkappa$B y diferenciación de células Th17 para lograr más de 30 vías de señalización para la regulación y control de la función de la enfermedad pulmonar, para reducir la función de la regulación y la regulación del virus de la lesión y la regulación del pulmón.

Investigación clínica: Según el sitio web de la Administración Estatal de Medicina Tradicional China, el 27 de enero de 2020, se lanzó una iniciativa de "prevención y tratamiento de la nueva infección por coronavirus con medicina tradicional china" en las provincias de Shanxi, Hebei, Heilongjiang y Shaanxi. Se enfocó en la observación de pacientes con síntomas como fatiga, fiebre, tos, dolor de garganta y anorexia, y cambios en el rendimiento de la imagen, con el objetivo de encontrar rápidamente las prescripciones centrales que tengan buenos efectos curativos e incluso efectos especiales para esta enfermedad. A partir del 5 de febrero de 2020, se diagnosticaron 214 casos con la decocción de desintoxicación de Qingfei en las cuatro provincias piloto, y se administró un curso de tratamiento de tres días. La tasa efectiva total fue superior al 90%. Los síntomas y los hallazgos de imagen de más del 60% de los pacientes mejoraron significativamente, mientras que los síntomas del 30% de los pacientes se mantuvieron estables y no empeoraron. En un estudio retrospectivo de 60 pacientes con neumonía por coronavirus utilizando la decocción de Qingfei Drug combinada con terapia antiviral, el grupo de tratamiento combinado tuvo una tasa de curación del 90%, mientras que el grupo de tratamiento control tuvo una tasa de curación del 83,33%. Los resultados sugieren que la decocción de Qingfei Drug combinada con medicamentos antivirales puede acortar significativamente la duración de la estancia hospitalaria, el tiempo de mejora de los síntomas clínicos y el tiempo de mejora de la imagen de TC pulmonar en pacientes con neumonía por coronavirus.

(5) Decoction Huashi Fang

La Fórmula de Decocción Huashi fue resumida por el equipo médico de la Academia China de Medicina Tradicional China basándose en la prescripción recomendada por el plan nacional de tratamiento, combinada con el tratamiento clínico del Hospital Jinyintan en Wuhan. Su composición incluye efedra cruda, almendras, yeso crudo, regaliz, pachulí, Magnolia officinalis, Atractylodes macrocephala, Pinellia, Poria, Radix Astragali, Radix Aconiti, Radix Paeoniae, tinglizi y Alba, un total de 14 ingredientes. Esta fórmula es recomendada para pacientes con síndrome de insuficiencia respiratoria aguda grave debido a la nueva infección por coronavirus.

Efectos farmacológicos: La Fórmula de Decocción Huashi tiene el efecto de desintoxicar la humedad, eliminar el calor y aliviar el asma. La Academia China de Medicina Tradicional China utilizó esta fórmula para tratar la nueva infección por coronavirus en ratones experimentales y descubrió que puede reducir la carga viral pulmonar en un 30%. Además, los estudios bioinformáticos han encontrado que 10 de los 14 ingredientes contenidos en esta fórmula se unen a las proteínas Mpro y Spike del virus, mientras que los otros 4 ingredientes chinos afectan principalmente a la inmunidad, la inflamación y las vías de señalización relacionadas. La Fórmula de Decocción Huashi contiene quercetina, luteolina, kaempferol y otros ingredientes activos, lo que permite actuar sobre múltiples objetivos y vías, y tener efectos antiinflamatorios, antivirales, antioxidantes y de regulación inmune en el tratamiento de la neumonía por coronavirus.

Estudio clínico: Los gránulos de Huashi Decoction han sido validados a través de varios ensayos clínicos y los resultados preliminares sugieren que pueden ayudar a acortar el tiempo de negatividad del ácido nucleico y mejorar los síntomas del paciente. Esta parte recibió la aprobación para un nuevo ensayo clínico de medicamentos por parte de la Administración Estatal de Medicamentos el 18 de marzo de 2020. Además, este es el primer medicamento tradicional chino aprobado por la Administración Estatal de Medicamentos para el tratamiento de la nueva neumonía por coronavirus.

(6) Decoction Xuanfei Fang

Xuanfei Decoction Fang es una fórmula desarrollada conjuntamente por el profesor Zhang Boli de la Universidad de Medicina Tradicional China de Tianjin y el profesor Liu Qingquan del Hospital de Medicina Tradicional China de Beijing. La fórmula combina varias recetas, incluyendo la Decocción de Maxing Shigan, la Decocción de Ma Xing Yi Gan, la Decocción de Tallo de Qianjin Weijing y la Decocción de Tingli Dazao Xiefei. Xuanfei Decoction Fang ha sido utilizado en pacientes leves y moderados y ha demostrado ser eficaz en el tratamiento de la enfermedad durante el brote de COVID-19.

Efectos farmacológicos: Xuanfei Decoction Fang tiene efectos de Xuanfei mojado, calor a través del mal, y desintoxicación pulmonar. A través de la predicción farmacológica de red, se ha encontrado que las 13 hierbas chinas que componen Xuanfei Decoction Fang tienen 10 sabores de Gui Jing, y que 326 de los 1224 objetivos potenciales de sus principales componentes químicos están asociados con la nueva neumonía por coronavirus, de los cuales 109 objetivos importantes están enriquecidos en la infección por virus y enfermedades pulmonares. Las principales vías reguladas por estos objetivos importantes involucran infecciones virales, metabolismo energético, inflamación inmune, infecciones bacterianas, entre otras. La regulación de las citoquinas inflamatorias IL-6, IL-8 y células T relacionadas (Th17, Th1, Th2) ayuda a inhibir la "tormenta de citocinas" y la activación de la sobreinmunización, acelerando la recuperación de pacientes con casos leves y previniendo la transposición a casos graves. Otro estudio sobre la farmacología de la red de Xuanfei Decoction Fang ha encontrado que los principales componentes químicos de esta medicina tradicional china regulan sinérgicamente 286 objetivos clave y 21 vías de señalización, incluyendo 28 genes relacionados con la infección del virus respiratorio, 68 genes activadores de citocinas de interleucina y 17 genes relacionados con la lesión pulmonar, teniendo un efecto en evitar o aliviar la lesión pulmonar y otros órganos de protección celular. Estudios han demostrado que Xuanfei Decoction Fang, principalmente a través de los flavonoides y fitoesteroles y los componentes activos de la inmunoroxidación, puede inhibir la invasión y replicación viral del virus de la neumonía SARS-CoV-2 ACE2 y 3CLPro. Además, después de la infección por el virus, los objetivos clave de IL-6, MAPK3, MAPK1, IL-1β, CCL2, EGFR, NOS2 y otros tienen un efecto antiinflamatorio, anti-"tormenta de citocinas", anti-oxidación y regulación de la inmunidad para tratar la neumonía por coronavirus.

Investigación clínica: Xuanfei Decoction Fang se ha sometido a investigaciones clínicas en el Hospital de Medicina Tradicional China de Wuhan, el Hospital de Medicina Integrativa de la Provincia de Hubei, el Hospital Wuhan Dawashan Fang Cang y otras instituciones. Los resultados demostraron que Xuanfei Decoction Fang tiene la ventaja de mejorar los síntomas clínicos y la tasa de imágenes en pacientes con neumonía por coronavirus de tipo nuevo y común. El medicamento recibió la segunda aprobación clínica de la FDA de los Estados Unidos el 16 de julio de 2020.

Se recomiendan otras medicinas chinas patentadas

(1) Cápsula de Huoxiangzhengqi (píldora, agua, líquido oral)

La cápsula de Huoxiangzhengqi (píldora, agua, solución oral) se ha investigado en el Hospital de Medicina Tradicional China de Chengdu y se ha incluido en la "Lista de Prevención y Control de Nueva Neumonía por Coronavirus" en China. La cápsula contiene una mezcla de hierbas, como la corteza abdominal grande, la angélica dahurica, la perilla púrpura, el poria cocos, la pinellia ternata, la atractylodes macrocephalae, la cáscara de naranja, la magnolia officinalis, el platycodon grandiflorum, el pachulí y el regaliz. Se ha desarrollado mediante tecnología moderna para ofrecer opciones de tratamiento clínico como píldoras, solución oral y cápsulas. La cápsula de Huoxiangzhengqi (píldora, agua, solución oral) se utiliza comúnmente para tratar la fatiga y las molestias gastrointestinales en pacientes con neumonía por coronavirus.

La cápsula de Huoxiangzhengqi (píldora, agua, solución oral) tiene propiedades deshumidificantes y humectantes, y se ha demostrado que es eficaz para prevenir y tratar la neumonía por coronavirus. Los estudios farmacológicos han revelado que los compuestos activos de la solución oral de Huoxiangzhengqi pueden unirse a objetivos como ACE2, PTGS2, HSP90AB1, AR y CAMSAP2 para regular una serie de vías de señalización y prevenir la neumonía por coronavirus.

En un estudio clínico realizado en el Hospital Afiliado de la Universidad de Medicina Tradicional China de Chengdu, se ha demostrado que la administración preventiva de Huoxiangzhengqi oral liquid combinado con partículas antipiréticas de artemisia puede prevenir eficazmente la neumonía por coronavirus y otras enfermedades respiratorias en la comunidad.

(2) Cápsulas de Shufeng Jiedu

Como un remedio para la infección aguda del tracto respiratorio superior inducida por el viento, estas cápsulas contienen una mezcla de hierbas, incluyendo polygonum cuspidatum, forsythia, banlangen, bupleurum, patrinia, verbena, rizoma de caña y regaliz. Se recomienda su uso en pacientes que presentan fatiga con fiebre como manifestación clínica de la neumonía por coronavirus.

Efectos farmacológicos: incluyen un amplio espectro de efectos antivirales. Los estudios farmacológicos han encontrado que la composición química de estas cápsulas puede intervenir en una variedad de procesos biológicos y vías al combinarse con proteínas diana clave como IL-6, ALB, MAPK 3, entre otras, para tratar pacientes con neumonía por coronavirus. Otro estudio ha identificado 176 compuestos elegibles y 237 objetivos proteicos en las cápsulas de Shufeng Jiedu. De estos, 48 objetivos se consideran potenciales para la prevención y tratamiento de la neumonía por coronavirus, incluyendo IL-10, IL-6, PTGS1, PTGS2, GSK3B, STAT-1, entre otros. Se sugiere que la cápsula de Shufeng Jiedu puede prevenir y tratar la neumonía por coronavirus mediante la regulación de estos objetivos y posibles vías de señalización, y ejercer efectos antipiréticos, antiinflamatorios, inmunes equilibrados y antivirales.

Investigación clínica: as cápsulas de Shufeng Jiedu son un fármaco comúnmente utilizado en la práctica clínica y son efectivas contra la enfermedad pulmonar obstructiva crónica, la neumonía adquirida en la comunidad y la rinitis alérgica. Se han publicado dos evaluaciones clínicas de la eficacia clínica de las cápsulas de Shufeng Jiedu combinadas con Arbidol en el tratamiento de la neumonía por coronavirus. Una de estas evaluaciones muestra que la terapia de combinación puede acortar los síntomas clínicos, como la fiebre, la tos seca, la congestión nasal, la secreción nasal, el dolor de garganta, la fatiga y la diarrea, así como el tiempo de desaparición y tiempo de virus. Otro análisis de los indicadores de examen de rutina de la medicina occidental ha encontrado que la terapia de combinación puede aumentar significativamente los niveles de glóbulos blancos y linfocitos, mejorar la tasa de absorción de los focos de infección pulmonar y las reacciones adversas son relativamente pequeñas.

(3) Inyección de Xiyanping

La inyección de Xiyanping es un componente principal de la sulfonación de andrografolida y se puede utilizar para el tratamiento de la bronconeumonía, las paperas, entre otras. Se recomienda para pacientes graves según el "nuevo programa de diagnóstico y tratamiento de la neumonía por coronavirus".

Efectos farmacológicos: el mecanismo antiviral de la inyección de Xiyanping se refleja principalmente en los siguientes puntos: A. Ocupa el sitio de unión de ADN y proteína de replicación viral para evitar que la proteína envuelva fragmentos de ADN, de modo que el virus no pueda replicarse normalmente. B. Inhibe la escisión del péptido fluorescente de glicoproteína en la superficie de la envoltura del virus y evita que el virus invada las células. C. Afecta la vía de señalización del receptor de tipo I (RLR) inducida por el gen del ácido retinoico inducido por el virus.

Estudio clínico: el metanálisis de la inyección de Xiyanping combinado con oseltamivir en el tratamiento de la influenza encontró que la terapia de combinación puede acortar el tiempo antipirético y la estancia hospitalaria, y la tasa efectiva total es mejor que el grupo de oseltamivir solo. Además, la observación clínica de la inyección de Xiyanping en niños con bronconeumonía encontró que su tos, dificultad para respirar, fiebre, desaparición del sonido y mejoría de la función pulmonar son superiores al grupo de ribavirina, lo que indica que la inyección de Xiyanping tiene un fuerte efecto antiinflamatorio y mejora la inmunidad del cuerpo.

(4) Inyección de Reduning

La Inyección de Reduning es una mezcla de varios ingredientes de plantas, incluyendo artemisia annua, madreselva y gardenia, y se utiliza principalmente para tratar enfermedades causadas por el viento y el frío, como la tos. Recientemente, se ha recomendado en el nuevo programa de diagnóstico y tratamiento de la neumonía por coronavirus para pacientes con infección viral o infección bacteriana leve.

Investigación farmacológica: ha demostrado que la inyección de Reduning contiene 50 ingredientes activos y 231 objetivos de acción que coinciden con la infección por coronavirus de la neumonía coronaria. Los resultados sugieren que el mecanismo potencial de la inyección de Reduning en la prevención y el tratamiento de la neumonía por coronavirus puede estar relacionado con la regulación de la inmunidad, el antivirus y la bacteriostasis.

Investigación clínica: En un estudio retrospectivo realizado en pacientes con neumonía grave por coronavirus, se evaluó el efecto de la inyección de Reduning combinada con metilprednisolona en comparación con la administración de metilprednisolona sola. Se incluyeron 21 pacientes tratados con la combinación de Reduning y metilprednisolona y 26 pacientes tratados solo con metilprednisolona. Los resultados mostraron que el grupo tratado con metilprednisolona presentó niveles significativamente más bajos de leucocitos, IL-6, IL-17 y CRP en comparación con el grupo tratado solo con metilprednisolona ($P < 0.05$). Además, el tiempo de hospitalización fue significativamente menor en el grupo tratado con Reduning y metilprednisolona ($P < 0.05$). Estos hallazgos sugieren que la combinación de Reduning y metilprednisolona puede ser efectiva en el tratamiento de la neumonía grave por coronavirus.

(5) Inyección de Tanreqing

La inyección de Tanreqing está compuesta por scutellaria, polvo de bilis de oso, cuernos de cabra, madreselva, forsythia, entre otros. Es recomendada en el nuevo programa de diagnóstico y tratamiento de la neumonía por coronavirus para pacientes con infección viral o infección bacteriana leve.

Efectos farmacológicos: se estudió el mecanismo potencial de la inyección de Tanreqing en el tratamiento de la nueva neumonía por coronavirus a través de la farmacología de red y el método de acoplamiento molecular. Se seleccionaron 54 ingredientes activos con buena actividad farmacológica en la inyección de Tanreqing, que correspondieron a 287 objetivos, siendo 54 de estos objetivos comunes y 34 puntos clave. Los resultados del acoplamiento molecular mostraron que kaempferol, quercetina, baicaleína, luteolina y wogonin tenían una buena afinidad con la SARS-CoV-2 3CL hidrolasa. Esto sugiere que los compuestos centrales de la inyección de Tanreqing pueden tener un efecto antiviral uniéndose a la SARS-CoV-2 3CL hidrolasa.

Investigación clínica: la inyección de Tanreqing se utiliza para el tratamiento de la gripe, amigdalitis supurativa aguda, faringitis, neumonía, bronquitis y otras enfermedades. Un metanálisis de la inyección de Tanreqing en el tratamiento de la exacerbación aguda de la bronquitis crónica incluyó 23 ensayos controlados aleatorios que involucraron a 1901 pacientes. Se encontró que la inyección de Tanreqing combinada con la medicina occidental en el tratamiento de la exacerbación aguda de la bronquitis crónica tiene un mejor efecto curativo en la mejora de los síntomas clínicos que solo el uso de la medicina occidental.

(6) Inyección de Xingnaojing

La inyección de Xingnaojing contiene ingredientes activos como almizcle, tulipán, borneol, gardenia, etc., y tiene efectos desintoxicantes, detiene el sangrado y rejuvenece el cerebro. El "nuevo programa de diagnóstico y tratamiento de la neumonía por coronavirus" recomienda su uso para pacientes con fiebre alta y alteración de la conciencia.

Efectos farmacológicos: La inyección de Xingnaojing se ha evaluado mediante farmacología de red y se ha encontrado que contiene 105 ingredientes activos que actúan sobre 928 objetivos farmacológicos, 741 objetivos de coronavirus y 611 objetivos neuroprotectores. Se han identificado 83 objetivos comunes de enfermedades farmacológicas, así como 12 componentes centrales y 7 objetivos clave relacionados con la vía de la hepatitis B, vías oncogénicas, TNF, HIF-1 y vías de señalización de VEGF. Los componentes principales de la inyección de

Xingnaojing, como la loseína y el kaempferol, tienen la capacidad de actuar sobre objetivos clave como PARP1, PTGS2, MMP9, CDK2, ADORA2A, ALOX5 y GSK3B, lo que les permite intervenir en una variedad de vías de señalización y regular la respuesta inflamatoria, la apoptosis, el estrés oxidativo, la angiogénesis y otros procesos para mejorar el daño del SARS-CoV-2 en el sistema nervioso. Además, también actúan sobre 3CLMpro, ACE2 y RBD para inhibir la replicación viral y la infección de las células huésped.

Estudio clínico: La inyección de Xingnaojing ha sido utilizada clínicamente para tratar enfermedades cerebrovasculares, lesiones cerebrales traumáticas graves, intoxicación aguda, deterioro cognitivo vascular, encefalitis viral y fiebre exógena pediátrica. Un metanálisis que evaluó el efecto de la inyección de Xingnaojing en el tratamiento del accidente cerebrovascular con alteración de la conciencia incluyó 22 ensayos controlados aleatorios con un total de 2051 pacientes. Los resultados sugieren que la aplicación combinada de la inyección de Xingnaojing puede mejorar significativamente la puntuación de coma de Glasgow en pacientes con trastornos de conciencia después del accidente cerebrovascular, con una menor incidencia de reacciones adversas y una mayor seguridad. Además, en el tratamiento de la alteración de la conciencia en enfermedades cerebrovasculares, la inyección de Xingnaojing combinada con naloxona tuvo una tasa efectiva total, tiempo de conciencia, índice de Basilea, puntaje de coma de Glasgow y volumen de hematoma superiores al grupo de control, y una menor incidencia de reacciones adversas, con un efecto significativo.

SECCIÓN II: PRODUCTOS QUÍMICOS

Desde el inicio del siglo XX, los virus se han convertido en una de las principales causas de epidemias importantes, como el virus de la inmunodeficiencia humana (VIH), el virus del SARS, el virus de la Influenza A (H1N1), el virus del Ébola y el nuevo coronavirus responsable del último brote. Durante la pandemia de COVID-19, China evaluó una variedad de fármacos con actividad antiviral, como el remdesivir, el fosfato de cloroquina y el favipiravir a través de pruebas in vitro, y llevó a cabo ensayos clínicos relacionados, logrando algunos resultados alentadores. A nivel mundial, la OMS también ha llevado a cabo ensayos clínicos activos, denominados "Solidarity", para evaluar la eficacia de cuatro fármacos: interferón, hidroxicloroquina, remdesivir y lopinavir/ritonavir, contra el nuevo coronavirus.

Medicamentos antivirales

(1) Interferón

El interferón (IFN) es una citocina con efectos antivirales, antitumorales e inmunomoduladores de amplio espectro. Uno de los tipos de IFN es el IFN-α, el cual es producido por los glóbulos blancos humanos y tiene un fuerte efecto antiviral de amplio espectro. La inyección clínica comúnmente utilizada de IFN-α2b humano recombinante.

Efectos farmacológicos: el IFN es una glicoproteína inmunoprotectora producida por las células al detectar infecciones virales. Se une a los receptores de IFN en la superficie celular, activa las proteínas JAK1 y TYK2 quinasas de la familia de la serina, y el dímero STAT1-STAT2 fosforilado. Luego se une al factor regulador del interferón 9 (IRF-9) para formar un gen estimulante del interferón 3 (ISGF3), el cual actúa como factor de transcripción. ISGF3 ingresa al elemento de respuesta de estimulación IFN de unión nuclear y activa la expresión de genes estimuladores de interferón (ISG, como MxA, OAS y PKR) para desempeñar un papel antiviral.

Estudio clínico: El IFN puede tratar eficazmente la infección por SARS-CoV y MERS-CoV, lo que proporciona una referencia para el tratamiento de la infección por SARS-CoV-2. En un total de 77 pacientes con neumonía por coronavirus moderada y nueva, se incluyeron IFN-α2b, Arbidol y dos medicamentos combinados en el Departamento de Medicina Respiratoria e Intensiva del Hospital Union Medical College Tongji de la Universidad de Ciencia y Tecnología de Huazhong. Los resultados sugieren que el IFN-α2b solo y en combinación con Arbidol puede acortar significativamente el tiempo de infección del tracto respiratorio superior del virus y reducir los niveles séricos de los marcadores inflamatorios IL-6 y CRP, lo que sugiere que el IFN no solo puede mejorar los síntomas de los nuevos pacientes con neumonía por coronavirus, sino que también puede inhibir la inflamación inducida por el virus.

Sin embargo, según los resultados de la prueba "Solidarity" publicada por la Organización Mundial de la Salud, la inyección subcutánea de interferón β-1a no reduce la mortalidad en pacientes con neumonía por coronavirus y acorta la ventilación mecánica y la estancia hospitalaria, lo que indica que el tipo de interferón y la vía de administración aún necesitan pruebas clínicas para confirmar su eficacia.

(2) Favipiravir

Favipiravir es el componente principal de Favilavir, con una fórmula química de $C_5H_4FN_3O_2$ y una masa molar de 157.1 g/mol. Es un inhibidor de la ARN polimerasa dependiente de ARN (RdRp) de amplio espectro utilizado para tratar la gripe nueva o recurrente en adultos.

Efectos farmacológicos: el Favipiravir se convierte in vivo en trifosfato de ribavirina, el cual imita el trifosfato de guanosina para inhibir la ARN polimerasa dependiente de ARN viral, y de esta manera, bloquea la replicación y transcripción del genoma viral. Además, el trifosfato de ribavirina también puede penetrar en el gen del virus y desempeñar un papel antiviral al inducir mutaciones fatales.

Farmacocinética: el Favipiravir se absorbe bien oralmente y tiene una alta biodisponibilidad, con una biodisponibilidad superior al 90% para una dosis oral individual de 400 mg. La tasa de unión a la proteína sérica humana de Favipiravir fue del 53.4% al 54.4%, y se distribuye en todo el cuerpo, incluyendo el sistema respiratorio y los principales órganos diana para el tejido hematopoyético, el hígado y los testículos. El Favipiravir se metaboliza principalmente en el hígado y se excreta principalmente por vía renal, con una pequeña cantidad de excreción biliar.

Estudios clínicos: han evaluado la efectividad del favipiravir como un fármaco antiviral de amplio espectro para tratar diversos virus, incluyendo el virus del Ébola y el coronavirus. En un estudio realizado en el Hospital de Tercera Persona de Shenzhen, se comparó la combinación de favipiravir y lopinavir/ritonavir con la inhalación de interferón en el tratamiento de pacientes con neumonía por coronavirus. Los resultados indicaron que la combinación de favipiravir e interferón fue más efectiva para mejorar la progresión de la enfermedad y reducir el tiempo de aclaramiento del virus en comparación con la combinación de lopinavir/ritonavir e interferón. Además, otro estudio comparó la eficacia clínica de favipiravir y abidol y encontró que no hubo diferencias significativas en la tasa de recuperación de 7 días entre los dos grupos, pero el favipiravir fue mejor para mejorar la fiebre y los síntomas de la tos. Es importante destacar que el favipiravir puede causar niveles elevados de ácido úrico en los pacientes.

(3) Arbidol

Arbidol, con una fórmula química de $C_{22}H_{25}BrN_2O_3S \cdot HCl \cdot H_2O$ y una masa molar de 531.9 g/mol, se utiliza principalmente para tratar infecciones del tracto respiratorio superior causadas por virus de la influenza A y B. También se puede utilizar para tratar una variedad de otras infecciones virales, como hepatitis B, hepatitis C, fiebre hemorrágica, entre otras. Las formas comunes de dosificación incluyen cápsulas, partículas y tabletas.

Efectos farmacológicos: Arbidol es un derivado de indol sintético de molécula pequeña que se une tanto a la membrana celular como a los residuos de aminoácidos aromáticos, y actúa sobre la proteína de fusión del virus para evitar que este se fusione con la célula huésped, afectando así la replicación, agregación y liberación del virus. Puede ejercer una actividad antiviral directa o mejorar la actividad del huésped

Farmacocinética: una dosis oral única de Arbidol de 200 mg en sujetos sanos alcanza su concentración plasmática máxima (417.8 ± 240.7) ng/ml después de aproximadamente 1.63 horas. La vida media de Arbidol es de (10.55 ± 4.01) horas, y su biodisponibilidad absoluta es del 35.6%, siendo la concentración más alta en el hígado, seguida del timo y el riñón. Después de 48 horas de la administración, el 40% del fármaco se excreta como prototipo, de los cuales el 38.9% se excreta en las heces y menos del 0.12% en la orina.

Estudio clínico: Se llevó a cabo un estudio retrospectivo de cohortes en el Quinto Hospital Afiliado de la Universidad Sun Yat-sen en el que se observaron 16 nuevos pacientes con neumonía por coronavirus tratados con arbidol más lopinavir/ritonavir y 17 pacientes tratados solo con lopinavir/ritonavir. Después de recibir el tratamiento durante 7 días, se observó que 12 (75%) pacientes del grupo de terapia combinada resultaron negativos para el ácido nucleico del virus, mientras que solo 6 (35%) pacientes del grupo de monoterapia con lopinavir/ritonavir resultaron negativos. Después de 14 días de tratamiento, 15 (94%) pacientes del grupo de terapia combinada se volvieron negativos, mientras que solo 9 (52,9%) pacientes del grupo de monoterapia se volvieron negativos. Las imágenes de tomografía computarizada también sugieren que el grupo de terapia combinada tuvo mejores resultados. El Tercer Hospital Popular de Guangzhou comparó la eficacia y seguridad de ambos fármacos y no encontró diferencias en el tiempo de reducción de fiebre entre los dos grupos. Sin embargo, en el día 14 después de la admisión, todos los pacientes con ácido nucleico viral se volvieron negativos, y se observó una tasa de reacciones adversas del 44.1% en ambos grupos tratados con lopinavir/ritonavir.

(4) Ribavirina

Ribavirina, con fórmula química $C_8H_{12}N_4O_5$ y una masa molar de 244.21 g/mol, es un fármaco antiviral comúnmente utilizado en la práctica clínica para tratar la infección por el virus sincitial respiratorio y la hepatitis C. Fue descubierto en la década de 1970 y se puede administrar por inyección, partículas, tabletas, entre otras formas de dosificación clínica.

Efectos farmacológicos: a ribavirina es un análogo de nucleósido de purina que inhibe la síntesis de inosina-5-fosfato deshidrogenasa, bloqueando la conversión de inosinato en guanosina y reduciendo la replicación viral. También puede bloquear la síntesis de RNA viral o DNA, lo que le confiere un amplio espectro antiviral. Estudios de acoplamiento molecular sugieren que puede tener un efecto antinuevo coronavirus, aunque experimentos in vitro muestran que su concentración citotóxica media (CC_{50}) es mayor a 400 μM y su concentración efectiva al 50% (EC_{50}) contra el SARS-CoV-2 es de solo 109.5 μM, lo que le da un índice de selección superior a 3.65.

Farmacocinética: la ribavirina se absorbe rápidamente por vía oral, con una biodisponibilidad de aproximadamente el 45%. Una pequeña cantidad también puede administrarse por inhalación de aerosol. Después de la administración oral, la concentración plasmática alcanza su punto máximo en aproximadamente 1.5 horas y es de 1 a 2 mg/l. La concentración de la droga en las secreciones respiratorias suele ser mayor que en la sangre, y también puede penetrar en los glóbulos rojos y en el líquido cefalorraquídeo en concentraciones elevadas después de un tratamiento prolongado. La ribavirina puede pasar a través de la placenta y en la leche materna, y se metaboliza en el hígado antes de eliminarse principalmente por excreción renal, con una tasa de excreción urinaria de 30% a 55% en 72 a 80 horas.

Estudio clínico: El profesor Yuan Guoyong de la Universidad de Hong Kong llevó a cabo un ensayo clínico prospectivo, aleatorizado y de fase II en 6 hospitales de Hong Kong, donde se comparó la eficacia del tratamiento con lopinavir/ritonavir solo con el de ribavirina y el interferón en 127 pacientes. Los resultados mostraron que el tiempo de conversión de ácido nucleico negativo en el grupo de combinación se redujo en 5 días (7d vs. 12d) en comparación con el grupo de fármaco único, y las reacciones adversas se limitaron a diarrea y vómitos, sin diferencias significativas entre los dos grupos. La eficacia clínica de la ribavirina en comparación con el tratamiento con sofosbuvir/daclatasvir en la neumonía grave por coronavirus fue evaluada en la facultad de Medicina de Abadán, Irán. Finalmente, se encontró que la duración de la estancia hospitalaria del grupo de tratamiento con ribavirina fue mayor que la del grupo de tratamiento con sofosbuvir/daclatasvir (9d vs. 5d), y la tasa de mortalidad fue mayor (33% vs. 5.7%). En la octava edición del programa de diagnóstico y tratamiento, se recomienda no utilizar Ribavirina sola, sino en combinación con interferón.

Medicamentos contra la malaria

(1) Cloroquina

La cloroquina, con fórmula química $C_{18}H_{26}ClN_3$ y una masa molar de 319,9 g/mol, se utilizó en la década de 1940 como tratamiento antipalúdico y fue una de las principales fuerzas antipalúdicas antes de la llegada de la artemisinina. Uno de sus efectos "durante el SARS". La cloroquina es un fosfato de cloroquina.

Efectos farmacológicos: además de aumentar el pH de múltiples orgánulos, como los endosomas nucleares, la actividad antiviral de la cloroquina también puede interferir con la glicosilación del receptor ACE2 en la superficie de la célula huésped, evitando así la invasión y replicación del virus. Además, las propiedades inmunomoduladoras de los lisosomas de la cloroquina proporcionan un fuerte apoyo para su actividad antiviral. Los experimentos in vitro muestran que la cloroquina puede inhibir eficazmente la replicación de SARS-CoV-2, con un valor de EC50 de 1,13 µM.

Farmacocinética: la cloroquina tiene una buena tasa de absorción oral, la biodisponibilidad de líquidos orales y tabletas puede alcanzar el 78% y el 89%, respectivamente. El ácido que contiene magnesio puede reducir su tasa de absorción. Su vida media final puede durar varios días o incluso semanas, mientras que su vida media inicial es de solo 1,6 días. En el rango de 2 a 15 mg/kg, la curva farmacocinética mostró una correlación lineal. La mayoría de los compuestos se metabolizan en el hígado por desalquilación de N y se degradan a deetilcloroquina y dietilcloroquina por la familia CYP450, aunque aún puede desempeñar un papel en la lucha contra la malaria.

Estudio clínico: Un estudio prospectivo de neumonía por coronavirus en 12 hospitales, realizado por el académico Zhong Nanshan y el profesor Shan Hong, incluyó un grupo de tratamiento con fosfato de cloroquina [500 mg, una vez al día (qd) o dos veces al día (bid)] y un grupo de control de 197 pacientes. Los resultados mostraron que el fosfato de cloroquina puede acortar el tiempo de conversión negativa del ácido nucleico del virus (media = 6d) y la duración de la fiebre, y no se produjeron reacciones adversas graves. También se estudió el tratamiento con fosfato de cloroquina de la nueva neumonía por coronavirus en la Universidad de Sun Yat-sen a principios de 2020, en el que se trataron 10 pacientes (3 casos de imágenes graves y 7 casos de tipo común) con fosfato de cloroquina 500 mg, qd, tomados continuamente durante 10 días, y la conversión de ácido nucleico se produjo en 13 días. Aunque hubo reacciones adversas a los medicamentos durante este período, no fueron graves, principalmente vómitos, dolor abdominal, náuseas, etc.

Aunque los resultados de los ensayos clínicos nacionales son mejores, un ensayo clínico paralelo, doble ciego, aleatorizado y de fase II realizado por académicos brasileños incluyó a 81 pacientes para comparar la seguridad de dosis altas (600mg, bid) y dosis bajas (450mg, bid) de fosfato de cloroquina en el tratamiento de pacientes graves. El grupo de dosis alta tuvo una mayor letalidad (39% vs. 15%) y una dosis más larga de 500ms (18.9% vs. 11.1%) del nuevo estudio recomendado, por lo tanto, el equipo no recomienda dosis altas de fosfato de cloroquina para el tratamiento de pacientes con neumonía por coronavirus.

Basándose en los resultados clínicos anteriores, aunque el tratamiento con fosfato de cloroquina sigue siendo una opción para nuevos pacientes con neumonía por coronavirus, es necesario evaluarlo más a fondo y controlar estrictamente la condición del paciente durante su uso. Se debe prestar especial atención a la prolongación del intervalo QT y se debe prohibir la combinación de macrólidos con macrólidos. Para obtener más detalles, consulte el Consenso de expertos sobre el tratamiento de la neumonía por coronavirus con fosfato de cloroquina publicado en el Revista de Tuberculosis y Respiración de China.

(2) Hidroxicloroquina

La hidroxicloroquina es un derivado de la cloroquina con una fórmula química de $C_{18}H_{26}ClN_3O$ y una masa molar de 335.9 g/mol, que tiene efectos farmacológicos y fármacos similares a la cloroquina.

Investigación clínica: Una revisión sistemática y un metanálisis de la hidroxicloroquina en el tratamiento de la nueva neumonía por coronavirus incluyó siete estudios y 1358 pacientes. Solo dos de estos estudios mostraron que aceleraron la recuperación de la temperatura corporal. Un estudio sugirió acortar la duración de la tos y no se beneficiaron en el tratamiento del virus, la mortalidad, el pronóstico y la seguridad. Sin embargo, la combinación de azitromicina (macrólidos) con cierto grado de efecto curativo fue aún mejor que el grupo de control. Un ensayo controlado aleatorizado y abierto publicado en el British Medical Journal para el tratamiento de la nueva neumonía por coronavirus con hidroxicloroquina incluyó a 150 pacientes, de los cuales 75 fueron tratados con hidroxicloroquina combinada con tratamiento estándar y 75 solo con tratamiento estándar. Los resultados mostraron que no hubo diferencias significativas en la tasa de conversión negativa de ácido nucleico entre los dos grupos a los 28 días, y la incidencia de reacciones adversas en el grupo de tratamiento con hidroxicloroquina fue del 30%, mucho más alta que en el grupo de control (9%), por lo que puede determinar el nuevo.

Debido a la seguridad de la hidroxicloroquina, la Administración de Alimentos y Medicamentos de los Estados Unidos (FDA) emitió una advertencia el 30 de abril de 2020 para que los pacientes no la usen para tratar la neumonía por coronavirus fuera del hospital o sin la supervisión de ensayos clínicos. El 15 de junio de 2020, se retiró el derecho de uso de emergencia de la cloroquina e hidroxicloroquina. Además, el ensayo "Solidarity" iniciado por la Organización Mundial de la Salud retiró la rama de la hidroxicloroquina el 17 de junio de 2020, y los resultados publicados en noviembre del mismo año mostraron que no era efectiva en pacientes con coronavirus. Basándonos en el análisis anterior, aunque el fosfato de cloroquina puede ser seleccionado y aplicado bajo una supervisión clínica rigurosa, es importante estar atento a las interacciones entre medicamentos y la aparición de reacciones adversas, y evaluar más a fondo el beneficio clínico del fármaco. En cuanto a la hidroxicloroquina, se deben seguir las recomendaciones de la Organización Mundial de la Salud y ya no se debe aplicar en el tratamiento de la neumonía por coronavirus.

Medicamentos contra el VIH

(1) Lopinavir/ritonavir

Lopinavir/ritonavir (LPV/r) es una combinación de medicamentos utilizada para tratar el VIH/SIDA. Se presenta en dos formas de dosificación: tabletas y solución oral. Su fórmula química es $C_{74}H_{96}N_{10}O_{10}S_2$, y su masa molar es de 1349,7 g/L.

Efectos farmacológicos: LPV/r tiene efectos farmacológicos debido a la acción de sus dos componentes. El lopinavir es sensible al citocromo CYP3A4 y la glicoproteína P, lo que bloquea la división de la poliproteína Gag-Pol del virus del VIH, produciendo partículas de virus inmaduras e incapaces de contagiar. Por otro lado, el ritonavir es un inhibidor péptidopeptídico activo que actúa sobre el VIH-1 y la asparagina VIH-2, lo que impide que la proteasa del VIH descomponga los precursores de la poliproteína Gag-Pol, lo que resulta en partículas de virus del VIH inmaduras que pueden inhibirse sinérgicamente. Además, se ha demostrado in vitro que LPV/r puede inhibir eficazmente el SARS-CoV y, combinado con IFN-α, también puede inhibir eficazmente el MERS-CoV.

Farmacocinética: Lopinavir es metabolizado principalmente por CYP3A en el hígado, y el ritonavir inhibe este metabolismo, lo que aumenta la concentración plasmática de lopinavir. La actividad antiviral de la combinación de lopinavir/ritonavir se debe principalmente a lopinavir, y la concentración plasmática máxima de lopinavir se alcanza después de 4 horas con un valor de (12.3 ± 5.4) µg/ml. Lopinavir se une en un 98%~99% a proteínas plasmáticas y es ampliamente metabolizado por el sistema del citocromo P450. La vida media de lopinavir (desde el pico hasta el valle) es de alrededor de 5~6 horas y su acción persiste durante más de 12 horas.

Estudio clínico: El Hospital Popular de la ciudad de Ruian, provincia de Zhejiang, realizó un estudio con 42 nuevos pacientes con neumonía por coronavirus tratados con LPV/r combinado con otro tratamiento farmacológico adyuvante. Los resultados mostraron que este tratamiento pudo acelerar la reducción de la fiebre, disminuir en cierta medida los niveles de PCR y glóbulos blancos, y acelerar la eliminación del ácido nucleico y la proporción anormal de la enzima hepática. Por otro lado, el Centro Clínico de Salud Pública de Shanghai estudió a 52 pacientes con neumonía por coronavirus tratados con LPV/r y no encontró mejoría en sus síntomas clínicos, además de observar una alta tasa de reacciones adversas. El profesor Cao Bin también realizó un ensayo aleatorizado y controlado con LPV/r en pacientes con enfermedades graves, encontrando que no hubo reacciones adversas gastrointestinales en los 99 pacientes tratados, y que el medicamento ayudó a mejorar los síntomas clínicos y reducir la mortalidad. Los resultados de la prueba de "Solidarity" llevada a cabo por la Organización Mundial de la Salud también indicaron que LPV/r no pudo reducir la mortalidad en pacientes con neumonía por coronavirus, lo que llevó a la OMS a detener el ensayo de la rama el 4 de julio de 2020. En la octava edición del programa de tratamiento, también se indica que no se recomienda el uso de lopinavir/ritonavir solo.

(2) Darunavir

Darunavir es un inhibidor selectivo de la proteasa del VIH-1 que tiene una fórmula química de $C_{27}H_{37}N_3O_7S$ y una masa molar de 547.7g/mol. A través del estudio de la interacción farmacológica, se ha descubierto que darunavir tiene una concentración de Kd de solo 90.38 nM en el SARS-CoV-2, lo que indica que puede tener un efecto anti-coronavirus. Sin embargo, en concentraciones clínicas (EC_{50} > 100 μM), darunavir no ha demostrado ser efectivo contra el SARS-CoV-2. Se ha observado que algunos pacientes que tomaron darunavir como parte del tratamiento para la neumonía por coronavirus del VIH no tuvieron un efecto adicional en la prevención de la neumonía coronaria ni en la función pulmonar.

Antibacterianos

Azitromicina es un antibiótico macrólido con una fórmula química de $C_{38}H_{72}N_2O_{12}$ y una masa molar de 749 g/mol. Se usa ampliamente para tratar infecciones del tracto respiratorio inferior, como la bronquitis y la neumonía causadas por infecciones bacterianas.

Efectos farmacológicos: La azitromicina actúa inhibiendo la síntesis de proteínas bacterianas mediante la unión a las subunidades de los ribosomas 50S y obstruyendo la transfección bacteriana. El profesor Didier demostró mediante experimentos in vitro que el efecto sinérgico de la hidroxicloroquina y la azitromicina puede resistir significativamente la infección por SARS-CoV-2. El mecanismo puede estar en la regulación positiva de los niveles de interferón tipo I y tipo III y el efecto antiviral.

Farmacocinética: la azitromicina se distribuye ampliamente en todo el cuerpo después de la administración oral, con una biodisponibilidad del 37% y una concentración plasmática máxima después de 2 a 3 horas. La vida media de eliminación del terminal plasmático está estrechamente relacionada con la vida media de eliminación del tejido a 2 a 4 días. Alrededor del 12% de la dosis intravenosa se excreta en la orina en un prototipo dentro de los 3 días, y la mayoría se excreta dentro de las primeras 24 horas. La azitromicina se excreta principalmente a través del conducto biliar después de la administración oral.

Estudio clínico: se ha observado que la combinación de azitromicina e hidroxicloroquina en el tratamiento de la nueva neumonía por coronavirus tiene un efecto sinérgico. Para más detalles, ver la sección de hidroxicloroquina.

Medicamentos de inmunoterapia

(1) Tocilizumab

Tocilizumab, fórmula química $C_{6428}H_{9976}N_{1720}O_{2018}S_{42}$, peso molecular relativo de 148 kDa (solo parte del polipeptido). Tocilizumab es un anticuerpo monoclonal recombinante anti-interleucina-6 humano (IL-6) que se utiliza principalmente en el tratamiento de enfermedades inflamatorias como la artritis reumatoide y la enfermedad de Castleman multicéntrica.

Efectos farmacológicos: Tocilizumab es un anticuerpo monoclonal de subtipo IgG1 de inmunoglobulina que se une específicamente a los receptores de IL-6 (sIL-6R y mIL-6R) e inhibe la transducción de señales mediada por sIL-6R y mIL-6R. IL-6 es una citocina multifuncional producida por muchos tipos de células y tiene una función paracrina local que regula los procesos fisiológicos y patológicos de todo el cuerpo, como la inducción de la secreción de inmunoglobulina, la activación de las células T, la inducción de la secreción de proteínas de respuesta aguda del hígado y la estimulación de la producción de eritrocitos.

Farmacocinética: los parámetros farmacocinéticos de Tocilizumab no cambian con el tiempo. Se ha observado que la administración de tozumab a dosis de 4 mg/kg y 8 mg/kg cada 4 semanas aumenta el área bajo la curva (AUC) y la concentración plasmática más baja (Cmin) en proporción a la sobredosis, mientras que la concentración plasmática máxima aumenta en proporción a la dosis. En estado estable, se espera que el AUC y Cmin en el grupo de 8 mg/kg sean 2.7 veces y 6.5 veces mayores que en el grupo de 4 mg/kg, respectivamente. Después de la inyección intravenosa de Tocilizumab, la eliminación bifásica se lleva a cabo a través de la circulación sanguínea. La tasa de aclaramiento total de Tocilizumab depende de la concentración, incluyendo la eliminación lineal y no lineal. La eliminación no lineal dependiente de la concentración juega un papel importante a bajas concentraciones de Tocilizumab; una vez que la vía de barrido no lineal alcanza la saturación, la eliminación lineal se manifiesta principalmente en la concentración de Tocilizumab.

Estudio clínico: El profesor Li Juan del Hospital Tongji evaluó el efecto clínico de tocilizumab en un total de 15 pacientes, de los cuales 10 mostraron una disminución en los niveles de IL-6 después del tratamiento con tocilizumab. Además, después del tratamiento, todos los pacientes experimentaron una rápida disminución en los niveles de CRP. Para los pacientes con niveles elevados de IL-6, se puede considerar el reutilizar torilizumab. Además, el Primer Hospital Afiliado de la Universidad de Ciencia y Tecnología de China evaluó la eficacia clínica de 21 pacientes con neumonía grave por coronavirus tratados con tocilizumab. Los síntomas de fiebre mejoraron el primer día después del tratamiento, mientras que otros síntomas relacionados mejoraron gradualmente. Después de 5 días, el 75% de los pacientes redujeron su ingesta de oxígeno, el 90.5% de los pacientes mostró una mejora en los hallazgos de imagen pulmonar, la CRP disminuyó y no se encontraron reacciones adversas significativas. *The New England Journal* ha publicado dos RCT sucesivamente. Aunque los resultados publicados por la Escuela de Medicina de Mount Sinai muestran que los pacientes que usan tocilizumab tienen mejores manifestaciones clínicas, ambos artículos concluyen que tocilizumab no mejora la tasa de supervivencia de los pacientes con nuevo coronavirus. Como se mencionó anteriormente, aún no hay una evaluación final de la efectividad de torilizumab, y el medicamento puede ser beneficioso para pacientes graves. Por lo tanto, aún se necesitan estudios clínicos más rigurosos y detallados para realizar evaluaciones más exhaustivas.

(2) Glucocorticoides-metilprednisolona

La metilprednisolona, un glucocorticoide de acción intermedia, ha sido ampliamente utilizada en varios departamentos clínicos. En el tratamiento de la nueva neumonía por coronavirus, puede reducir la exudación pulmonar, la lesión y la fibrosis pulmonar tardía, y mejorar la oxigenación pulmonar. Sin embargo, el uso excesivo de glucocorticoides también representa una carga física para los pacientes. Por lo tanto, en 2011 se emitieron las "Directrices para la aplicación clínica de glucocorticoides" para regular su uso clínico.

Efectos farmacológicos: los glucocorticoides tienen efectos antiinflamatorios, inmunosupresores, antitoxina y antichoque, mientras regulan el metabolismo del azúcar, las proteínas y las grasas. También regulan el equilibrio del metabolismo del potasio, el sodio y el agua, y pueden mantener el equilibrio del ambiente in vitro e in vivo.

Farmacocinética: La metilprednisolona es absorbida por el intestino delgado y forma un complejo débil y disociable con albúmina y transportador de corticosteroides. Es metabolizada principalmente en el hígado, donde se forma 20β hidroximetilprednisolona y 20β hidroxi-6α metilprednisolona, y finalmente se excreta en forma de ácido glucurónico, sulfato y compuestos no unidos a través de la orina.

Estudio clínico: Un análisis retrospectivo de 201 pacientes con neumonía por coronavirus ingresados en el Hospital Wuhan Jinyintan encontró que aunque el uso de metilprednisolona redujo la mortalidad en pacientes con SDRA (46% vs. 61.8%), la tasa de mortalidad sigue siendo alta. El profesor Dong Nianguo analizó retrospectivamente a 46 pacientes graves ingresados en el Hospital Union de la Facultad de Medicina Tongji de la Universidad de Ciencia y Tecnología de Huazhong, de los cuales 26 pacientes recibieron dosis adicionales de metilprednisolona. Solo 2 murieron y el uso de metilprednisolona acortó el tiempo de tratamiento con oxígeno y la estancia en la UCI. La dosis de IL-6 y el tiempo también aumentaron. El nuevo equipo de evaluación de la eficacia de la neumonía por coronavirus de la OMS reclutó a 1702 pacientes graves y evaluó sistemáticamente la eficacia de los glucocorticoides (dexametasona, hidrocortisona, metilprednisolona), encontrando que los glucocorticoides pueden reducir la mortalidad por todas las causas a los 28 días. Por lo tanto, el uso racional de glucocorticoides puede inhibir la reacción inflamatoria sobreactivada en pacientes con coronavirus.

(3) Terapia de plasma de rehabilitación

La terapia de plasma de recuperación consiste en recuperar el plasma de pacientes que han superado enfermedades infecciosas mediante pruebas de seguridad biológica en pacientes con la misma enfermedad, con el fin de lograr el propósito de tratamiento. Fue descubierta por primera vez en el tratamiento de la difteria y luego se utilizó ampliamente en la poliomielitis, la gripe española, el sarampión, la fiebre hemorrágica, el VIH, el SARS y otras enfermedades infecciosas. Esta terapia está recomendada para pacientes con neumonía grave y críticamente enfermos por coronavirus.

Estudio clínico: La terapia de plasma de rehabilitación se recomienda para el tratamiento clínico de la nueva neumonía por coronavirus y algunas unidades han llevado a cabo estudios clínicos relevantes para evaluar la eficacia y la seguridad de la terapia. El Tercer Hospital Popular de Shenzhen publicó los resultados del tratamiento con plasma en 5 pacientes críticamente enfermos. Después de 3 días de tratamiento, la temperatura corporal de 4 pacientes volvió a la normalidad. Dentro de los 12 días posteriores al tratamiento, la carga viral de todos los pacientes disminuyó gradualmente y se volvió negativa, y el título de anticuerpos aumentó, y el ARDS se alivió en 4 pacientes. Después de 2 semanas, 3 pacientes recuperaron la ventilación natural; Los últimos tres pacientes fueron dados de alta y los dos restantes tendieron a ser estables. Esto muestra una posible eficacia clínica. Posteriormente, el Instituto de Transfusión de Sangre de la Academia de Ciencias de China llevó a cabo el primer estudio controlado aleatorizado a gran escala en este campo, con la inclusión de 103 pacientes severos/críticamente enfermos. La tasa de mejoría clínica en el grupo de tratamiento con plasma fue significativamente mayor que en el grupo control (91.3% vs. 68.2%). Sin embargo, la tasa de mortalidad en el día 28 no disminuyó. La Escuela de Medicina de Mount Sinai en los Estados Unidos analizó retrospectivamente la eficacia del plasma en 39 pacientes graves/críticamente enfermos y encontró que la proporción de oxigenoterapia en el grupo de tratamiento con plasma disminuyó significativamente en el día 14 y podría reducir la mortalidad de los pacientes. Sin embargo, un gran estudio RCT del grupo de estudio PlasmAr en Argentina no encontró mejoría en los síntomas clínicos en pacientes severos y no redujo la mortalidad. En general, la eficacia y la seguridad de la terapia plasmática de rehabilitación para el tratamiento de la nueva neumonía por coronavirus aún necesita más evidencia de investigación clínica de alta calidad.

CAPÍTULO X: PROGRESO INTERNACIONAL

∼

SECCIÓN I: VISIÓN GENERAL DE LA EPIDEMIA INTERNACIONAL

La nueva epidemia de neumonía por coronavirus en China ha logrado una victoria gradual, pero continúa propagándose en más de 200 países y regiones del mundo. Hasta el 31 de diciembre de 2020, el número total de nuevos diagnósticos de neumonía por coronavirus en todo el mundo superó los 83.81 millones y casi 600,000 personas han fallecido.

La comparación de la gripe española con el brote

La gripe española de 1918-1920 causó la muerte de más de 50 millones de personas en todo el mundo. En poco más de un año, se desató una epidemia mundial en tres olas. La primera ola ocurrió en la primavera y el verano de 1918, con una amplia propagación del virus, pero una tasa de mortalidad baja. La segunda ola, de septiembre a diciembre, puede haber presentado una mutación del virus que aumentó significativamente su virulencia, lo que provocó una epidemia grave que se propagó ampliamente desde Francia al resto del mundo.

Al año siguiente, la tercera ola se extendió desde Eurasia hasta Oceanía, y la epidemia continuó siendo grave. A pesar de que el intervalo entre las olas fue corto, hubo muy pocos casos entre ellas. Las dos primeras olas ocurrieron en un período de no-epidemia de la gripe en el hemisferio norte y se propagaron ampliamente durante el verano, mientras que la tercera ola ocurrió durante la epidemia de gripe en ambos hemisferios. Estas características epidémicas nunca antes habían sido vistas.

No existen datos precisos sobre la mortalidad mundial de la gripe española, pero se estima que la tasa de mortalidad de la pandemia fue de entre el 2.5% y el 5%. La literatura histórica sugiere que la tasa de mortalidad de la enfermedad fue muy alta, con un tercio de los estadounidenses infectados y una expectativa de vida promedio que se redujo de 51 años en 1917 a 39 en 1919. En algunas áreas remotas, la tasa de mortalidad fue tan alta como el 70%, lo que puede haber estado relacionado con la falta de inmunidad en la población. La epidemia también se extendió a China, incluyendo Beijing, Shanghai, Guangzhou, Wenzhou, Hong Kong y otras grandes ciudades, así como a zonas rurales de Yunnan. La primera ola se caracterizó por una incidencia repentina de pacientes masculinos entre 11 y 20 años, mientras que la segunda ola, que se produjo en octubre de 1918, afectó principalmente al grupo de edad de 11 a 15 años. Los síntomas clínicos incluyeron bronquitis, neumonía y hemorragia, y la tasa de mortalidad osciló entre el 1.9% y el 3.2%.

Actualmente, la información sobre los patógenos del virus de la influenza de 1918 se obtiene principalmente de muestras de virus de la segunda y tercera ola. No está claro si el virus ha sufrido alguna mutación, ni cuál es su relación con las características epidemiológicas observadas. La tasa de mortalidad en la tercera ola es menor que en las dos primeras, lo que puede estar relacionado con la adquisición de inmunidad. Sin embargo, no está claro si la población era inmune durante la primera ola de infección.

En abril de 2020, se logró detener con éxito la nueva epidemia de neumonía por coronavirus en China. A finales de diciembre, el número total de casos confirmados se mantuvo en más de 80,000. De acuerdo con los datos de investigación actuales, la epidemia se extendió al extranjero en febrero de 2020, y se encontraron casos en Asia, Europa, América del Norte y otros lugares uno tras otro. En marzo, se produjo un brote a gran escala y a finales de seis meses, se confirmaron más de 10 millones de casos en todo el mundo. A principios de agosto, la cifra superó los 20 millones y a finales de diciembre, superó los 80 millones. Debido a las diferentes medidas de prevención y control adoptadas por diferentes países, las diferentes ideas de tratamiento médico y las diferentes etapas de desarrollo de la epidemia, la tasa de mortalidad también varía significativamente, siendo la mayoría entre el 1% y el 13.4%. El 13 de abril, el Director General de la Organización Mundial de la Salud, Tedros Adhanom, afirmó que la tasa letal de la neumonía por coronavirus es 10 veces mayor que la de la Influenza A (H1N1) en 2009.

En comparación con la gripe española, todavía no está claro si la nueva infección por coronavirus causará una segunda ola de mutación del virus o una tercera ola de brotes.

La línea de tiempo epidémica en el extranjero

Según los informes públicos, los brotes en el extranjero comenzaron el 13 de enero de 2020 y se extendieron a países asiáticos como Tailandia, Japón y Corea del Sur. Los primeros pacientes confirmados se anunciaron en Estados Unidos después de una semana. Desde entonces, los brotes se han extendido a América del Norte, Europa y Oceanía. En febrero, dos eventos importantes, el "Diamond Princess" y la "Iglesia de Shincheonji", contribuyeron a la epidemia mundial. En marzo, debido a la propagación de la epidemia en Italia, Europa se convirtió en el "epicentro" de la epidemia mundial. A medida que el brote se extendió y el número de casos confirmados se disparó, Estados Unidos se convirtió en el nuevo "epicentro". (Tabla 10.1).

Tiempo	Eventos
13 de enero	Tailandia informó del primer caso confirmado
16 de enero	Japón anuncia el primer caso confirmado de infección en el país
19 de enero	Corea del Sur anuncia el primer caso confirmado de infección en el país
21 de enero	El primer caso confirmado de neumonía por coronavirus en América del Norte
24 de enero	Dos nuevos casos de neumonía por coronavirus confirmados en Francia, el primer caso confirmado en Europa
25 de enero	Australia declaró el primer caso confirmado de neumonía por coronavirus en el país, el primero en Oceanía
26 de enero	Por primera vez, la Organización Mundial de la salud ha aumentado el riesgo mundial de neumonía por coronavirus a "alto riesgo" en su informe diario sobre el brote de neumonía por coronavirus
30 de enero	La Organización Mundial de la Salud declaró que la epidemia era una "emergencia de salud pública de interés internacional"
Principios de febrero	El crucero "Diamond Princess", que atracó en el puerto de Yokohama, Japón, sufrió un brote de infección colectiva, con 712 casos confirmados de neumonía por coronavirus y 7 muertes
19 de febrero	Corea del Sur "super Communication event". El número de personas infectadas por el nuevo coronavirus se ha disparado en Corea del Sur después de un brote masivo de neumonía por coronavirus y la propagación de nuevos miembros de la Iglesia en el Servicio de mil personas
19 de febrero	Irán anuncia por primera vez dos nuevos casos confirmados de neumonía por Coronavirus
21 de febrero	Italia confirmó el primer caso de infección ciudadana, el primer caso de muerte al día siguiente, Italia comenzó a mejorar la situación epidémica, convirtiéndose en el primer nuevo brote de neumonía por coronavirus a gran escala en los países europeos
23 de febrero	El presidente surcoreano Wen zaiyin ha decidido elevar la alerta temprana al más alto nivel
25 de febrero	Corea del Sur adopta la mayor medida de bloqueo contra las zonas de Daegu y qingshang Beidao
26 de febrero	Un punto de inflexión importante en el desarrollo de nuevos brotes de neumonía por coronavirus en todo el mundo
28 de febrero	El Sr. Tandesai anunció un aumento del riesgo global de neumonía por coronavirus a "muy alto"
11 de marzo	El Sr. Tandesai nuevo brote de neumonía por coronavirus se ha convertido en una "pandemia mundial"
13 de marzo	Europa se ha convertido en el epicentro de una nueva pandemia de neumonía por Coronavirus
16 de marzo	El número total de casos notificados en el extranjero fue de 92528, superando a China por primera vez, y el número de personas infectadas aumentó rápidamente
19 de marzo	Italia tiene 3405 muertes acumuladas de neumonía por coronavirus de nuevo tipo, convirtiéndose en el mayor número de muertes en todo el mundo
20 de marzo	Más de 180,000 casos de infección y 8756 muertes en todo el mundo fuera de China
27 de marzo	Los Estados Unidos confirmaron 82404 casos, convirtiéndose en el mayor número de casos confirmados de neumonía por coronavirus en el mundo
13 de abril	Hay 212 países y regiones fuera de China con casos confirmados, con un total de 1,703,615 casos confirmados y 21 países con 10,000 casos confirmados en todo el mundo.
20 de abril	Más de 2.23 millones de casos de infección y más de 160.000 muertes en todo el mundo fuera de China
20 de mayo	Más de 4.72 millones de casos de infección y más de 310.000 muertes en todo el mundo fuera de China
20 de junio	Más de 8.41 millones de casos de infección y más de 450.000 muertes en todo el mundo fuera de China
30 de junio	Más de 10.08 millones de casos de infección y más de 500.000 muertes en todo el mundo fuera de China
31 de julio	Más de 18.07 millones de casos de infección y más de 760.000 muertes en todo el mundo fuera de China
31 de agosto	Más de 26.03 millones de casos de infección y más de 850.000 muertes en todo el mundo fuera de China
30 de septiembre	Más de 34.66 millones de casos de infección y más de 1.01 millones de muertes en todo el mundo fuera de China
31 de octubre	Más de 46.99 millones de casos de infección y más de 1.19 millones de muertes en todo el mundo fuera de China
30 de noviembre	Más de 64.37 millones de casos de infección y más de 1.46 millones de muertes en todo el mundo fuera de China
31 de diciembre	Más de 83.81 millones de casos de infección y más de 1.82 millones de muertes en todo el mundo fuera de China

Tabla 10.1 Calendario de epidemias en el extranjero

El control de la situación epidémica en todo el país

A partir del 31 de diciembre de 2020, la situación epidémica en el extranjero aún no ha sido controlada. Desde que los casos diarios aumentaron en 100,000 nuevos en junio, el número de nuevos casos aumentó a 700,000 en diciembre sin mostrar una tendencia a la baja. Estados Unidos, India, Brasil, Rusia y otros países han sido las zonas más afectadas. Estados Unidos ha acumulado más de 20 millones de casos confirmados, ocupando el primer lugar a nivel mundial. (Figura 10.1 y Figura 10.2).

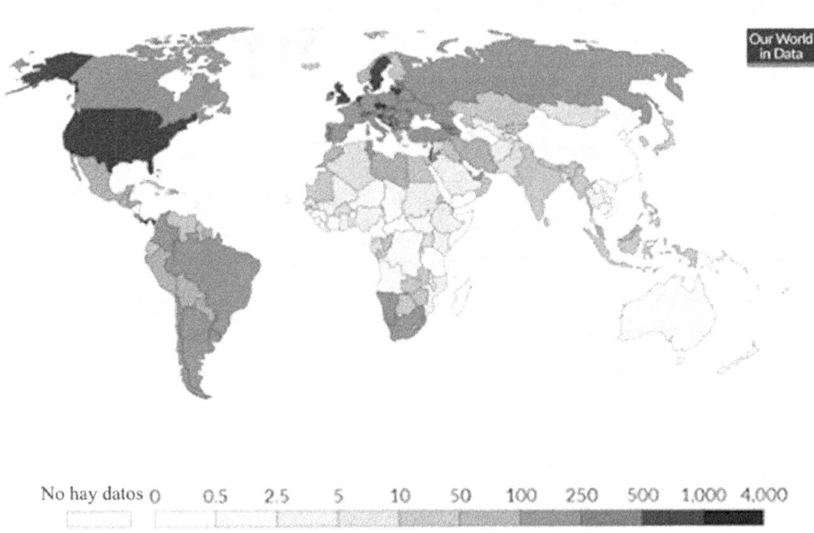

Figura 10.1 Mapa de distribución de casos confirmados acumulados en todo el mundo (a partir del 31 de diciembre de 2020)

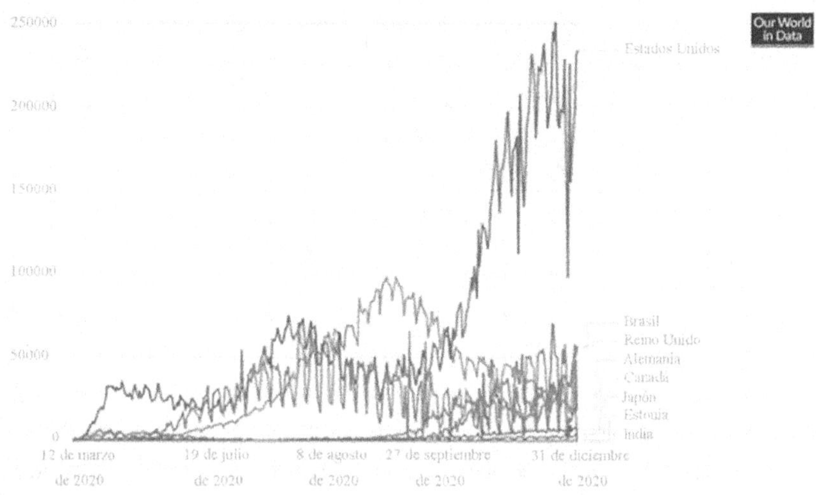

Figura 10.2 Gráfico de tendencia de casos nuevos confirmados en algunos países. (a partir del 31 de diciembre de 2020)

Debido a los distintos brotes, climas, entornos geográficos y medidas de prevención y control en diferentes países, existen diferencias en la propagación de la epidemia. Los cambios en el número de nuevos casos confirmados de neumonía por coronavirus en distintos países pueden reflejar el control de la situación epidémica hasta cierto punto. Los brotes en países europeos como Italia, Francia, Alemania y España han sido básicamente controlados en tres meses.

A partir del 31 de diciembre de 2020, los brotes en Estados Unidos, Brasil, India, Rusia y el Reino Unido aún no se han controlado de manera efectiva, especialmente en los Estados Unidos, donde se registran más de 200,000 casos nuevos en promedio por día.

Según la tasa de mortalidad de nuevos pacientes con neumonía por coronavirus (datos del 31 de diciembre de 2020), se diagnosticaron 2,097 casos en la República de Yemen y 610 personas fallecieron, con una tasa de mortalidad del 29.09%, ocupando el primer lugar. Las tasas de mortalidad de los principales países afectados fueron: Italia (3.53%), Bélgica (3.02%), Reino Unido (2.98%), Brasil (2.5%) y Francia (2.48%). En los Estados Unidos, que tuvo el mayor número total de casos confirmados, la tasa de mortalidad fue del 1.7%; mientras que en India, que acumuló el segundo mayor número de casos confirmados, la tasa de mortalidad fue del 1.4%.

(1) Brote en América del Norte

Los Estados Unidos, Canadá y México son los países más afectados de América del Norte. Hasta el 31 de diciembre de 2020, Estados Unidos había confirmado más de 20 millones de casos, mientras que México había superado los 1.41 millones y Canadá los 580,000. El número diario de nuevos casos en Canadá aumentó de 2,760 casos el 3 de mayo hasta alrededor de 200 casos por día a principios de julio. Después de eso, la segunda ola de brotes aumentó rápidamente, llegando a 6,000 a 8,000 casos al final de diciembre. México sumó más de 4,000 casos por día y aún mostraba una tendencia al alza, con más de 10,000 casos.

Estados Unidos reportó más de 10,000 casos confirmados por primera vez el 19 de marzo y más de 20,000 el 21 de marzo. Desde entonces, la epidemia ha progresado rápidamente, con más de 10,000 nuevos casos al día y más de 100,000 casos confirmados el 27 de marzo, más de 200,000 el 1 de abril, más de 300,000 el 4 de abril y más de 400,000 el 8 de abril, más de 500,000 casos el 11 de abril, más de 600,000 el 14 de abril y más de 1 millón el 27 de abril. El país experimentó el pico de dos oleadas de brotes en abril y julio de 2020, y luego una tercera ola a partir de noviembre, cuando se agregaron más de 100,000 casos por día y aumentó gradualmente. A finales de diciembre, se sumaron más de 200,000 casos por día.

(2) Brote en América del Sur

Los países con brotes graves en América del Sur incluyen principalmente Brasil, Chile y Perú. Hasta diciembre de 2020, Brasil había registrado más de 7.67 millones de casos. La epidemia ha durado casi 10 meses, no ha sido controlada y todavía muestra una tendencia al alza. Perú acumuló más de 1.01 millones de casos, Chile más de 600,000 casos, y la epidemia sigue aumentando.

(3) Brote en África

El 11 de junio de 2020, Marchiso Moti, director de la Oficina Regional de la OMS para África, advirtió que debido a que los países africanos entraron tarde en la pandemia, el número de infecciones podría aumentar, y la nueva epidemia de neumonía por coronavirus se está volviendo cada vez más grave en África.

Según los datos del Centro Africano para el Control y la Prevención de Enfermedades, a partir de las 23 horas del 18 de diciembre de 2020, el número total de nuevos casos confirmados de neumonía coronaria en los países africanos alcanzó los 2,469,101 casos, con un total de 58,313 muertes. Los 10 países africanos con el mayor número de nuevos casos confirmados de neumonía por coronavirus, como Sudáfrica, Marruecos y Kenia, representan el 75% de todos los casos en África.

Desde el 30 de junio de 2020, se ha producido un nuevo brote de neumonía por coronavirus en 54 países de África, con el sur de África siendo la región más afectada, seguida del norte de África. Los tres países más afectados son Sudáfrica, Egipto y Nigeria. Sudáfrica ha confirmado un total de casi 1.05 millones de casos, con más de 10,000 casos nuevos por día durante la segunda ola de brotes, Egipto ha confirmado más de 130,000 casos y Nigeria más de 87,000 casos.

(4) Brotes en Europa y Asia

A fines de 2020, los brotes en Europa, así como en China, Japón, Corea del Sur y otros países asiáticos, habían sido controlados de manera efectiva. China controló el brote en aproximadamente 1.5 meses, desde finales de enero hasta principios de marzo de 2020. Japón y Corea del Sur controlaron la propagación de la epidemia en dos meses. Sin embargo, desde la segunda mitad del año, la mayoría de los países comenzaron a experimentar un aumento en los casos.

Japón experimentó un total de tres oleadas de brotes, con más de 230,000 casos confirmados en total, mientras que Corea del Sur registró más de 60,000 casos. En Europa, Italia, España, Alemania y el Reino Unido experimentaron miles a decenas de miles de nuevos casos diarios. Los brotes en India, Rusia, Irán y Pakistán siguen siendo severos, con un aumento significativo en el número de casos confirmados en la India y Rusia desde finales de marzo. La India registró más de 90,000 casos por día en septiembre, y más de 10 millones de casos confirmados en total a partir del 31 de diciembre de 2020. Los nuevos casos diarios en Rusia también han aumentado gradualmente, llegando a más de 20,000 nuevos casos diarios en diciembre, con más de 3.15 millones de casos confirmados en total. Irán ha acumulado más de 1.22 millones de casos confirmados y más de 470,000 casos en Pakistán, y el brote aún no ha sido controlado.

(5) Medidas de control epidémico

La Organización Mundial de la Salud (OMS) ofrece 10 recomendaciones básicas para la prevención personal de la nueva neumonía por coronavirus:

- Lávese las manos regularmente con desinfectante de manos a base de alcohol o con agua y jabón. El contacto manual con superficies contaminadas o con pacientes infectados puede transmitir el virus, por lo que la limpieza de manos puede reducir el riesgo de transmisión.
- Limpie regularmente la superficie de los objetos con desinfectantes, como mesas, sillas, utensilios de cocina y escritorios.
- Manténgase informado acerca de la neumonía por coronavirus a través de fuentes confiables como las agencias de salud pública nacionales o locales, el sitio web de la OMS y los profesionales de la salud locales. La mayoría de las personas infectadas presentan fiebre y tos seca, y no secreción

nasal. La mayoría de los infectados se recuperan sin necesidad de atención médica especial.

- Evite viajar si presenta fiebre o tos, y si se enferma durante un vuelo, informe inmediatamente a la tripulación. Después de regresar a casa, póngase en contacto con el personal médico y proporcione información sobre sus síntomas y lugares que ha visitado.
- Cubra su boca y nariz con un pañuelo o toalla de papel al toser o estornudar. Deseche inmediatamente las toallas de papel usadas en la basura y lávese las manos.
- Las personas mayores de 60 años con enfermedades cardiovasculares, enfermedades respiratorias, diabetes y otras enfermedades subyacentes pueden tener un mayor riesgo de infección por coronavirus. Dichos grupos deben tomar precauciones adicionales, como evitar lugares concurridos o donde puedan interactuar con pacientes infectados.
- Si se siente mal, quédese en casa y llame a un médico o al personal médico local para recibir asesoramiento. Proporcione información sobre sus síntomas, lugares que ha visitado y personas con las que ha tenido contacto para ayudar a prevenir la propagación del virus.
- Quédese en casa cuando esté enfermo, coma y duerma separado de su familia y use utensilios diferentes para prevenir la propagación del virus.
- Si tiene dificultad para respirar, busque atención médica de inmediato.
- Es normal sentirse ansioso durante un brote, especialmente si vive en una comunidad afectada. Manténgase informado acerca de las iniciativas de prevención y control de brotes en su comunidad y discuta cómo garantizar la seguridad en lugares públicos como las escuelas.

El director general de la Organización Mundial de la Salud, Tandesi, ha destacado que muchos países han adoptado medidas de prevención y control sin precedentes para frenar la propagación de la epidemia del coronavirus, incluyendo el cierre de escuelas, la suspensión de actividades comerciales y deportivas, la limitación del movimiento de personas y los altos costos sociales y económicos que esto conlleva. Aunque estas medidas han ganado tiempo para la prevención y el control de la epidemia, no son suficientes para eliminar el brote. Tandesi llama a los países que están aplicando medidas de bloqueo a usar este tiempo para contener el virus y presenta seis recomendaciones clave para la prevención y control de la epidemia: ampliar, capacitar y desplegar recursos humanos para la atención médica y la salud pública; establecer un sistema de investigación de casos sospechosos a nivel comunitario; aumentar la producción de equipos de prueba, mejorar la capacidad de detección y ampliar el alcance de las pruebas; equipar instalaciones modificadas para tratar y aislar a los pacientes con más equipos; desarrollar planes y procesos claros para el aislamiento de contactos cercanos; y reenfocar el trabajo del gobierno en la supresión y el control de la epidemia.

Como consecuencia del brote, el gobierno japonés y el Comité Olímpico Internacional decidieron el 24 de marzo de 2020 posponer la celebración de los Juegos Olímpicos de Tokio 2020. A principios de febrero de 2020, los Centros para el Control y Prevención de Enfermedades (CDC) anunciaron una serie de medidas preventivas, incluyendo listas de trabajo para la prevención y control de la epidemia, criterios de detección de pacientes y directrices provisionales para el trabajo del CDC en esta etapa. A medida que la epidemia se intensifica, varias escuelas públicas en los Estados Unidos han cerrado, así como también gimnasios, teatros y restaurantes han sido prohibidos, se han suspendido las actividades comerciales y los servicios de telemedicina se han ampliado para aumentar las pruebas de nuevos coronavirus. Sin embargo, el Gobierno de los Estados Unidos ha mostrado deficiencias evidentes en la prevención y control de la epidemia, como el retraso en la respuesta, el caos y el desorden, y la marginación del CDC, lo que ha sido objeto de críticas constantes en el país. Alemania, Francia, Corea del Sur y otros países han implementado medidas estrictas como la suspensión completa de las clases escolares, el uso obligatorio de máscaras y el aislamiento en el hogar para frenar la propagación del virus. Italia ha adoptado medidas más drásticas, como el cierre de la ciudad en todo el país, la suspensión de las actividades electorales y el uso de máscaras.

El plan antiepidémico del Reino Unido sigue las cuatro etapas de "contención, retraso, mitigación e investigación". A partir del 20 de marzo de 2020, se cerraron restaurantes, bares, cines, gimnasios y otros lugares de negocios. Las escuelas primarias y secundarias se cerraron una tras otra, exigiendo que todas las personas se quedaran en casa tanto como fuera posible para evitar salir innecesariamente. Después de que el primer ministro británico, Johnson, contrajera una nueva neumonía por coronavirus y su condición se deteriorara, Gran Bretaña adoptó medidas más estrictas de aislamiento social para restringir los viajes públicos y cerrar todas las tiendas que venden artículos no esenciales.

Las pérdidas económicas son una consideración importante que impide que los países tomen medidas efectivas de prevención y control. Para reducir el impacto negativo de la epidemia en la economía, levantar gradualmente la prohibición del bloqueo y reanudar el trabajo sin control de la epidemia, seguramente aumentará el riesgo de transmisión del virus y contribuirá a la propagación de la epidemia.

SECCIÓN II: ASISTENCIA INTERNACIONAL

Desde el brote de la nueva neumonía por coronavirus, la comunidad internacional se ha apoyado y ayudado mutuamente, contribuyendo a la lucha conjunta contra la epidemia.

Durante el momento en que la prevención y el control de la epidemia en China fueron más graves, la comunidad internacional brindó gran asistencia. 77 países y 12 organizaciones internacionales proporcionaron a China máscaras médicas, ropa protectora, gafas de protección, ventiladores y otros suministros y equipos médicos de emergencia. Los gobiernos locales, empresas, organizaciones no gubernamentales y personas en 84 países también proporcionaron donaciones materiales a China. Los países BRICS otorgaron préstamos de emergencia a China y tanto el Banco Mundial como el Banco Asiático de Desarrollo brindaron apoyo crediticio a China, como la construcción de un sistema nacional de gestión de emergencias de salud pública.

China también comparte de manera activa información sobre epidemias y experiencias en la lucha contra ellas con la comunidad internacional, informando oportunamente sobre la situación epidémica e intercambiando experiencias de prevención y control para proporcionar apoyo básico en la prevención mundial de epidemias. Después del brote, China tomó la iniciativa de informar a la Organización Mundial de la Salud, países relevantes y organizaciones regionales acerca de la información epidémica, compartiendo información sobre la secuencia del genoma del nuevo coronavirus y la secuencia de la sonda de detección de ácido nucleico del virus, e informando regularmente a la Organización Mundial de la Salud y a otros países. China y la ASEAN, la Unión Europea, la Unión Africana, APEC, CARICOM, la Organización de Cooperación de Shanghai y otras organizaciones internacionales y regionales, así como Corea del Sur, Japón, Rusia, Estados Unidos, Alemania y otros países, han llevado a cabo más de 70 actividades de prevención y control de brotes. El Consejo Nacional de Salud ha compilado y traducido programas de tratamiento y prevención de la salud en tres idiomas, compartiéndolos con más de 180 países en todo el mundo y con más de 10 organizaciones internacionales y regionales, y organizó conjuntamente con la Organización Mundial de la Salud la "Reunión Internacional sobre la experiencia de China en la prevención y control de la neumonía causada por el coronavirus". La Oficina de Información del Consejo de Estado ha celebrado dos conferencias especiales en inglés en Wuhan, invitando a expertos relevantes como el académico Zhang Boli y al personal médico de primera línea a presentar la experiencia y prácticas de lucha contra la epidemia de China. Los medios chinos han establecido secciones como "Global Epidemic Office" y "Global Anti-Epidemic China Program" para establecer una plataforma que permita a todos los países realizar intercambios. Los think tanks y expertos chinos llevan a cabo intercambios extranjeros de varias maneras.

A partir del 31 de mayo de 2020, China ha enviado 29 grupos de expertos médicos a 27 países y ha brindado o está brindando asistencia antiepidémica a 150 países y 4 organizaciones internacionales. También ha guiado a los equipos médicos de ayuda externa estacionados en 56 países durante mucho tiempo para ayudar a los países anfitriones a llevar a cabo la prevención y el control de la epidemia, proporcionar asesoramiento técnico y educación sanitaria a los residentes y chinos de ultramar, y ha organizado más de 400 cursos de capacitación fuera de línea. Entre ellos, la Asociación Mundial de Medicina Tradicional China ha organizado la experiencia antiepidémica en vivo en todo el mundo, invitando al académico Zhang Boli y otros expertos a presentar la experiencia de la medicina china en el tratamiento de la nueva neumonía por coronavirus, lo cual ha recibido amplia atención, siendo visto en línea por más de 90,000 personas en un total de 63 países y regiones.

Los gobiernos locales, las empresas, las instituciones no gubernamentales y las personas han donado material antiepidémico a más de 150 países, regiones y organizaciones internacionales a través de diversos canales. Por ejemplo, a través de la Cruz Roja China, los equipos médicos que ayudan a Italia e Irak llevaron 100,000 cajas y 120,000 cajas de cápsulas de Lianhua Qingzhuo; y a través de la Administración Estatal de Medicina Tradicional China, se donaron cápsulas de Lianhua Qingwen a Irán, Hong Kong, China y Macao para la prevención y el control de la nueva neumonía por coronavirus.

Basándose en la satisfacción de las necesidades de prevención y control de epidemias en China, el país ha hecho todo lo posible por brindar apoyo y conveniencia a todos los países en la compra de materiales de prevención de epidemias en la medida de sus posibilidades. Ha establecido puntos de conexión para atender la demanda, organizar el suministro, la logística y el transporte, y el despacho de exportación, entre otros. Se han tomado medidas efectivas para controlar estrictamente la calidad, estandarizar el orden y emitir directrices sobre el acceso a los mercados extranjeros para suministros de prevención de epidemias. También se ha fortalecido el mercado de materiales de prevención de epidemias y la supervisión de la calidad de las exportaciones, con el objetivo de garantizar la calidad y cantidad de materiales de prevención de epidemias que la comunidad internacional necesita urgentemente para combatir la epidemia.

Desde el 1 de marzo hasta el 31 de mayo, China ha exportado materiales de prevención de epidemias a 200 países y regiones, de los cuales 70.600 millones fueron máscaras, 340 millones fueron prendas de protección, 115 millones fueron gafas, 96.700 fueron máquinas de respiración y 225 millones fueron termómetros infrarrojos. Con este importante aumento en la escala de exportación, China ha apoyado firmemente la prevención y el control de las epidemias en los países y regiones pertinentes.

De enero a abril, el número de operaciones en Europa Central y el volumen de carga enviada aumentaron en un 24% y un 27% respectivamente en comparación con el mismo período del año anterior. La entrega total de 660.000 materiales antiepidémicos desempeñó un papel importante en el mantenimiento del flujo fluido de la cadena industrial internacional y la cadena de suministro, lo que aseguró el transporte de materiales antiepidémicos.

El Ministerio de Ciencia y Tecnología, el Consejo Nacional de Salud y Salud, la Asociación China de Ciencia y Tecnología y la Asociación Médica China establecieron conjuntamente la "Plataforma de Intercambio Académico para la Investigación Científica sobre la Neumonía del Coronavirus", con el objetivo de permitir a los investigadores de todo el mundo publicar sus logros y participar en seminarios. Desde el

31 de mayo, se han publicado 104 tipos de revistas y 970 artículos en esta plataforma.

La Administración Estatal de Medicina Tradicional China y el Comité de Cooperación de Buena Vecindad y Amistad de la Organización de Cooperación de Shanghai han organizado la "Reunión de Diagnóstico de Video del Grupo de Expertos de Medicina Integrativa de China con el Hospital Nacional de la Organización de Cooperación de Shanghai". Además, la Federación Mundial de Asociaciones de Medicina Tradicional China y la Federación Mundial de la Asociación de Acupuntura y Moxibustión han llevado a cabo actividades como la "Transmisión Global de Medicina Tradicional China contra la Epidemia" y la "Conferencia Internacional de Expertos Antiepidémicos".

La Academia de Ciencias de China ha lanzado el "Nuevo repositorio de coronavirus 2019" y ha construido el "Nuevo sistema nacional de servicios de recursos de ciencia y tecnología para coronavirus" y la "Nueva plataforma de intercambio de literatura de investigación de neumonía coronaria". Desde el 31 de mayo, estas tres plataformas han proporcionado servicio de búsqueda a más de 370,000 usuarios en todo el mundo y han sido utilizadas más de 48 millones de veces.

Se ha establecido un grupo de expertos en cooperación internacional con países relevantes para llevar a cabo la investigación y desarrollo de vacunas, la investigación y desarrollo de medicamentos y para promover la cooperación científica y tecnológica entre los miembros sobre la investigación del nuevo coronavirus y el nuevo tratamiento de la neumonía por coronavirus. Las instituciones médicas chinas, las agencias de control de enfermedades y los científicos han publicado docenas de artículos de alto nivel en revistas académicas de renombre internacional como The Lancet, Science, Nature y el New England Journal of Medicine. Estos artículos han abarcado temas como las características clínicas de los primeros pacientes con nueva neumonía por coronavirus, el riesgo de comunicación interpersonal, la experiencia hospitalaria en cabina, el progreso en investigación y desarrollo de fármacos y los resultados de experimentos con animales de vacunas, entre otros. También se ha llevado a cabo una cooperación científica con países relevantes, la Organización Mundial de la Salud, la Alianza para la Prevención de Epidemias (CEPI) y la Alianza Mundial para la Inmunización de Vacunas (GAVI) para acelerar el desarrollo de vacunas y ensayos clínicos de medicamentos.

China ha brindado asistencia médica a más de 50 países africanos y a la Unión Africana, y ha enviado siete grupos de expertos médicos para ayudar a países y regiones con una capacidad de respuesta débil. El 31 de diciembre de 2020, se llevó a cabo una conferencia de prensa sobre el mecanismo de control conjunto del Consejo de Estado, durante la cual la Administración Estatal de Alimentos y Medicamentos aprobó la inclusión condicional de la nueva vacuna inactivada contra la neumonía por coronavirus desarrollada por el Grupo Nacional de Drogas de China. Shen Bo, jefe de la División Internacional del Ministerio de Relaciones Exteriores, declaró que China considerará activamente proporcionar vacunas a países en desarrollo de varias maneras, incluyendo donaciones y donaciones condicionales.

SECCIÓN III: NUEVAS CARACTERÍSTICAS DEL CORONAVIRUS

Para descubrir las características patógenas del nuevo coronavirus y encontrar rápidamente medicamentos eficaces contra el virus, los investigadores de todo el mundo han llevado a cabo una gran cantidad de trabajo desde muchos aspectos, como el estudio de la estructura del virus, el desarrollo de vacunas, los medios de detección, la transmisión, y la investigación y el cribado de fármacos.

La estructura del virus

La proteína de la espiga del coronavirus (S glycoprotein) es un objetivo clave en el desarrollo de vacunas, anticuerpos terapéuticos y diagnóstico clínico. El equipo de investigación liderado por Jason S. McLellan ha analizado la estructura de la proteína S en la superficie del nuevo coronavirus a nivel casi atómico. A través de la evidencia biofísica y estructural, han descubierto que la proteína S del SARS-CoV-2 se une con mayor afinidad a la enzima convertidora de angiotensina 2 (ACE2) del receptor de la célula huésped humana en comparación con la proteína S del SARS-CoV, lo que explica la alta infectividad del nuevo coronavirus.

El nuevo coronavirus penetra en las células huésped mediante una proteína S altamente glucosilada y homóloga. La proteína S se fusiona estructuralmente con la membrana celular de la célula huésped, lo que incluye la unión de la subunidad S1 del virus al receptor de la célula huésped. Esto resulta en la inestabilidad del trímero y la separación de la subunidad S1, lo que a su vez forma una estructura de fusión altamente estable de la subunidad S2.

Con el objetivo de analizar la estructura de la prefusión de la proteína S del nuevo coronavirus, los investigadores reorganizaron la estructura tridimensional de la proteína y obtuvieron una estructura de proteína "hacia arriba" de 3,5 Å. Para aproximarse al receptor de la célula huésped, el nuevo coronavirus experimenta un movimiento conformacional similar a una bisagra en el dominio de unión al receptor (RBD) de la subunidad S1 para ocultar o exponer los sitios clave de unión del receptor. La estructura "hacia abajo" representa el estado sin unión del receptor, mientras que la estructura "hacia arriba" representa el estado de unión del receptor y esta estructura se encuentra en un estado relativamente inestable. Mediante el análisis de esta estructura, los investigadores encontraron que la RBD en la subunidad S1 experimentó un movimiento similar a una bisagra. Esta característica de movimiento es muy similar a la del SARS-CoV y el MERS-CoV, pero la estructura de la RBD en el nuevo coronavirus está más cerca del centro de la proteína de tres CEP3. Esto también muestra que, aunque el mecanismo del nuevo coronavirus es similar al de otras familias de coronavirus, es más contagioso.

Además del virus del SARS, el nuevo coronavirus y el coronavirus del murciélago RaTG13 tienen una alta homología de secuencia en la proteína S, llegando hasta el 96%. Sin embargo, el cambio más significativo en la nueva proteína S del coronavirus es la secuencia de aminoácidos "RRAR" (sitio de reconocimiento de la proteasa Flynn) en el sitio de escisión de la proteasa S_1/S_2, en lugar de tener solo una arginina como en el virus del SARS. Este fenómeno es más común en los virus de la gripe, donde la inserción de aminoácidos en los sitios de la proteasa poli-Flynn está presente en los sitios clave de la proteína hemaglutinina de la gripe en los virus de la influenza aviar altamente virulenta y el virus de la gripe humana. Además de las diferencias en los residuos de aminoácidos en las uniones S_1/S_2, existen 29 residuos de aminoácidos en la proteína S del nuevo coronavirus y del coronavirus RaTG13, de los cuales 17 se encuentran en el sitio RBD unido al receptor. Mediante una prueba cinética, los investigadores encontraron que la afinidad del nuevo coronavirus para unirse a ACE2 es mucho mayor que la del virus del SARS, lo que explica por qué el virus puede transmitirse rápidamente.

A pesar de que la estructura del nuevo coronavirus y del virus del SARS son homólogas, y la estructura de los dos RBD de los virus es muy similar, los investigadores encontraron que el anticuerpo monoclonal RBD del virus del SARS no se une de manera obvia al nuevo coronavirus, y no hay reacción cruzada entre ellos. Estos resultados son importantes para el diseño de futuros programas de aislamiento y tratamiento de anticuerpos, utilizando la nueva proteína S del coronavirus como referencia.

La mutación del virus

Los últimos descubrimientos del equipo de investigación chino revelan que el nuevo coronavirus ha experimentado 149 mutaciones y ha desarrollado dos subtipos: el subtipo L y el subtipo S. El estudio encontró que estos dos subtipos muestran grandes diferencias en términos de distribución geográfica y proporción de la población. De las 103 cepas analizadas, 101 pertenecen a uno de los dos subtipos. La diferencia clave entre los dos subtipos es el sitio 28144 del genoma del ARN viral: el tipo L tiene la base T (correspondiente a la leucina, Leu), mientras que el tipo S tiene la base C (correspondiente a la serina, Ser). En comparación con otros coronavirus, se encontró que el nuevo coronavirus de tipo S y el coronavirus de origen murciélago están más cerca en el árbol evolutivo, lo que sugiere que el tipo S es relativamente más antiguo. Los dos nuevos subtipos de coronavirus tienen diferencias significativas en su distribución temporal y espacial.

Los investigadores descubrieron que el antiguo coronavirus tipo S no infectó a más personas porque se propagó durante un período más prolongado en la población. Los datos genómicos indican que la proporción de infecciones por el tipo S es del 30%, mientras que la proporción de infecciones por el relativamente joven tipo L del coronavirus es del 70%, y cada cepa del tipo L lleva relativamente más mutaciones recientes que el tipo S. Los investigadores especulan que el tipo L del virus puede ser más capaz de propagarse o replicarse más rápidamente en el cuerpo humano, lo que podría significar una mayor virulencia. Al comparar los cambios en las proporciones de los tipos S y L antes y después del 7 de enero de 2020, los investigadores encontraron que la proporción de tipo L en las cepas del virus disminuyó y la proporción de tipo S aumentó. Se especula que esto podría deberse a que los pacientes infectados con el virus del tipo L tienen más probabilidades de mostrar síntomas y, por lo tanto, son más vulnerables a la intervención humana, lo que resulta en una mayor presión de selección negativa sobre el nuevo coronavirus de tipo L y menos infecciones.

El 26 de febrero de 2020, se confirmó el primer caso de coronavirus en Brasil. Los científicos locales, en colaboración con científicos británicos, secuenciaron urgentemente el genoma del virus en el paciente brasileño de 61 años y descubrieron que el genoma del virus brasileño "Brazil/SPBR1/2020" era diferente de las cepas "Hu-1" previamente anunciadas en China. De estas mutaciones, dos estaban muy cerca del virus "cepa alemana/BavPat1/2020" extraído de la infección poblacional en Munich, Alemania. Los resultados indican que la propagación del nuevo coronavirus en Europa ha sido diferente de la transmisión original del virus en China y que el virus ha mutado en el proceso de transmisión.

El origen del virus

Existen diferentes opiniones acerca del origen del virus, pero cada vez hay más pruebas que sugieren que el virus no se originó en China y que el nuevo coronavirus se propagó por todo el mundo antes de que se detectara en China.

La gripe estacional que estalló a finales de septiembre de 2019 causó al menos 34 millones de infecciones en los Estados Unidos, 350,000 hospitalizaciones y 20,000 muertes. En una audiencia celebrada el 11 de marzo de 2020, el Director del CDC de los Estados Unidos reconoció que hubo casos en los que se diagnosticó gripe, pero en realidad se trataba de una nueva infección por el virus de la Corona.

Se detectó un nuevo ácido nucleico del coronavirus en las aguas residuales de la ciudad de Milán y la ciudad de Turín, muestreadas por el Instituto Italiano de Salud Superior el 18 de diciembre de 2019, así como en las aguas residuales de Bolonia muestreadas el 29 de enero de 2020. La Organización Mundial de la Salud ha declarado que el virus podría haberse propagado en el norte de Italia en diciembre de 2019.

El equipo de la Universidad de Barcelona detectó el nuevo coronavirus en muestras de aguas residuales de Barcelona recogidas el 12 de marzo de 2019 y el 15 de enero de 2020, pero el primer caso confirmado de neumonía por coronavirus en España no fue reportado hasta el 25 de febrero de 2020.

Japón realizó una nueva prueba de anticuerpos contra el coronavirus en 500 muestras de sangre recolectadas y preservadas entre enero y marzo de 2019, y los resultados de dos muestras de sangre fueron positivos.

Nuestro equipo recolectó datos genómicos de 93 nuevas muestras de coronavirus que cubren 12 países en cuatro continentes hasta el 12 de febrero de 2020 y encontró que las 93 muestras de virus contenían 58 haplotipos. La evolución de los haplotipos mostró que los haplotipos H13 y H38 eran haplotipos "antiguos" que se derivaban de un vector intermedio, mv1 (posiblemente haplotipos ancestrales, o del huésped intermedio o "pacientes con número cero") asociado con el coronavirus ratg13 de los murciélagos. El haplotipo H1 se deriva del haplotipo H3. El estudio encontró que los pacientes asociados con el mercado de mariscos del sur de China tenían haplotipos de muestra H2, H8 a H12, y el único haplotipo de muestra de Wuhan era H3, que es el haplotipo del padre H3. Sin embargo, no se encontró ninguna relación entre el mercado de mariscos del sur de China y el brote en Wuhan.

En consecuencia, combinando el tiempo de inicio del paciente y el tiempo de expansión de la población, el equipo concluyó que el nuevo coronavirus introducido en el mercado de mariscos del sur de China provino de otros lugares y se propagó rápidamente en el mercado, extendiéndose posteriormente a otras áreas. El mercado de mariscos del sur de China no es el lugar de origen del virus.

Investigadores estadounidenses descubrieron que el nuevo coronavirus no tiene "la estructura principal del virus utilizado anteriormente", por lo que no es de origen humano. Puede ser una combinación de un virus presente en los murciélagos y otro virus portado por un pangolín.

El nuevo coronavirus tiene una similitud del 96% con el coronavirus que se encuentra en los murciélagos, y es el 4% de las mutaciones lo que explica por qué es tan contagioso. Las mutaciones en la proteína de superficie pueden ser la causa de la pandemia. Antes de la situación actual, la versión más débil del virus se había extendido en la población durante años o incluso décadas.

Por lo tanto, la idea de que el virus se originó en el mercado de mariscos del sur de China en Wuhan es incorrecta.

Sección IV: medicamentos, vacunas y otras terapias

Investigación y desarrollo de medicamento

En la actualidad, no existe una lista definitiva de medicamentos para tratar la neumonía por coronavirus. Los medicamentos utilizados en la prevención y tratamiento de esta enfermedad en varios países son principalmente fármacos que se utilizan en el tratamiento de otras enfermedades. Estos medicamentos se dividen aproximadamente en tres categorías: productos químicos, medicina china y agentes biológicos.

Entre los productos químicos se han recomendado el redesoxiwei, el fosfato de cloroquina, el fapilaravir, el arbidol, la ribavirina, entre otros. La medicina china ha sido más afirmada en la prevención y tratamiento del coronavirus, incluyendo los gránulos de Jinhua Qinggan, la cápsula de Lianhua Qingwen, la inyección de Xuebijing, Qingfei baidu fang, Huashi baidu fang, Xuanfei baidu fang y otros medicamentos patentados chinos. La medicina tradicional china en esta prescripción ha sido ampliamente utilizada en la lucha contra el virus.

Existen muchos tipos de agentes biológicos utilizados, incluyendo anticuerpos monoclonales, plasma, timosina, interferón, células madre, células NK, entre otros. Estos agentes biológicos también juegan un papel importante en la prevención y tratamiento de la neumonía por coronavirus. La investigación y desarrollo de nuevos medicamentos y tratamientos para esta enfermedad continúa en curso en todo el mundo.

Terapia con células madre

Las células madre se derivan del mesodermo y el ectodermo (como la médula ósea, la grasa y el tejido del cordón umbilical), tienen regulación inmunológica, baja inmunogenicidad, función paracrina, quimiotaxis dirigida a los tejidos lesionados, son fácilmente accesibles y tienen función de reparación de lesiones. Su eficacia de amplificación in vitro no es polémica, no son tóxicas y no tienen efectos secundarios.

Los diagnósticos clínicos han confirmado que muchos pacientes nuevos con neumonía por coronavirus han muerto a causa de una "tormenta de citocinas", por lo que la regulación de la inflamación es una de las principales direcciones terapéuticas. El estudio encontró que las células madre tienen una excelente función inflamatoria de "regulación bidireccional". Por un lado, las células madre pueden inhibir la respuesta inmune excesiva inducida por el virus mediante la secreción de factores antiinflamatorios. Por otro lado, las células madre pueden, a través de la quimiotaxis, volver al tejido dañado, activar la función de las células inmunes reguladoras y mejorar la pertinencia de la respuesta inmune. Las células madre se consideran un regulador inflamatorio ideal para el tratamiento de la nueva neumonía por coronavirus.

Además, las células madre son las primeras en llegar a los pulmones después de la inyección intravenosa y luego secretan una variedad de factores de crecimiento para mejorar el microambiente de las células pulmonares, jugar un papel protector y reparador en los pulmones. Además, las células madre en sí mismas tienen una fuerte resistencia a los virus, por lo que el efecto antiviral local también es muy obvio.

La investigación y el desarrollo de vacunas

Los estudios han demostrado que si más del 70% de la población está vacunada, es posible bloquear eficazmente la propagación del virus en la comunidad. Por lo tanto, la vacuna es de gran importancia para prevenir el brote y la epidemia del nuevo coronavirus. La mayoría de los científicos creen que las vacunas son la única forma de abordar la nueva pandemia de neumonía por coronavirus. Según estadísticas incompletas, más de 20 instituciones y empresas nacionales y extranjeras están desarrollando nuevas vacunas contra el coronavirus.

Las vacunas de ADN se insertan generalmente mediante elementos de expresión eucariotas que codifican el antígeno objetivo en plásmidos para diversos patógenos humanos, como el VIH, el virus de la gripe, el parásito de la malaria, entre otros. El 6 de abril de 2020, se anunció que la FDA había aceptado la solicitud de la compañía para un nuevo medicamento llamado INO-4800 y que se había inscrito a 40 sujetos sanos para llevar a cabo ensayos clínicos de Fase I. Esta es la primera vacuna de ADN contra el coronavirus en el mundo en entrar en ensayos clínicos en fase I.

Es importante destacar que, entre las distintas vías para desarrollar vacunas, la tecnología de vacunas de ARNm es relativamente nueva y presenta la ventaja de que las vacunas candidatas se pueden construir rápidamente y las muestras de prueba se pueden fabricar. El principio de funcionamiento de esta tecnología es que el ARNm que transporta la instrucción de la proteína antigénica de la célula ingresa al cuerpo humano y es fagocitado por las células. La "planta de fabricación" de la proteína intracelular crea la proteína antigénica de acuerdo con las instrucciones para activar el sistema inmune y causar una respuesta inmune específica. La vacuna ARNm-1273 es una vacuna para el nuevo coronavirus que codifica la proteína clave de la superficie del virus, la proteína espiga, y fue desarrollada por una empresa estadounidense.

En el ensayo clínico de fase I de la vacuna, el equipo reclutó a 45 voluntarios sanos de entre 18 y 55 años, quienes se dividieron en tres grupos según lo planeado y recibieron dos dosis de la vacuna ARNm-1273 a intervalos de 28 días, respectivamente, antes de someterse a un seguimiento de 12 meses. Los resultados preliminares del ensayo de fase I de la vacuna se publicaron en línea en el New England Journal of Medicine el 14 de julio de 2020. La vacuna ARNm-1273 indujo una respuesta inmune en todos los voluntarios, que fue generalmente segura y bien tolerada, y los datos de prueba relacionados fueron respaldados clínicamente.

Por otro lado, otra empresa estadounidense y una empresa alemana asociada desarrollaron conjuntamente una vacuna ARNm (BNT162-b1), cuyos resultados de los ensayos clínicos de fase I y fase II se publicaron el 3 de julio de 2020. Los resultados mostraron que los títulos séricos de anticuerpos neutralizantes en 45 sujetos fueron de 1.8 a 2.8 veces más altos que los de los nuevos pacientes con neumonía por coronavirus, lo que sugiere que la vacuna tiene un buen efecto protector y no se han informado efectos secundarios graves. Sin embargo, los resultados de este estudio aún no han sido revisados por pares. Se llevará a cabo un último ensayo de la vacuna en 60 pacientes de entre 18 y 55 años, y más adelante se planifica un ensayo de fase IIb/III en hasta 30,000 voluntarios.

La vacuna de vector viral utiliza un virus vivo como vector para presentar el gen que codifica el antígeno exógeno a la célula huésped, de modo que el antígeno se exprese en el huésped e induzca la respuesta inmune correspondiente. La vacuna AZD1222, desarrollada por la Universidad de Oxford en el Reino Unido en colaboración con una compañía farmacéutica, se basa en un vector de adenovirus de chimpancé. Durante los ensayos clínicos de fase I y II realizados del 23 de abril al 21 de mayo de 2020, se reclutó a 1077 sujetos. Según los resultados publicados por The Lancet, los sujetos alcanzaron un pico en el nivel de células T de la proteína anti-espiga específica in vivo después de la inyección de la vacuna durante 14 días en promedio, mientras que los anticuerpos IgG anti-proteína espiga aumentaron 28 días después de la inyección de la vacuna. Los niveles de IgG aumentarán aún más al reforzar con la segunda dosis de la vacuna. Mientras tanto, después de una sola inyección de la vacuna, la mayoría de los sujetos desarrollaron una respuesta de anticuerpos neutralizantes contra el nuevo coronavirus in vivo, y todos los sujetos desarrollaron una respuesta de anticuerpos neutralizantes al recibir la segunda dosis. Además, los sujetos no experimentaron efectos secundarios graves.

Según los resultados actuales, AZD1222 puede desencadenar tanto una respuesta de anticuerpos como una respuesta de células T y su efecto protector puede mantenerse durante más de 2 meses. En la actualidad, AZD1222 está siendo evaluada en decenas de miles de personas en el Reino Unido, Estados Unidos, Brasil y Sudáfrica.

Con la propagación global de la nueva epidemia de neumonía por coronavirus, hay docenas de grupos de investigación en todo el mundo trabajando activamente en el desarrollo de vacunas. Las vacunas desarrolladas con nuevas tecnologías como el ARNm no solo se producen más rápido, sino que también pueden ser más efectivas que las vacunas tradicionales. Algunos investigadores incluso están apuntando a vacunas temporales que requieren inyecciones cada uno o dos meses mientras buscan tiempo para desarrollar vacunas protectoras más duraderas.

Por lo general, el proceso de investigación y desarrollo de una vacuna desde su concepción hasta llegar al mercado puede llevar al menos 8 años e incluso más de 20 años. Si se utiliza el método tradicional de investigación y desarrollo, puede tomar de 5 a 10 años seleccionar y atenuar las cepas, estudiar su adaptación a las células huésped y su estabilidad en el proceso de cultivo y establecer modelos animales. Además de los ensayos clínicos, la aprobación y la producción, también se requiere un apoyo financiero sustancial.

El 27 de marzo de 2020, el Director General de la Organización Mundial de la Salud, Tedros Adhanom Ghebreyesus, declaró que se necesitaría al menos de 12 a 18 meses para desarrollar una nueva vacuna contra la neumonía por coronavirus y que todos los países y personas deben evitar el uso de tratamientos no probados. Como resultado, los científicos están considerando formas de acelerar los ensayos clínicos de nuevas vacunas contra la neumonía por coronavirus.

Según las estadísticas de la Organización Mundial de la Salud a fecha 2 de diciembre de 2020, actualmente hay 15 vacunas en nuestro país en ensayos clínicos, de las cuales 5 han ingresado en ensayos clínicos de Fase III. Las vacunas que ingresan a los ensayos clínicos han cubierto todas las rutas técnicas de nuestro diseño. Las vacunas que ingresan a los ensayos clínicos de Fase III son las más numerosas en nuestro país. Además, se está llevando a cabo la investigación y desarrollo de la primera matriz de neumonía coronaria en el mundo.

Con el fin de acelerar el desarrollo de una nueva vacuna contra la neumonía por coronavirus, investigadores de la Universidad de Rutgers en Estados Unidos, la Escuela de Salud Pública Chen Zeng Xi en la Universidad de Harvard y la Escuela de Higiene y Medicina Tropical de Londres presentaron un estudio clínico en marzo de 2020 para observar si alrededor de 100 jóvenes sanos podían ser expuestos al nuevo coronavirus para ver si los candidatos estaban infectados. Sin embargo, esta iniciativa ha provocado acaloradas discusiones sociales sobre cuestiones éticas.

La terapia de plasma

La historia de la terapia de plasma se remonta a tiempos anteriores. En 1891, el científico alemán Behring informó sobre el primer caso de curación mediante el uso de suero que contenía antitoxina diftérica. Por esta destacada contribución, Behring ganó el Premio Nobel de 1901. En los siguientes 100 años, la terapia plasmática convaleciente fue utilizada para tratar la poliomielitis (1916), la gripe española (1917-1919), el sarampión, la fiebre hemorrágica argentina, la varicela, el citomegalovirus, el VIH, el MERS y el SARS (2002-2003), así como en el tratamiento de brotes de enfermedades infecciosas, como la gripe A (H1N1) en los Estados Unidos en 2009.

Durante el brote de SARS en 2003, varios estudios observaron una mejora en los resultados clínicos en pacientes sometidos a terapia plasmática convaleciente. Un estudio retrospectivo encontró que el riesgo de muerte en el grupo que recibió la terapia plasmática disminuyó en un 23%.

El 27 de marzo, el Journal of the American Medical Association publicó un estudio sobre el tratamiento con plasma en nuevos pacientes con neumonía por coronavirus. Los estudios han demostrado que después del tratamiento de cinco nuevos pacientes con neumonía por coronavirus grave con plasma de rehabilitación, su condición ha mostrado diversos grados de mejoría.

Sin embargo, es importante tener en cuenta que el número de casos en este estudio es relativamente pequeño y la falta de un grupo de control relevante no permite descartar la posibilidad de que los pacientes se hayan recuperado debido a otros medicamentos o factores. Además, la situación específica de la terapia con plasma aún no se ha observado en su totalidad. A pesar de esto, el estudio muestra el potencial de la terapia plasmática en el tratamiento de pacientes con neumonía por coronavirus grave.

Al mismo tiempo, el equipo de investigación ha logrado aislar con éxito 206 cepas de anticuerpos monoclonales contra el nuevo coronavirus a partir de los linfocitos B de sangre de pacientes con neumonía por coronavirus, de los cuales dos mostraron una fuerte capacidad anti-coronavirus, reduciendo la unión del dominio de unión al receptor de proteína S (RBD) del nuevo coronavirus a la enzima convertidora de angiotensina 2 en un 99.2% y un 98.5%.

Se informa que, con el objetivo de frenar la nueva epidemia de neumonía por coronavirus en el estado de Nueva York, se llevarán a cabo ensayos de terapia plasmática en pacientes diagnosticados con plasma de nuevos pacientes con neumonía por coronavirus. El estado de Nueva York es el primer estado en los Estados Unidos en realizar tales pruebas.

La aplicación de la medicina tradicional

El 30 de marzo de 2020, el Ministerio de Medicina Tradicional, Suplementaria e Integrada de la Organización Mundial de la Salud

(OMS/TCI) organizó un seminario de red internacional sobre el papel de la medicina tradicional, complementaria e integrada en la lucha contra la nueva epidemia de neumonía por coronavirus. Más de 30 personas de China, Estados Unidos, Italia, Alemania, Suiza, Irán, Tailandia, Japón, Corea del Sur y otras regiones asistieron a la reunión para complementar e integrar más de 10 organizaciones internacionales relacionadas con la medicina, instituciones académicas y departamentos de salud e intercambiar experiencias sobre sus respectivas experiencias antiepidémicas.

El académico Zhang Boli, vicepresidente de la Federación Mundial de Medicina Tradicional China, informó a la OMS que después de más de 70,000 casos confirmados de observación clínica y verificación, la medicina china puede aliviar efectivamente los síntomas, reducir el tipo de desarrollo pesado de neumonía, mejorar la tasa de curación y reducir la tasa de mortalidad. Además, puede promover la recuperación de la población convaleciente y la tasa efectiva total alcanzó más del 90%. La combinación de la medicina tradicional china y la medicina occidental ha desempeñado un papel activo en la prevención y el tratamiento de la epidemia, ayudando a los pacientes a recuperarse más rápidamente y acortando la estancia hospitalaria.

En este contexto global de lucha contra la epidemia, se deben utilizar ampliamente todos los medios para prevenir y controlar eficazmente la epidemia. Por lo tanto, se sugiere que la OMS recomiende la aplicación de la medicina tradicional china a todos los países del mundo para frenar el desarrollo de la epidemia y salvaguardar la salud humana.

China ha compartido su experiencia en la lucha exitosa contra la nueva epidemia de neumonía por coronavirus con la OMS y otros países del mundo. También ha enviado equipos médicos a Irán, Italia y otros países para brindar asistencia en el terreno. Las "tres medicinas y tres recetas" de China se han recomendado en todo el mundo, incluyendo la cápsula de Lianhua Qingwen y las partículas de Jinhua Qinggan, como parte de los paquetes de salud chinos enviados al extranjero.

Sección V: Tratamiento clínico de la nueva neumonía por coronavirus

Un ensayo clínico preliminar en el Reino Unido ha demostrado que el corticosteroide dexametasona puede salvar vidas en pacientes críticamente enfermos con neumonía por coronavirus. Según los resultados preliminares de un estudio compartido con la Organización Mundial de la Salud, este tratamiento puede reducir la mortalidad en aproximadamente un tercio de los pacientes que utilizan ventiladores. Para los pacientes que sólo necesitan oxígeno, la mortalidad puede reducirse en aproximadamente un quinto. Este efecto terapéutico solo se observa en pacientes graves con neumonía por coronavirus nueva, y no en pacientes leves.

La dexametasona es un esteroide que se ha utilizado para aliviar la inflamación de una variedad de enfermedades desde la década de 1960, incluyendo enfermedades inflamatorias y ciertos cánceres. Desde 1977, varias formas de dosificación de este medicamento se han incluido en la lista de normas de medicamentos esenciales de la OMS y actualmente no existen restricciones de patentes en la mayoría de los países, por lo que están disponibles a precios razonables.

"Tormenta de citocinas"

Los investigadores chinos publicaron un artículo en *The Lancet* que indica que se encontraron altos niveles de expresión de citocinas inflamatorias, conocido como "tormenta de citocinas", en pacientes graves infectados con el nuevo coronavirus. Los pacientes tratados en la Unidad de Cuidados Intensivos (UCI) tuvieron niveles significativamente más altos de citocinas inflamatorias que aquellos con síntomas más leves, lo que indica una respuesta inflamatoria exagerada del sistema inmunológico en pacientes críticamente enfermos infectados por el nuevo coronavirus. Puede haber una correlación entre la "tormenta de citocinas" y la gravedad de la infección del paciente. El 15 de febrero, Zhou Qi, académico de la Academia de Ciencias de China, afirmó que la aparición de una "tormenta de citocinas" en el cuerpo de los nuevos pacientes con neumonía por coronavirus es en realidad un factor importante en la transición de la enfermedad de leve a grave y críticamente grave, y una causa significativa de muerte.

Li Taisheng, un erudito chino, propuso que la "tormenta de citocinas" es una respuesta del sistema inmunitario inducida por patógenos, que provoca la producción continua de grandes cantidades de citocinas inflamatorias. Esto activa las células inmunitarias y las guía al sitio de la infección, donde siguen produciendo más citocinas en un ciclo de retroalimentación positiva. Esto puede causar hiperemia tisular, cuando se acumulan demasiadas células inmunitarias en el mismo sitio, y puede resultar en fiebre y síndrome de alta mortalidad aguda. Para frenar esta reacción lo antes posible y evitar la posible disminución de la función del sistema inmune y las secuelas causadas por el uso extensivo de hormonas en el período posterior, se debe administrar una cantidad suficiente de inmunoglobulina (0,3 a 0,5 g/(kg·día)). Además, en pacientes con neumonía por coronavirus, el recuento de linfocitos disminuyó significativamente, lo que impide la producción de anticuerpos. La inyección de inmunoglobulina también puede mejorar la inmunidad del paciente, y combinada con la terapia antibacteriana que cubre todos los posibles patógenos, puede reducir el riesgo de infecciones bacterianas y fúngicas.

Las citocinas son proteínas solubles de bajo peso molecular producidas por monocitos, células T, células B, células epiteliales y otros factores estimulados por inmunógenos o mitógenos. Tienen la función especial de controlar la proliferación y diferenciación celular, angiogénesis, regulación de la respuesta inmune innata y respuesta inmune. A través del "mensajero" de las citocinas, el sistema inmunitario del cuerpo puede reconocer, resistir y eliminar los microorganismos patógenos y las células envejecidas y necróticas. Sin embargo, si el cuerpo está gravemente infectado, las citocinas pueden provocar el desequilibrio de la inmunidad y los mecanismos antiinmunitarios, lo que puede resultar en una "tormenta de citocinas". En términos simples, la "tormenta de citocinas" es una respuesta exagerada del cuerpo a la infección.

La "tormenta de citocinas" puede desencadenar:

(1) Septicemia viral, que es la replicación excesiva del virus y resulta en una inflamación sistémica incontrolada.

(2) En la neumonía viral, la reacción de "tormenta de citocinas" se produce principalmente en las células endoteliales parietales de los pulmones. La infección puede provocar que un gran número de células inmunes se concentren en los pulmones y aumentar la permeabilidad vascular pulmonar, lo que puede provocar neumonía, síndrome de dificultad respiratoria aguda, insuficiencia respiratoria, shock, insuficiencia orgánica, neumonía grave, entre otros.

Un estudio publicado en la revista médica The Lancet examinó 27 citocinas relacionadas con las respuestas inmunitarias Th1 y Th2, incluyendo IL-1b, IFN-γ, proteína inducible -10 (IP-10), proteína quimiotáctica de monocitos (MCP-1), factor estimulante de colonias de granulocitos (G-CSF), proteína inflamatoria macrófaga - 1 α (MIP - 1α) y TNF-α. Las diferencias entre los niveles de estas citocinas en pacientes con COVID-19 y personas sanas, así como entre pacientes con diferentes grados de gravedad de la enfermedad, mostraron que los pacientes con COVID-19 presentan un aumento en estas citocinas, y algunas de ellas son mayores en los pacientes con formas graves de la enfermedad, lo que está estrechamente relacionado con la manifestación clínica de la "tormenta de citocinas".

El 19 de febrero de 2020, la Universidad de Ciencia y Tecnología de China anunció que un equipo de investigación había logrado un progreso significativo en el mecanismo y tratamiento clínico de la "tormenta de citocinas" en pacientes con neumonía por coronavirus. Este equipo descubrió que IL-6 y el factor estimulante de colonias de granulocitos y macrófagos (GM-CSF) son dos factores inflamatorios clave que desencadenan la "tormenta de citocinas" en estos pacientes.

Dado que el nuevo coronavirus es completamente nuevo, actualmente no existe un tratamiento ideal para combatir la "tormenta de citocinas". Con la profundización de la investigación, por primera vez en la séptima edición del programa de tratamiento de salud publicado por el Consejo Nacional de Salud el 3 de marzo, se hizo hincapié en la respuesta a la nueva "tormenta de citocinas" inducida por la neumonía por coronavirus y se agregaron dos programas de inmunoterapia y purificación de la sangre. En el tratamiento de casos graves y críticos, se agrega un nuevo tratamiento de purificación de sangre. El sistema de purificación de sangre, que incluye el intercambio de plasma, la adsorción, la perfusión y la filtración de sangre/plasma, etc., puede eliminar los factores inflamatorios y bloquear la "tormenta de citocinas", reduciendo así la reacción inflamatoria al daño corporal. Este sistema puede ser utilizado para tratar temprana y medianamente la "tormenta de citocinas" en pacientes graves y críticos.

La predicción del desarrollo de la enfermedad

Los investigadores chinos han propuesto que el recuento de linfocitos, las citocinas inflamatorias y los cambios acelerados en los índices de coagulación de la sangre a menudo anticipan el empeoramiento de la enfermedad en los pacientes. Por lo tanto, antes de que se produzcan cambios en los síntomas respiratorios, estos indicadores deberían ser uno de los criterios importantes para juzgar el curso de la enfermedad de los pacientes. Si el tratamiento sintomático se basa únicamente en los cambios en el sistema respiratorio, ignorando los cambios en los indicadores anteriores, es probable que los síntomas de los pacientes empeoren repentinamente y sea demasiado tarde para el tratamiento correspondiente.

Los investigadores dividieron el curso de la enfermedad en tres etapas: viremia, neumonía y rehabilitación/gravedad, basándose en el recuento de linfocitos, el índice de coagulación y el índice de inflamación. El desarrollo de la etapa de neumonía, que ocurre de 7 a 14 días después del inicio, es de gran importancia para el pronóstico de los pacientes. Se sugiere que la inmunoglobulina intravenosa (IGIV) combinada con heparina de bajo peso molecular se utilice lo antes posible en pacientes con factores de alto riesgo.

Los pacientes graves corren un gran riesgo si la infección no se trata adecuadamente. Además de la terapia anticoagulante tardía, la intubación tardía también puede ser peligrosa. En el área donde se encuentra el equipo médico de la Universidad Médica de Pekín, muchos pacientes graves mueren eventualmente debido a una infección bacteriana causada por la intubación traqueal después de 2-3 semanas desde el inicio, especialmente cuando se han utilizado hormonas en el tratamiento anteriormente. Li Taisheng y otros investigadores enfatizan la importancia de la aplicación temprana de la inmunoglobulina intravenosa, que debe administrarse durante la ventana de 7 días después del inicio de la enfermedad, cuando el recuento de linfocitos continúa disminuyendo y las citocinas inflamatorias aumentan significativamente. Si se espera hasta 3 semanas, cuando el paciente ya está intubado en la máquina y hay una variedad de infecciones fúngicas y bacterianas, será difícil obtener un efecto terapéutico adecuado.

Los hallazgos clínicos indican que es esencial comenzar la terapia anticoagulante tan pronto como sea posible. El nuevo coronavirus ataca las células endoteliales vasculares, lo que provoca cambios significativos en los indicadores de coagulación y lleva a la sangre a un estado de hipercoagulabilidad, incluso a la coagulación intravascular diseminada en todo el cuerpo. Al observar los primeros pacientes, se encontró que algunos pacientes no críticamente enfermos tenían sangre en un estado de hipercoagulabilidad. Si no se interviene a tiempo, es probable que se deterioren en la coagulación intravascular diseminada en el período posterior y causen daño orgánico múltiple al mismo tiempo. Por lo tanto, se recomienda utilizar terapia anticoagulante durante 3-5 días para tratar la hipercoagulabilidad (D-dímero 4 veces más alto de lo normal) con heparina de bajo peso molecular 100U/kg, 1 vez cada 12 horas, y heparina de bajo peso molecular + plasma liofilizado.

Inmunidad grupal y ADE

La inmunidad de grupo se refiere a la resistencia de las personas o grupos de animales a las enfermedades infecciosas. Un alto nivel de inmunización en la población indica un alto porcentaje de animales que son resistentes a las enfermedades infecciosas. Sin embargo, la posibilidad de una epidemia no solo depende del número de individuos resistentes, sino también de la frecuencia de contacto entre ellos. Si entre el 70% y el 80% de los animales son resistentes, no habrá brotes a gran escala.

El 13 de marzo de 2020, Patrick Vallance, asesor científico principal del gobierno británico, dijo que se necesitará alrededor del 60% de la población del Reino Unido para infectarse con el nuevo coronavirus para lograr la "inmunidad de grupo". Sin embargo, sigue siendo controvertido si esta estrategia es efectiva para abordar el brote de neumonía por coronavirus.

En Islandia, se han registrado dos casos de infección simultánea de virus en nuevos pacientes con neumonía por coronavirus, siendo el segundo un mutante del virus original. Esto podría ser el primer registro de esta doble infección. Las infecciones dobles médicamente llamadas potenciadores dependientes de anticuerpos (ADE) pueden causar problemas.

El 1 de abril de 2020, Zhou Qiuping, director de la Unidad de Cuidados Intensivos del Hospital North Shore en Long Island, declaró que los datos de otros países muestran que la mayoría de los pacientes críticamente enfermos son de edad avanzada y tienen enfermedades subyacentes. Sin embargo, la característica especial de Nueva York es que la mayoría de los pacientes en las Unidades de Cuidados Intensivos del Hospital de Nueva York tienen entre 20 y 60 años de edad, y muchos de ellos no tienen enfermedades subyacentes. Muchos de estos pacientes están experimentando un rápido deterioro, lo que sugiere la posible presencia del efecto ADE.

ADE se refiere a la capacidad de ciertos anticuerpos específicos del virus (generalmente anticuerpos no neutralizantes) para unirse al virus y luego unirse a ciertas células que expresan receptores Fc en su superficie a través del segmento Fc de los anticuerpos. Esto puede permitir la entrada del virus en estas células y mejorar la infección viral. Este fenómeno se observa en muchas infecciones virales, como el virus del dengue, el VIH, el virus Coxsackie, el virus del Ébola y el virus de la hepatitis C, entre otros. El fenómeno de ADE fue propuesto por primera vez por Hawkes en 1964, quien observó que colocar el virus en un anticuerpo homólogo altamente diluido puede ser beneficioso para la reproducción de múltiples arbovirus en embriones de pollo, incluyendo el virus de la encefalitis japonesa, el virus de la encefalitis de Mouro y el virus Tagg. En 1977, Halstead relacionó el fenómeno de ADE con una enfermedad grave causada por el virus del dengue. Además, hay evidencia de que las bacterias y los parásitos también pueden producir ADE.

La superficie del modelo ADE y sus experimentos in vitro pueden utilizarse como punto de referencia para evaluar cuidadosamente una nueva generación de vacunas contra la gripe o fármacos dirigidos. Sin embargo, estos fármacos dirigidos no bloquean la unión del virus al receptor, lo que no solo puede mediar la neutralización del virus, sino también exacerbar la infección del virus.

Algunos estudios sugieren que la heterogeneidad de múltiples epítopos del coronavirus puede conducir a la aparición de ADE en este brote, lo que también puede ser la razón de la diferencia en la gravedad de la enfermedad y la mortalidad entre los nuevos pacientes con coronavirus en Hubei y otras regiones.

La evidencia disponible muestra que el nuevo coronavirus ha mutado. Con el aumento de la base de infección, la variedad de mutaciones del virus aumenta gradualmente. Estas cepas mutadas se fusionan entre sí, lo que aumenta la probabilidad de un efecto ADE a gran escala.

Otros hallazgos clínicos

Las organizaciones profesionales de otorrinolaringología británicas y estadounidenses han emitido una declaración en la que afirman que la pérdida del sentido del olfato es uno de los síntomas importantes de la nueva infección por coronavirus y que estos pacientes deben considerarse para el autoaislamiento y las pruebas. La Academia Estadounidense de Otorrinolaringología y Cirugía de Cabeza y Cuello (AAO-HNS) también recomienda incluir la pérdida del sentido del olfato y los trastornos del gusto en la lista de detección de nuevas infecciones por coronavirus.

El 21 de marzo de 2020, el presidente de la Sociedad Británica de Ciencias de la Nariz, Hopkins Hopkins, y el presidente de la Asociación Británica de Otorrinolaringología (ENT UK), Kemma, publicaron una de las pruebas de la Sociedad Británica de Ciencias de la Nariz. La declaración afirmaba que había amplia evidencia en Corea del Sur, China e Italia de que un gran número de nuevas infecciones por coronavirus tenían síntomas de pérdida del sentido del olfato y del gusto. La declaración también señaló que más del 2/3 de los casos confirmados en Alemania tenían falta de sentido del olfato. En Corea del Sur, donde las nuevas pruebas de coronavirus son más prevalentes, el 30% de los pacientes positivos (tanto casos leves como graves) tenían la pérdida del sentido del olfato como síntoma principal.

Además, la declaración menciona que cada vez hay más informes de un aumento significativo en el número de pacientes con pérdida del sentido del olfato sin otros síntomas. Por ejemplo, ha habido un aumento repentino en el número de déficits olfativos solitarios en Irán, así como en muchos médicos de Estados Unidos, Francia y el norte de Italia.

La declaración indica que los pacientes con pérdida olfativa podrían ser algunos de los nuevos portadores ocultos del coronavirus, lo que contribuiría a la rápida propagación del virus. Además, las lesiones cutáneas también son una manifestación de la infección por coronavirus. Un estudio realizado en Estados Unidos informó que entre el 8 de abril y el 2 de mayo de 2020, se reportaron 505 pacientes con dermatosis asociadas con la neumonía por coronavirus. De los casos diagnosticados o sospechosos de neumonía por coronavirus, el 63% tenía lesiones cutáneas similares a la congelación, el 45% tenía otros síntomas nuevos de neumonía por coronavirus, y el 84% tenía lesiones cutáneas similares a la congelación que ocurrieron solo en el 5,1% de las lesiones cutáneas de las manos y los pies al mismo tiempo. Los síntomas incluyen cianosis de las extremidades y descamación de la piel. Cabe destacar que el 29% de los pacientes vivían en áreas geográficas con una temperatura media de más de 10 °C en marzo de 2020, lo que hace menos probable que desarrollen lesiones cutáneas idiopáticas similares a la congelación a esta temperatura. En un caso con resultado positivo en la prueba de ácido nucleico, se encontró una dermatitis interfacial vacuolar leve asociada con inflamación profunda de linfocitos, lo que es consistente con la enfermedad del tejido conectivo perenne, pero no se encontró trombosis.

Los otros seis informes patológicos de pacientes no confirmados en laboratorio mostraron resultados consistentes con lesiones cutáneas similares a la congelación: 1) un caso de espondilosis leve con cambios en la interfaz vacuolar, apoptosis de queratinocitos epidérmicos y linfocitos perivasculares y perimétricos; 2) tres casos informaron infiltración superficial y profunda de vasos sanguíneos, linfocitos epidérmicos o tejido linfoide, sin evidencia de vasculitis; 3) un caso informó ampollas subcutáneas con vasculitis linfocítica vascular pequeña, sin microtrombótica; 4) un caso de vasculitis linfocítica con microtrombosis rara y necrosis epidérmica suprayacente.

La mayoría de los nuevos pacientes con neumonía por coronavirus tienen un mejor pronóstico, pero todavía hay algunas secuelas graves y los síntomas a largo plazo no se pueden ignorar. Algunos nuevos pacientes con neumonía por coronavirus, especialmente aquellos con enfermedades subyacentes, pueden presentar diferentes grados de secuelas y síntomas a largo plazo, como fatiga, disnea, lesión miocárdica, disfunción pulmonar, entre otros.

Sección VI: nueva investigación clínica relacionada con la neumonía por coronavirus

Los medicamentos antivirales son considerados la principal opción de la medicina moderna para tratar la nueva neumonía por coronavirus. Por lo tanto, después del brote, estos medicamentos han sido incluidos en nuevos registros de investigación clínica para la neumonía por coronavirus. Al buscar en los sitios web del Centro de Registro de Ensayos Clínicos de China (www.chictr.org.cn) y del Centro de Registro de Ensayos Clínicos de los Estados Unidos (www.clinicaltrials.gov) a las 24:00 del 20 de febrero de 2020, se encontraron 42 estudios y 28 institutos de investigación registrados, principalmente en hospitales de Hubei, Zhejiang y Guangdong. El diseño del estudio se basó principalmente en ensayos controlados aleatorios paralelos (38 estudios). El tamaño total previsto de la muestra fue de 7,463 casos, y el tamaño de la muestra de un solo estudio osciló entre 10 y 600 casos. Veintidós estudios identificaron la tipificación clínica de los sujetos, de los cuales 14 se incluyeron en pacientes leves o normales y 8 se incluyeron en pacientes graves. Dieciocho fármacos antivirales fueron seleccionados de 42 grupos de estudio, incluyendo lopinavir/ritonavir (11 estudios), (fosfato) cloroquina, (ácido sulfúrico) hidroxicloroquina e interferón (8 cada uno) y arbidol. La mayoría de los estudios incluidos tenían 2 grupos (26 estudios), y el grupo experimental seleccionó 2 medicamentos antivirales/terapia de unión como máximo (26 estudios). Los principales indicadores de eficacia fueron la negativización del nuevo ácido nucleico del coronavirus (tiempo/velocidad), alivio de los síntomas clínicos (tiempo/tasa/punto) y mejora de los hallazgos de la imagen del tórax. Se necesita más investigación.

Investigación de drogas clínicas-Redsive

Redsive, originalmente creado para combatir el virus del Ébola, fue capaz de detener la replicación del virus al inhibir una ARN polimerasa dependiente de ARN (RdRP) clave. En 2015, la Administración de Alimentos y Medicamentos de los Estados Unidos otorgó a Redsive la calificación de "medicamento huérfano" para combatir el virus del Ébola. Aunque no hubo un efecto significativo de Redsive en los experimentos del virus del Ébola, mostró una buena actividad antiviral contra el SARS-CoV y el MERS-CoV.

Desde el brote de la nueva neumonía por coronavirus, Redsive ha sido considerado como el fármaco de investigación más prometedor. El 10 de enero de 2020, un estudio en ratones dirigido por Ralph Barrick de la Universidad de Carolina del Norte, publicado en la revista académica internacional Nature Communications, estudió "cuál de los dos tratamientos es mejor para el coronavirus MERS con Redsive e inhibidor de la proteasa lopinavir/ritonavir". Los resultados mostraron que, en comparación con lopinavir/ritonavir combinado con IFN-β, Redsive tuvo un mejor rendimiento en el cultivo celular y experimentos con animales, y fue el único fármaco en el experimento que podría mejorar la lesión patológica del tejido pulmonar. Los experimentos con animales muestran que el uso profiláctico y temprano de Redsive puede reducir significativamente la carga viral del tejido pulmonar en ratones infectados con SARS-CoV y MERS-CoV, al tiempo que mejora la función pulmonar y alivia los síntomas. Los experimentos citológicos también han demostrado que Redsive es mejor que el lopinavir/ritonavir. Los experimentos con animales también demuestran que Redsive puede inhibir significativamente la replicación del coronavirus MERS y mejorar la lesión pulmonar. El equipo cree que también se puede usar para tratar la nueva neumonía por coronavirus.

El 31 de enero, el New England Journal of Medicine publicó en línea el trabajo de investigación titulado "Primer caso de coronavirus del

2019 en los Estados Unidos". Este artículo describe las características epidemiológicas y clínicas del primer caso de neumonía por coronavirus diagnosticado en los Estados Unidos. Los síntomas iniciales del paciente fueron leves, pero la neumonía empeoró en el noveno día de la enfermedad y el tratamiento posterior con redsive, un medicamento no aprobado, demostró ser efectivo. Sin embargo, el paciente continuó hospitalizado durante el seguimiento.

El 11 de abril, el New England Journal of Medicine publicó los primeros resultados clínicos del uso de redsive. Los resultados de la prueba indicaron que el 68% de los 53 pacientes gravemente enfermos con neumonía por coronavirus se recuperaron, con una tasa de mortalidad del 13%.

Es importante destacar que el estudio se llevó a cabo con un enfoque comprensivo de medicación y, por lo tanto, no había un grupo de control para evaluar directamente la relación entre redsive y la mejora de los síntomas en los pacientes. Aunque los resultados de la prueba proporcionan señales positivas, los datos de medicación comprensiva tienen limitaciones y se debe tener precaución.

Actualmente, se están llevando a cabo dos estudios clínicos de fase III de redsive llamados SIMPLE en países con alta incidencia de neumonía por coronavirus. Debido al control efectivo de la epidemia en China, el número de casos que cumplen con los requisitos del programa es muy pequeño y el número de participantes es bajo. Por lo tanto, la investigación sobre pacientes graves en China ha finalizado antes de lo previsto.

Debido a las diferencias en los datos clínicos entre China y los Estados Unidos, la efectividad de redsive ha sido objeto de controversia. El 22 de mayo, se publicó un ensayo controlado aleatorio de redsive y placebo en 1063 pacientes con neumonía por coronavirus, y los resultados indicaron que el medicamento era efectivo en el tratamiento de la nueva neumonía por coronavirus, acortando el curso de la enfermedad y reduciendo la mortalidad.

Actualmente, los Estados Unidos, Japón, India, el Reino Unido, entre otros, han aprobado el uso de redsive para tratar la nueva neumonía por coronavirus. Sin embargo, el 20 de noviembre de 2020, la OMS publicó un artículo en el British Medical Journal en el que se desaconseja el uso de medicamentos antivirales para tratar a pacientes sin evidencia de que puedan reducir la tasa de supervivencia, independientemente de la gravedad de la neumonía por coronavirus. Esta conclusión se basa en una comparación de varios datos nuevos sobre la eficacia de los medicamentos, incluyendo cuatro ensayos aleatorios internacionales que involucraron a 7000 pacientes hospitalizados con neumonía por coronavirus.

Por otro lado, la Administración de Alimentos y Medicamentos de los Estados Unidos ha emitido una autorización de uso de emergencia para permitir que el medicamento para la artritis reumatoide baricitinib (comercializado como Olumiant) se combine con redsive para tratar la neumonía por coronavirus. Esta es la primera vez que la agencia ha aprobado la combinación de medicamentos para tratar la nueva neumonía por coronavirus. Aunque baricitinib es un medicamento aprobado por la Administración de Alimentos y Medicamentos de los Estados Unidos para tratar la artritis reumatoide, se ha encontrado que su combinación con redsive también tiene un papel en el tratamiento de pacientes con neumonía por coronavirus. Sin embargo, esta autorización solo se aplica a pacientes hospitalizados con neumonía por coronavirus que requieren oxígeno adicional.

(1) La seguridad de los medicamentos

La seguridad de los medicamentos es un tema importante a considerar al elegir medicamentos efectivos. En el caso de los medicamentos antivirales ribavirina e interferón α, se realizó un estudio para identificar su aplicación en el proceso de nuevos síntomas y signos clínicos de neumonía por coronavirus y pruebas de laboratorio. Se recopilaron datos relevantes del FAERS desde enero de 2004 hasta el 31 de diciembre de 2019 y se utilizó el método ROR para extraer datos de ribavirina y αInterferón. La base de datos FAERS recibió un total de 7,582,463 informes de eventos adversos relacionados con el fármaco (AE) durante el período establecido. De estos, 31,775 estaban relacionados con la ribavirina y 2,345 estaban relacionados con el interferón α.

Los resultados del estudio indican que algunos de los eventos adversos (AE) asociados con ribavirina incluyen congestión nasal, tos, dolor de garganta, edema faríngeo, esputo y disnea, mientras que los asociados con interferón α incluyen dolor de garganta y hemoptisis. Otros AE asociados con ambos medicamentos incluyen fiebre, sensación de frío, fatiga, náuseas, vómitos, diarrea, dolor de cabeza, dolor en las articulaciones, mialgia y sarpullido. En las pruebas de laboratorio anormales, se encontró que el recuento de glóbulos blancos y plaquetas disminuyó y la aspartato y alanina aminotransferasa aumentaron con ambos medicamentos.

En conclusión, algunos de los síntomas y signos clínicos de la ribavirina y AE relacionados con el interferón α son similares a las pruebas de laboratorio. Por lo tanto, se debe prestar atención a la identificación de estos eventos adversos en la práctica clínica para garantizar la seguridad de los pacientes.

(2) Índice de evaluación clínica

La selección del índice de evaluación es una parte importante de un programa de ensayos clínicos. La elección de un índice de evaluación apropiado puede permitir la evaluación científica de la eficacia y seguridad de la intervención. Estudios previos han demostrado que existen muchos problemas en cuanto a los índices de evaluación utilizados en los ensayos clínicos, lo cual ha suscitado una gran atención en el campo de los métodos de investigación clínica.

En la actualidad, se ha producido un aumento en el número de medicamentos registrados (incluyendo la medicina tradicional china) para la prevención y tratamiento de la neumonía por coronavirus, y se ha encontrado que existe una gran diferencia entre los índices utilizados en los estudios. Se han identificado algunos problemas como la falta de estandarización en la expresión, el uso de un número irrazonable de índices de selección, una medición poco clara de los índices, y la utilización de índices poco prácticos, los cuales deben ser mejorados aún más.

Además, los índices de seguridad no están estandarizados y la falta de valor clínico de algunos índices también es un problema prominente.

Diagnóstico y tratamiento del nuevo coronavirus 19 (versión de prueba 8)

~

La neumonía por coronavirus (COVID-19) es una nueva enfermedad respiratoria aguda que se ha convertido en un importante evento de salud pública en todo el mundo. Gracias a la prevención y el control activos, la situación epidémica en nuestro país se ha controlado básicamente, con brotes parciales en algunas áreas y pocos casos de contagio del extranjero. El riesgo de propagación y expansión del nuevo coronavirus-19 en China continúa debido a la propagación de la epidemia a nivel mundial, lo que podría prolongarse en el tiempo. Con el fin de mejorar aún más la detección temprana, la notificación temprana, el aislamiento temprano y el tratamiento temprano de la enfermedad, se ha revisado el plan de diagnóstico y tratamiento del coronavirus 19 (versión de prueba 7) basado en la experiencia de diagnóstico y tratamiento del coronavirus 19 en China, siguiendo las directrices de diagnóstico y tratamiento de la Organización Mundial de la Salud y otros países (versión de prueba 8) para aumentar la tasa de curación y reducir la tasa de mortalidad.

I. Características patógenas

El SARS-CoV-2 pertenece al género β y posee una envoltura con gránulos redondos o elípticos, generalmente polimórficos, con diámetros que van desde 60 a 140 nm. Este virus contiene cinco genes clave que codifican cuatro proteínas estructurales: Nucleoproteína (N), envoltura viral (E), proteína matricial (M) y proteína Espinosa (S), y ARN polimerasa dependiente del ARN (RdRp). La Nucleoproteína (N) envuelve el genoma del ARN para formar la nucleocápsida, la cual está rodeada por la envoltura viral (E), que contiene proteínas matriciales (M) y proteínas espinosas (S). El virus SARS-CoV-2 puede ser aislado y cultivado en células epiteliales del tracto respiratorio humano en tan solo 96 horas, mientras que el aislamiento y cultivo en líneas celulares vero e6 y Huh-7 puede tardar de 4 a 6 días.

El coronavirus es sensible a la luz ultravioleta y al calor. La exposición a 56 °C durante 30 minutos y a disolventes lipídicos, tales como éter, 75% de etanol, desinfectantes que contienen cloro, ácido peracético y cloroformo, puede inactivar el virus de manera efectiva. Sin embargo, la clorhexidina no es eficaz para inactivar el virus.

II. Características epidemiológicas

1. Fuentes de infección

En la actualidad, la principal fuente de infección por SARS-CoV-2 es la transmisión de persona a persona, incluyendo la infección asintomática, durante el período de incubación y los síntomas clínicos. La transmisión también puede ocurrir a través del contacto con superficies contaminadas y la posterior transferencia a las manos y la boca.

2. Modos de transmisión

La transmisión del virus se produce principalmente a través de las gotículas respiratorias producidas cuando una persona infectada tose o estornuda, y por contacto cercano con una persona infectada. La exposición prolongada a aerosoles de alta concentración en un ambiente cerrado también puede transmitir la enfermedad. El virus también puede transmitirse a través de la inhalación de aerosoles generados durante ciertos procedimientos médicos.

3. Población susceptible

La población general es susceptible a la infección por SARS-CoV-2. La infección previa o la vacunación pueden proporcionar cierto grado de inmunidad, pero la duración y la eficacia de la inmunidad no están claras y pueden variar según la persona y el tipo de vacuna recibida.

III. Cambios patológicos

A continuación se presentan los hallazgos patológicos y de detección más importantes del SARS-CoV-2 en los principales órganos (excluyendo enfermedades preexistentes).

1.Pulmones

En los pulmones se observa una consolidación variable. Los alvéolos están llenos de líquido y fibrina, lo que forma una membrana transparente. El exudado alveolar contiene macrófagos y muchas células sincitiales polinucleares. Las células pulmonares de tipo II muestran hiperplasia y descamación focal, y se pueden ver cuerpos de inclusión viral en ellas, así como en los macrófagos de tipo II. Además, hay edema e hiperemia evidentes en el septo alveolar, que se encuentra infiltrado por monocitos y linfocitos. También se observa microtrombosis de fibrina, y en áreas más gravemente afectadas, puede haber hemorragia, necrosis e infarto hemorrágico significativo. La presencia de exudados alveolares y fibrosis intersticial también es evidente. Los bronquios presentan células epiteliales exfoliadas y mucosidad, a veces con tapones mucosos. Ocasionalmente se observa hiperventilación alveolar, interrupción intersticial alveolar y formación quística.

Además, bajo el microscopio electrónico, se observa la presencia de SARS-CoV-2 citoplásmico en células epiteliales bronquiales y células pulmonares de tipo II. La inmunotinción muestra que algunas células epiteliales alveolares y macrófagos reaccionan inmunitariamente al SARS-CoV-2, y la RT-PCR confirma la presencia del ácido nucleico del virus.

2.Bazo, ganglios linfáticos hiliares y médula ósea

En cuanto al bazo, se observa una clara atrofia y una disminución en el número de linfocitos. También se presentan hemorragias locales y necrosis, así como una proliferación y fagocitosis de macrófagos en el órgano. Los ganglios linfáticos, por su parte, muestran una escasez de linfocitos y necrosis focal, y la inmunohistoquímica CD4+ y CD8+ indica una disminución en el número de células T en ambos órganos. En cuanto a la médula ósea, se observa una disminución en la producción y la proliferación de células hematopoyéticas, un aumento en la proporción de glóbulos rojos y, en ocasiones, el fenómeno de los hemofagos.

3. Corazón y vasos sanguíneos

En relación al corazón y los vasos sanguíneos, se observa desnaturalización o necrosis de las células miocárdicas, con una leve infiltración de monocitos, linfocitos y/o neutrófilos en el estroma miocárdico. Ocasionalmente, las pruebas de ácido nucleico muestran la presencia del SARS-CoV-2. También se observa desprendimiento de células endoteliales, inflamación intima o de capa completa, trombosis mixta, tromboembolismo e infarto en los principales vasos sanguíneos del cuerpo. Los coágulos de sangre se pueden ver claramente en los microvasos de los órganos principales.

4. Hepatobilis

Degeneración hepática con necrosis focal y presencia de infiltración de neutrófilos; congestión sinusal hepática con infiltración de linfocitos y monocitos en la vena porta, y microtrombosis. La vesícula biliar se encuentra altamente congestionada. Además, se ha confirmado la presencia de ácido nucleico del SARS-CoV-2 en el hígado y la vesícula biliar mediante pruebas de detección.

5. Riñón

Se ha observado congestión glomerular y, ocasionalmente, necrosis capilar, con presencia de exudado proteico en el lumen. Además, se ha detectado degeneración epitelial en el túbulo curvo proximal, necrosis parcial, desprendimiento y una fácil visualización del túbulo curvo distal. Asimismo, se ha evidenciado congestión intersticial renal y microtrombosis, y se ha confirmado la presencia de ácido nucleico del SARS-CoV-2 en el tejido renal mediante pruebas de detección.

6.Otros órganos

Congestión cerebral y edema, con algunas áreas de degeneración neuronal. Se observaron focos de necrosis en las glándulas suprarrenales. El epitelio de la mucosa esofágica, gástrica e intestinal mostró diferentes grados de degeneración, necrosis y desprendimiento. Se observó infiltración de células mononucleares y linfocitos en la capa intrínseca y la submucosa. Las glándulas suprarrenales mostraron degeneración cortical, hemorragia focal y necrosis. En los testículos se observó una disminución en el número de células espermatogénicas, lo que sugiere degeneración de células y células intersticiales testiculares.

El ácido nucleico del SARS-CoV-2 se puede detectar en la mucosa nasofaríngea y gastrointestinal, así como en los testículos y glándulas salivales.

IV. Características clínicas

1. Manifestaciones clínicas

El periodo de incubación del virus SARS-CoV-2 varía de uno a catorce días, pero la mayoría de los casos presentan síntomas entre tres y siete días después de la exposición al virus.

Los síntomas más comunes son fiebre, astenia y tos seca. Algunos pacientes pueden también experimentar congestión nasal, secreción nasal, dolor de garganta, mialgia y diarrea. En los pacientes graves, la disnea y/o hipoxemia pueden aparecer una semana después y progresar rápidamente a síndrome de distrés respiratorio agudo, shock séptico, acidosis metabólica refractaria, coagulopatía e insuficiencia orgánica múltiple. En algunos casos, el sistema nervioso central también puede verse afectado, con manifestaciones como necrosis isquémica de miembros.

Es importante destacar que en algunos pacientes graves y críticos, la fiebre puede ser moderada o incluso estar ausente.

Los pacientes leves pueden presentar fiebre baja, fatiga leve, alteración del olfato y del gusto, y no desarrollar neumonía. Algunos pacientes con SARS-CoV-2 pueden no presentar síntomas clínicos significativos.

La mayoría de los pacientes tienen un buen pronóstico, aunque algunos pueden desarrollar una enfermedad grave, especialmente los ancianos, pacientes con enfermedades crónicas preexistentes, mujeres embarazadas en etapas avanzadas del embarazo, personas obesas, entre otros.

En los niños, los síntomas suelen ser leves, aunque algunos pueden presentar síntomas atípicos como vómitos, diarrea y otros síntomas gastrointestinales. También pueden presentar el síndrome inflamatorio multisistémico (MIS-C), la enfermedad de Kawasaki o enfermedad atípica de Kawasaki, el síndrome de choque tóxico o el síndrome de activación de macrófagos. Estos síndromes pueden manifestarse con fiebre, erupción cutánea, conjuntivitis no supurativa, inflamación mucosa, hipotensión o shock, trastornos de coagulación sanguínea y síntomas gastrointestinales agudos. En estos casos, la situación puede empeorar rápidamente.

2.Pruebas de laboratorio

En las primeras etapas de la enfermedad, se observa una disminución en el recuento de linfocitos en la sangre periférica, mientras que en algunos pacientes, las enzimas hepáticas, la LDH, las enzimas musculares y la mioglobina aumentaron. La proteína C reactiva y la tasa de sedimentación sanguínea también aumentaron en la mayoría de los pacientes, mientras que el procalcitonina se mantuvo normal. En casos graves y críticos, se observó un aumento en el dímero D y los factores inflamatorios, así como una disminución gradual en el recuento de linfocitos de sangre periférica.

El examen etiológico y serológico demostró que el ácido nucleico del virus SARS-CoV-2 se puede detectar en varias muestras biológicas, siendo más preciso si se toma del tracto respiratorio inferior. La detección de ácido nucleico puede verse afectada por varios factores, por lo que se deben tomar medidas para mejorar la tasa de detección positiva.

El examen serológico mostró que los anticuerpos IgM e IgG específicos para el virus SARS-CoV-2 fueron positivos en la mayoría de los pacientes, con una tasa positiva baja en la primera semana. Sin embargo, la detección de anticuerpos puede ser falsa positiva debido a varias razones, por lo que se debe tener en cuenta la historia epidemiológica, las manifestaciones clínicas y las enfermedades subyacentes al realizar el diagnóstico.

En general, tanto el examen etiológico como el serológico son importantes para el diagnóstico de la enfermedad por COVID-19 y deben ser considerados junto con la historia clínica del paciente y los hallazgos radiológicos para llegar a un diagnóstico preciso.

3.Imágenes torácicas

En las primeras etapas de la enfermedad, las imágenes muestran múltiples pequeñas sombras moteadas y cambios intersticiales, siendo más pronunciados en el área alrededor de los pulmones. A medida que la enfermedad avanza, las imágenes muestran múltiples manchas de vidrio molido e infiltración en ambos pulmones. En casos graves, puede ocurrir consolidación pulmonar, aunque el derrame pleural es raro. En el caso del Síndrome Inflamatorio Multisistémico en Niños (MIS-C), los pacientes con disfunción cardíaca muestran un aumento en la sombra cardíaca y edema pulmonar.

V. Criterios de diagnóstico

1.Caso sospechoso

Teniendo en cuenta la siguiente historia epidemiológica y manifestaciones clínicas, si la historia epidemiológica es negativa, se deben cumplir dos ítems de manifestaciones clínicas o tres.

Historia epidemiológica

- Historial de viaje o residencia en una comunidad con casos notificados en un plazo de 14 días a partir del inicio de la enfermedad.
- Contacto con pacientes infectados o asintomáticos de SARS-CoV-2 en los 14 días anteriores al inicio.
- Exposición en los 14 días anteriores al inicio a casos notificados en la comunidad con fiebre o síntomas respiratorios.
- Casos agrupados (dos o más casos con fiebre y/o síntomas respiratorios en el hogar, oficina, escuela, etc. en un plazo de dos semanas).

Manifestaciones clínicas

- Presencia de síntomas febriles y/o respiratorios y otras manifestaciones clínicas asociadas con el nuevo coronavirus-19.
- Características de imagen del nuevo coronavirus-19 descritas anteriormente.
- En las primeras etapas de la enfermedad, el recuento de leucocitos en la sangre periférica es normal o reducido, y el

recuento de linfocitos disminuye.

2. Casos confirmados

Los casos sospechosos pueden ser confirmados con una de las siguientes pruebas etiológicas o serológicas:

- La prueba de PCR en tiempo real mostró que el ácido nucleico del SARS-CoV-2 era positivo.
- La secuencia genética del virus es altamente homóloga a la conocida del SARS-CoV-2.
- Los anticuerpos específicos IgM e IgG del coronavirus-19 se detectaron en el suero.
- En comparación con la fase aguda, la IgG específica del coronavirus-19 puede ser detectada en la fase de recuperación o tener al menos un aumento de cuatro veces en el valor de titulación.

VI. Clasificación clínica

1.Casos leves

Los síntomas clínicos fueron leves y no se observaron signos de neumonía en las imágenes radiológicas.

2.Casos moderados

Presentan fiebre y síntomas respiratorios, junto con manifestaciones radiológicas de neumonía.

3.Casos graves

(1) Adultos que cumplen cualquiera de los siguientes criterios:

Dificultad respiratoria ≥ 30 veces / minuto.

Saturación de oxígeno en sangre $\leq 93\%$ usando el oxímetro de pulso en reposo.

Presión parcial arterial de oxígeno (PaO_2) / fracción de oxígeno inspirado (FiO_2) ≤ 300 mmHg (1 mmHg = 0.133 kPa).

En altitudes elevadas (más de 1.000 metros sobre el nivel del mar), la PaO_2 / FiO_2 debe corregirse mediante la siguiente fórmula: PaO_2 / FiO_2 × [presión atmosférica (mmHg) / 760].

Los casos en los que las imágenes de tórax muestren una progresión significativa de la enfermedad (> 50%) deben tratarse como casos graves en un plazo de 24 a 48 horas.

(2) Niños que cumplen cualquiera de los siguientes criterios:

Fiebre alta que dura más de 3 días.

Falta de aliento ≥60 veces por minuto en lactantes menores de 2 meses; ≥50 veces / minuto para lactantes de 2 a 12 meses de edad; ≥40 veces / minuto para niños de 1 a 5 años, y ≥30 veces / minuto para niños mayores de 5 años sin fiebre ni llanto.

Saturación de oxígeno en sangre ≤93% usando el oxímetro de pulso en reposo.

Respiración asistida (flap alar, signo de triple fosa).

Narcolepsia convulsiva, convulsiones.

Problemas de alimentación y signos de deshidratación.

4.Casos críticos

Una de las siguientes situaciones:

Insuficiencia respiratoria que requiere ventilación mecánica.

Choque.

Pacientes con insuficiencia de otros órganos que requieren cuidados intensivos en la UCI.

VII. Población de alto grave/riesgo grave

Personas mayores de 65 años.

Personas con enfermedades cardiovasculares y cerebrovasculares (incluyendo hipertensión), enfermedades pulmonares crónicas (como EPOC, asma moderada y grave), diabetes mellitus, enfermedades hepáticas crónicas, nefropatía y cáncer.

Personas con deterioro de la función inmunitaria (por ejemplo, pacientes con VIH, uso prolongado de corticosteroides u otros medicamentos inmunosupresores que reducen la función inmunitaria).

Personas con obesidad (IMC ≥ 30).

Mujeres en etapa avanzada del embarazo y perinatales.

Fumadores en gran cantidad.

VIII. Indicadores clínicos de alerta temprana de tipo grave

(1) Adultos

Debe prestarse atención al deterioro a medida que cambien los siguientes indicadores:

Exacerbación progresiva de la hipoxemia o dificultad respiratoria.

Deterioro del índice de oxigenación tisular o aumento gradual del ácido láctico.

Disminución gradual del recuento de linfocitos en sangre periférica o aumento gradual de marcadores inflamatorios en sangre periférica (como IL-6, PCR y ferritina).

Aumento significativo del Dímero D y otros índices relacionados con la coagulación.

Imágenes de tórax que muestren una progresión significativa de la enfermedad pulmonar.

(2) Niños

Debe prestarse atención al deterioro a medida que cambien los siguientes indicadores:

Aumento de la frecuencia respiratoria.

Reacción mental pobre o somnolencia.

Aumento gradual del ácido láctico.

Aumento significativo de los marcadores inflamatorios como PCR, PCT y ferritina.

Imágenes que muestren infiltración lobar bilateral o múltiple, derrame pleural o progresión rápida de la enfermedad en poco tiempo.

Niños con enfermedades básicas (como cardiopatías congénitas, displasia broncopulmonar, malformaciones respiratorias, hemoglobina anormal, malnutrición grave, etc.), inmunodeficiencia o disfunción (debido al uso a largo plazo de inmunosupresores) y neonatos también deben ser monitoreados cuidadosamente.

IX. Diagnóstico diferencial por imagen

Es importante diferenciar las manifestaciones leves del coronavirus-19 de las infecciones del tracto respiratorio superior causadas por otros virus.

El coronavirus-19 se distingue principalmente de otras infecciones virales conocidas por causar neumonía y micoplasma, como el virus de la gripe, el adenovirus y el virus sincitial respiratorio. En casos sospechosos, se deben utilizar pruebas rápidas de detección de antígenos y pruebas de detección de ácido nucleico por PCR múltiple para detectar patógenos respiratorios comunes.

Además, también se deben considerar enfermedades no transmisibles como la vasculitis, la dermatomiositis y la neumonía orgánica.

En niños, es importante identificar aquellos con erupción cutánea, lesiones mucosas y enfermedad de Kawasaki.

X. Investigaciones e informes de casos

El personal médico de todas las instituciones y niveles debe aislar inmediatamente a cualquier paciente sospechoso que cumpla con la definición de caso. Los casos sospechosos deben ser consultados con expertos en hospitales o médicos y reportados directamente a través de Internet dentro de las 2 horas siguientes. Se deben recolectar muestras para detectar el ácido nucleico SARS-CoV-2. Los casos sospechosos deben ser transferidos al hospital designado de inmediato, asegurando la seguridad del transporte.

Para las personas que han estado en contacto cercano con pacientes infectados por SARS-CoV-2, se recomienda la detección oportuna de patógenos SARS-CoV-2, incluso si los patógenos respiratorios comunes son positivos. Si la prueba de ácido nucleico SARS-CoV-2 es negativa dos veces consecutivas (con un intervalo de al menos 24 horas) y los anticuerpos IgM e IgG específicos para SARS-CoV-2 siguen siendo negativos después de 7 días, se puede descartar el diagnóstico de casos sospechosos.

Los casos confirmados deben ser identificados dentro de las 2 horas posteriores a la notificación directa a través de Internet.

XI. Tratamiento

1. El lugar de tratamiento depende de la gravedad de la enfermedad:

1.1 Los casos sospechosos y confirmados deben ser aislados y tratados en un hospital designado con condiciones efectivas de aislamiento, protección y prevención. Los casos sospechosos deben ser tratados en una sola habitación. Los casos confirmados pueden tratarse en la misma habitación.

1.2 Los casos críticos deben ser trasladados a la UCI lo antes posible.

2.Tratamiento general

2.1 Mantener a los pacientes en reposo en cama y fortalecer el tratamiento de apoyo; asegurarse de que el paciente ingiere suficientes calorías; monitorear el equilibrio de agua y electrolitos para mantener la estabilidad del entorno interno. Monitorizar estrechamente los signos vitales y la saturación de oxígeno.

2.2 De acuerdo con las condiciones de los pacientes, se deben monitorizar los resultados de la rutina sanguínea, la rutina urinaria, la Proteína C reactiva (PCR), los índices bioquímicos (enzimas hepáticas, enzimas miocárdicas, función renal, etc.), la función de coagulación sanguínea, el análisis de gases sanguíneos arteriales y la imagen torácica, y se deben detectar citocinas cuando sea necesario.

2.3 Suministrar oxigenoterapia eficaz de forma oportuna, incluyendo oxigenoterapia con cánula nasal, máscara y oxigenoterapia de alto flujo nasal. Si es posible, se puede inhalar una mezcla de hidrógeno y oxígeno (H_2/O_2: 66.6%/33.3%).

2.4 Tratamiento antibiótico: se debe evitar el uso ciego o inadecuado de antibióticos, especialmente cuando se combinan con antibióticos de amplio espectro.

3. Tratamiento Antiviral

Se han llevado a cabo numerosos ensayos clínicos agudos de medicamentos antivirales, aunque no se ha encontrado un estudio aleatorizado, doble ciego y controlado con placebo estricto de los medicamentos antivirales. Sin embargo, a través de la observación clínica y la investigación, algunos medicamentos pueden tener un cierto efecto terapéutico. El consenso actual es que los medicamentos potencialmente antivirales deben usarse en las primeras etapas de la enfermedad, y se recomienda que se preste especial atención a los pacientes con factores de riesgo de enfermedad grave y predisposición a la enfermedad grave.

No se recomienda el uso de lopinavir/ritonavir y ribavirina solos, ni de hidroxicloroquina ni azitromicina en combinación. Los siguientes medicamentos pueden seguir utilizándose clínicamente para evaluar su eficacia.

3.1 Interferón alfa: 5 millones de U o la misma dosis en adultos cada vez, más 2 ml de agua esterilizada, inhalación por nebulización, dos veces al día, tratamiento no superior a 10 días.

3.2 Ribavirina: se recomienda en combinación con interferón (la misma dosis) o lopinavir/ritonavir (200 mg/50 mg/cápsula para adultos, 2 cápsulas cada vez, 2 veces al día, no más de 10 días), 500 mg cada vez para adultos, 2-3 inyecciones intravenosas al día durante un período no superior a 10 días.

3.3 Fosfato de cloroquina: 500 mg dos veces al día durante 7 días consecutivos para adultos de 18 a 65 años de edad con un peso superior a 50 kg. Los adultos con peso inferior a 50 kg recibieron 500 mg una vez al día los días 1 y 2, y 500 mg una vez al día los días 3 a 7.

3.4 Abidol: los adultos deben recibir 200 mg tres veces al día durante un máximo de 10 días.

Debe prestarse atención a las reacciones adversas, contraindicaciones e interacciones con otros medicamentos. No se recomienda el uso de más de tres medicamentos antivirales y debe interrumpirse si se producen efectos secundarios inaceptables. El tratamiento de las mujeres embarazadas y en período de parto debe tener en cuenta el número de semanas de embarazo, elegir el medicamento que tenga el menor impacto en el feto y considerar la posibilidad de interrumpir el embarazo antes del tratamiento e informar a los pacientes.

4.Inmunoterapia

4.1 Plasma en fase de recuperación: es adecuado para pacientes con progresión rápida, enfermedad grave y enfermedad crítica. Para conocer el uso y la dosis, se debe consultar el plan de tratamiento clínico plasmático (versión de ensayo 2) para pacientes con COVID-19 en fase de recuperación.

4.2 Inmunoglobulina humana IV COVID-19: se puede utilizar para tratar la progresión de la enfermedad en pacientes con gravedad moderada y grave. La dosis recomendada es de 20 ml para la gravedad moderada y 40 ml para la gravedad grave. Conforme mejora la condición del paciente, la perfusión se puede repetir cada dos días, no más de 5 veces en total.

4.3 Tocilizumab: se puede utilizar para tratar a pacientes con enfermedad pulmonar bilateral extensa y grave, así como en pacientes con niveles elevados de IL-6 detectados en laboratorio. La primera dosis es de 4 a 8 mg/kg, con una dosis recomendada de 400 mg. La solución salina normal al 0.9% se diluye

5.Glucocorticoides

En pacientes con exacerbación de la oxigenación, progresión rápida de la imagen y reacción inflamatoria hiperactiva, se recomienda el uso a corto plazo (3-5 días, no más de 10 días) de glucocorticoides, en una dosis equivalente a 0.5 a 1 mg/kg/día de metilprednisolona, según corresponda. Es importante tener en cuenta que dosis altas de glucocorticoides pueden retrasar la eliminación del virus debido a la inmunosupresión.

6.Tratamiento de casos graves y críticos

6.1 Principio de tratamiento: Basado en tratamiento sintomático, se debe prevenir activamente complicaciones, tratar enfermedades de base, prevenir infecciones secundarias y prestar apoyo orgánico a tiempo.

6.2 Apoyo respiratorio:

6.2.1 Inhalación de oxígeno por sonda nasal o máscara facial: En pacientes graves con PaO_2/FiO_2 menor a 300 mmHg, se debe administrar oxígeno inmediatamente. Se debe hacer un seguimiento a corto plazo (1-2 horas) después de la inhalación de oxígeno por sonda nasal o máscara facial. Si el SDRA y/o la hipoxemia no mejoran, se debe utilizar un catéter nasal de alto flujo (HFNC) oxigenado o ventilación no invasiva (NIV).

6.2.2 Catéter nasal de alto flujo oxigenación o ventilación no invasiva: Cuando PaO_2/FiO_2 sea menor a 200 mmHg, se debe administrar HFNC o NIV. Para pacientes con HFNC o NIV, se recomienda la ventilación en posición prona. El tiempo de tratamiento debe ser superior a 12 horas.

Algunos pacientes con HFNC o NIV tienen un alto riesgo de fracaso y necesitan ser estrechamente monitoreados sus síntomas y signos. Si la condición no mejora después de un corto período de tiempo (1-2 horas), especialmente después del tratamiento en posición prona, si la hipoxemia todavía no mejora, o si la frecuencia respiratoria, el volumen de marea o la fuerza inspiratoria excesiva son generalmente indicativos de que el tratamiento con HFNC o NIV no es efectivo, se debe realizar la ventilación mecánica invasiva a tiempo.

6.2.3 Ventilación mecánica invasiva: En general, la intubación endotraqueal y la ventilación mecánica invasiva se deben considerar si la $PaO_2/FiO2$ es menor a 150 mmHg. Sin embargo, debido a las manifestaciones clínicas atípicas de hipoxemia en pacientes con COVID-19 grave, el estándar PaO_2/FiO_2 no debe ser una indicación simple para la intubación traqueal y la ventilación mecánica invasiva. La evaluación en tiempo real debe combinarse con las manifestaciones clínicas y la función orgánica de los pacientes. Es importante señalar que el retraso en la intubación endotraqueal puede empeorar la lesión.

La ventilación mecánica invasiva temprana y adecuada es un tratamiento importante para pacientes críticos. Debe aplicarse la estrategia de ventilación mecánica protectora pulmonar. En pacientes con SDRA moderada a grave o con ventilación mecánica invasiva con FiO_2 superior al 50%, se puede utilizar la terapia de revascularización pulmonar. Debe tenerse en cuenta la reactividad del pulmón colapsado y evitarse lesiones por presión de aire causadas por PEEP demasiado alto, especialmente en pacientes con neumonía recién diagnosticada.

6.2.4 Gestión de las vías respiratorias: Con el objetivo de mejorar la humidificación de las vías respiratorias, se recomienda el uso de un humidificador con calentamiento activo y un alambre guía con calentamiento en bucle para garantizar el efecto de humidificación y eliminación de esputo mediante la vibración, vibración torácica de alta frecuencia y drenaje postural en condiciones estables de oxigenación y hemodinámica. También se deben realizar actividades pasivas y activas lo antes posible para promover la expectoración y la rehabilitación pulmonar.

6.2.5 Generador de oxígeno de membrana externa corporal (ECMO): Tiempo de inicio de la ECMO. En condiciones óptimas de ventilación mecánica ($FiO_2 \geq$ 80%, 6 ml/kg peso corporal ideal, PEEP$\geq$ 5 cmH_2O, sin contraindicaciones) y en caso de ventilación protectora deficiente y ventilación prona, así como en una de las siguientes condiciones, se debe considerar la ECMO lo antes posible:

PaO_2/FiO_2 < 50 mmHg durante más de 3 horas.

PaO_2/FiO_2 < 80 mmHg durante más de 6 horas.

pH arterial < 7.25, $PaCO_2$ > 60 mmHg durante más de 6 horas, y frecuencia respiratoria > 35 veces/min.

Frecuencia respiratoria > 35 veces/min, pH < 7.2, presión de la plataforma > 30 cmH_2O.

Shock cardiogénico o paro cardíaco.

Los pacientes sin contraindicaciones deben iniciar el tratamiento con ECMO lo antes posible, ya que un retraso en el tratamiento puede llevar a un mal pronóstico.

Selección del modo ECMO: El ECMO venoso-venoso (VV-ECMO) es la opción más común para el apoyo respiratorio. El ECMO venoso-arterial (VA-ECMO) se utiliza para el apoyo respiratorio y circulatorio, mientras que el ECMO venoso-venoso se utiliza para la hipoxia cabeza-brazo. Después de la implementación de la ECMO, se debe aplicar estrictamente la estrategia de ventilación protectora pulmonar. Se recomienda una configuración inicial que incluye un volumen tidal < 4-6 ml/kg peso corporal ideal, una presión de la plataforma ≤ 25 cmH_2O, una presión de conducción < 15 cmH_2O, una frecuencia respiratoria de 5-15 veces/min, y una FiO_2 < 50%. La ventilación en posición prona se puede utilizar en pacientes con dificultad para mantener la oxigenación o con gran fuerza inspiratoria, consolidación significativa de la región dependiente de la gravedad pulmonar o drenaje activo de secreciones de las vías respiratorias.

La capacidad compensatoria cardiopulmonar de los niños es más débil que la de los adultos y es más sensible a la hipoxia, por lo que se requiere más terapia de oxígeno activa y estrategias de apoyo ventilatorio que en los adultos.

6.3 Soporte circulatorio: es necesario monitorear de cerca la presión arterial, la frecuencia cardíaca, el volumen de orina y los niveles de ácido láctico y alcalino en pacientes críticos con shock. Si es necesario, se debe realizar una monitorización hemodinámica para guiar la perfusión y el uso de vasoactivos para mejorar la perfusión tisular.

6.4 Anticoagulación: los pacientes graves o críticos tienen un mayor riesgo de tromboembolismo. Se recomienda el uso profiláctico de anticoagulantes en pacientes sin contraindicaciones y con un aumento significativo del dímero D. Si se produce un evento tromboembólico, la anticoagulación debe realizarse de acuerdo con las directrices apropiadas.

6.5 Lesión renal aguda y terapia de reemplazo renal: los pacientes críticos con lesión renal aguda deben buscar activamente las causas, como la hipoperfusión y los factores farmacológicos. Al corregir activamente la etiología, se debe prestar atención a mantener el equilibrio hídrico, electrolítico y ácido-base. Las indicaciones de la terapia de sustitución renal continua (TSRC) incluyen: hiperpotasemia, acidosis grave, diuréticos ineficaces, edema pulmonar o sobrecarga de agua.

6.6 Tratamiento de purificación de la sangre: el sistema de purificación de la sangre incluye el intercambio plasmático, la absorción, la perfusión y la filtración sanguínea/plasmática. Puede eliminar los factores inflamatorios, bloquear la "tormenta de citocinas" y reducir el daño de la reacción inflamatoria al cuerpo. Se puede utilizar para tratar casos graves y críticos de "tormenta de citocinas" en estadio temprano y medio.

6.7 Síndrome inflamatorio multisistémico en niños: el principio del tratamiento es la cooperación multidisciplinaria, la lucha contra la inflamación lo antes posible, la corrección del choque y los trastornos de la coagulación, el apoyo a la función orgánica, cuando sea necesario, el tratamiento antiinfeccioso. Los pacientes con enfermedad típica o atípica de Kawasaki son similares al tratamiento clásico de la enfermedad de Kawasaki. Los principales métodos de tratamiento son inmunoglobulina intravenosa (IGIV), glucocorticoides y aspirina oral.

6.8 Otras medidas terapéuticas: se puede considerar el uso de Xuebijing. Los moduladores microecológicos intestinales se pueden utilizar para mantener el equilibrio natural intestinal y prevenir infecciones bacterianas secundarias. Se puede considerar el uso de IGIV en niños graves y críticos. Las mujeres embarazadas graves o críticas deben interrumpir activamente el embarazo, y la cesárea es la primera opción. Los pacientes a menudo tienen ansiedad y miedo, por lo que es importante fortalecer el asesoramiento psicológico y, cuando sea necesario, complementarlo con medicamentos.

7. Tratamiento de la MTC

El nuevo coronavirus 19 ha sido incorporado a la práctica de la Medicina Tradicional China debido a la exposición a factores epidémicos.

Dependiendo de la enfermedad, las características climáticas locales y la constitución individual, diferentes esquemas de tratamiento para la diferenciación del síndrome pueden aplicarse en diferentes áreas. Cabe señalar que las recetas que superen la dosis máxima prescrita en la Farmacopea solo deben ser utilizadas bajo la dirección de un médico.

7.1 Período de observación médica

Manifestaciones clínicas: fatiga con malestar gastrointestinal.

Medicina China patentada recomendada: cápsula Huoxiang ZhengQi (píldora, líquido, líquido oral).

Manifestaciones clínicas: fatiga con fiebre.

Medicamentos chinos patentados recomendados: granulado Jinhua Qinggan, cápsula Lianhua Qingwen (granulado), cápsula Shufeng Jiedu (granulado).

7.2 Ciclo de tratamiento clínico (casos confirmados)

7.2.1 Decocción de qingfei y desintoxicación

Ámbito de aplicación: según la observación clínica de los médicos locales, se aplica a casos leves, moderados y graves y puede utilizarse razonablemente en combinación con la situación real de los pacientes críticos.

Fórmula básica: efedra 9g, regaliz 6g, almendras 9g, yeso crudo 15~30g, ramulus cinnamomi 9g, Alisma orientalis 9g, cocos de bambú 9g, Atractylodes macrocephalae 9g, tuckahoe 15g, Bupleurum 15g, Bupleurum chinense 16g, Scutellaria baicalensis Georgi 6g, Pinellia ternata 9g, jengibre 9g, Aster 9g, Winter Flower 9g, shegan 9g, Asarum 6g, Yam 12g, Fructus aurantii 6g, pericarpio citri 6g, Agastache 9g.

Método de administración: tomar la medicina tradicional china dos veces al día (40 minutos después de las comidas por la mañana y por la noche) y tres paquetes al día. Si es posible, se recomienda beber medio tazón de sopa de arroz después de tomar la decocción. Para los pacientes con lengua seca debido a la deshidratación, se recomienda un tazón de sopa de arroz. (Nota: si no hay fiebre, se debe reducir la cantidad de yeso. Si hay fiebre o fiebre alta, se puede aumentar la cantidad de yeso. Si los síntomas mejoran pero no se recuperan por completo, continuar con el segundo curso. Si el paciente tiene una condición especial u otra enfermedad potencial, la fórmula se puede modificar de acuerdo con la situación real. Si los síntomas desaparecen, se debe interrumpir el tratamiento).

Referencia: Oficina General de la Comisión Nacional de Salud de la República Popular China, Oficina de la Administración Estatal de Medicina Tradicional China, circular sobre el uso recomendado de la decocción qingfei paidu en el tratamiento de la neumonía causada por el nuevo coronavirus mediante la combinación de la medicina tradicional china y la medicina occidental (yahan [2020] No. 22 of the State Administration of Traditional Chinese Medicine)

7.2 Casos menores

7.2.1 Restricción de la humedad fría en el tipo pulmonar

Manifestaciones clínicas: fiebre, astenia, dolor general, tos, expectoración, opresión torácica, disnea, pérdida de apetito, náuseas, vómitos, heces pegajosas, lengua pálida e hinchada, marcas de dientes o recubrimiento rojo pálido de la lengua, blanco, grueso, cuajada, grasiento o blanco, grasiento, pulso húmedo.

Fórmula recomendada: Casuarina equisetifolia 6g, yeso 15g, almendras 9g, notopterygium notopterygium 15g, castañas 15g, Guanzhong 9g, Dragón 15g, Xu Changqing 15g, incienso de fuegoPachuli 15g, beilan 9g, Atractylodes lanceolata 15g, Poria cocos 45g, Atractylodes macrocephalae 30g, Horn sanxian (hornhawthorn, Horn shenqu, Horn malt) 9g, Magnolia officinalis 15g, Areca 9g, hierba 9g, jengibre 15g.

Usage: un paquete al día, después de decodificar 600 ml, tomar tres veces, por la mañana y por la noche una vez, tomar antes de las comidas.

7.2.2 acumulación de calor húmedo pulmonar

Manifestaciones clínicas: fiebre baja o no febril, escalofríos leves, astenia, sensación de pesadez en la cabeza y el cuerpo, dolor muscular, tos seca y menos esputo, dolor de garganta, sed sin agua, o con opresión torácica y plenitud epigástrica, sin sudoración o hiperhidrosis, o vómitos Fiebre, heces raras o pegajosas. Lengua rojiza, musgo blanco, gruesa y grasosa o delgada y amarilla. Pulso resbaladizo y agudo o húmedo.

Fórmula recomendada: nueces de Betel 10g, frutos de hierbas 10g, Magnolia officinalis 10g, anemarrhena 10g, Scutellaria baicalensis 10g, Bupleurum 10g, Paeonia lactiflora 10g, Forsythia suspensa 15g, Artemisia annua (más tarde) Atractylodes macrocephala 10g, Folium isatidis 10g, regaliz crudo 5g.

Usage: un paquete al día, 400ml después de decodificar, tomar dos veces, por la mañana y la mitad por la noche.

7.3 Casos moderados

7.3.1 Restricción de toxinas húmedas en el tipo pulmonar

Manifestaciones clínicas: fiebre, tos menos flema o flema amarilla, opresión torácica y falta de aliento, distensión abdominal, estreñimiento y dificultad para defecar. El cuerpo de la lengua se torna rojo oscuro y se hincha. El color de la lengua es amarillo, grasiento o amarillo y seco. El pulso puede ser muy rápido o muy delgado.

Fórmula recomendada: 6g de efedra cruda, 15g de almendras amargas, 30g de yeso crudo, 30g de adlay crudo, 10g de Atractylodes lanceolata, 15g de pachulí, 12g de Artemisia annua, 20g de polígono cuspidatum, 30g de verbena officinalis, 30g de raíz de junco, 15g de castaña y 15g de crisantemo rojo, y 10g de glicirricina uralesis.

Uso recomendado: un paquete al día. Después de disolver los 400 ml, tomar dos veces al día, por la mañana y por la noche.

7.3.2 Tipo de obstrucción pulmonar fría y húmeda

Manifestaciones clínicas: fiebre baja o sin fiebre, tos seca, flema, astenia, opresión en el pecho, malestar estomacal, náuseas, heces sueltas, lengua pálida o rojiza, musgo blanco o grasiento, y pulso húmedo.

Fórmula recomendada: Atractylodes rizoma 15g, cáscara de mandarina 10g, Magnolia officinalis 10g, pachulí 10g, fructus herbae 6g, Casuarina cruda 6g, Radix notopterygii 10g, jengibre 10g, y nuez de Betel (Betel nut) 10g.

Uso recomendado: un paquete al día después de disolverlo en 400 ml de agua, dividido en dos tomas, por la mañana y por la noche.

7.4 Casos graves

7.4.1 Modos pulmonares bloqueados por toxinas epidémicas

Manifestaciones clínicas: enrojecimiento facial febril, tos, flema amarilla pegajosa o flema manchada de sangre, opresión torácica y falta de aliento, astenia, sequedad, boca amarga y pegajosa, náuseas, pérdida de apetito, dificultad para defecar, orina oscura, lengua roja y amarillenta grasosa, pulso resbaladizo y muy rápido.

Fórmula recomendada: fórmula Huashi Baidu

Fórmula básica: efedra cruda 6g, almendras 9g, yeso crudo 15g, regaliz 3g, incienso de fuego 10g, Magnolia officinalis 10g, Atractylodes macrocephala 15g, hierba y fruta 10g, fabansia Pinellia ternata 9g, Poria cocos 15g, ruibarbo crudo 5g, Radix Astragali crudo 10g, castañas detenidas 10g, Radix paeoniae rubra 10g.

Administración: 1~2 paquetes al día, decocción, 100~200 ml cada vez, 2~4 veces al día, administración oral o nasal.

7.4.2 Combustión de dos modos en el campo de gas

Manifestaciones clínicas: fiebre alta con sed excesiva, falta de aliento, delirio, coma, visión borrosa o con manchas, pápulas o hematemesis, epistaxis, convulsiones en las extremidades. La lengua es de color rojo oscuro con poca cobertura. Venas profundas, delgadas, rápidas o flotantes, grandes y rápidas.

Fórmula recomendada: yeso crudo (decodificado primero) 30~60g, anemarrhena (anemarrhena) 30~60g, Rehmannia glutinosa (Rehmannia glutinosa) 30g, cuerno de búfalo de agua (decodificado primero) 30g, raíz de Paeonia lactiflora (Paeonia lactiflora) 30g, Scrophularia scrophulariae (Scrophularia Scrophularia), Forsythia (Forsythia suspensa) 15g, corteza moutan (corteza de peonía) 15g, Coptis chinensisCoptis chinensis 6g, hojas de bambú 12g, castañas 15g, regaliz crudo 6g.

Método de administración: un paquete al día, primero frito, yeso, cuerno de búfalo, 100~200 ml cada vez, 2~4 veces al día, administración oral o nasal.

Medicamentos patentados chinos recomendados: inyección de Xiyanping, inyección de Xuebijing, inyección de Reduning, inyección de Tanreqing, inyección de Xingnaojing. Use sopa de hierbas chinas.

7.5 Estado crítico

7.5.1 Modos de obstrucción interna y fuga externa

Manifestaciones clínicas: disnea, sibilancias, necesidad de ventilación mecánica, confusión, inquietud, sudoración, extremidades frías, lengua púrpura profunda, musgo grueso o seco y pulso flotante sin raíces.

Fórmula recomendada: tomar la píldora suhexiang o la píldora angong niuhuang, combinadas con ginseng 15g, Heshun 10g y Cornus 15g. Si hay distensión abdominal, estreñimiento o dificultad para defecar con ventilación mecánica, se puede considerar el uso de 5-10g de ruibarbo crudo. Si el ventilador del paciente no está sincronizado, se puede utilizar simultáneamente 5-10g de ruibarbo crudo y 5-10g de Mirabilita (sulfato de sodio) sedante y relajante muscular.

Se recomiendan los siguientes medicamentos patentados chinos: la inyección de xuebijing, la inyección de reduning, la inyección de tanreqing, la inyección de xingnaojing, la inyección de shenfu, la inyección de shengmai y la inyección de shenmai. Los medicamentos con efectos similares pueden ser seleccionados de acuerdo a la situación individual o pueden ser utilizados en combinación según los síntomas clínicos. En casos graves y críticos se recomienda la inyección de medicina tradicional china.

El uso de la inyección de medicina tradicional china se basa en el principio de la pequeña dosis y la modificación de acuerdo con el reconocimiento de patrones en las instrucciones. El uso sugerido es el siguiente:

Infección viral o infección bacteriana leve: inyección de cloruro de sodio al 0.9% 250ml más inyección de xiyanping 100mg (dos veces al día), o inyección de cloruro de sodio al 0.9% 250ml para calentar la inyección de duning 20ml, o inyección de cloruro de sodio al 0.9% 250ml más inyección de tanreqing 40ml (dos veces al día).

Fiebre alta con trastorno de conciencia: inyección de cloruro sódico al 0.9% 250ml, inyección de xingnaojing 20ml (dos veces al día).

Síndrome de respuesta inflamatoria sistémica (sirs) o fallo multiorgánico (mof): inyección de cloruro sódico al 0.9% 250ml, inyección de xuebijing 100ml (dos veces al día).

Inmunosupresión: 250 ml de inyección de glucosa más 100 ml de inyección de shenmai o 20~60 ml de inyección de shenmai (dos veces al día).

7.6 Rehabilitación

7.6.1 Síndrome de deficiencia del bazo pulmonar

Manifestaciones clínicas: falta de aliento, astenia, pérdida de apetito, náuseas y vómitos, distensión abdominal, vaciado incompleto, heces pegajosas y sueltas. La lengua se presenta pálida, hinchada y cubierta de grasa blanca.

Fórmula recomendada: Pinellia ternata 9g, cáscara de naranja 10g, Codonopsis pilosula 15g, Scutellaria baicalensis 30g, Atractylodes macrocephalae 10g, Poria cocos 15g, pachuli 10g, Amomum villosum 6g, regaliz 6g.

Uso recomendado: un paquete al día, 400 ml después de decocción, tomar dos veces por la mañana y por la noche.

7.6.2 Deficiencia de Qi y Yin

Manifestaciones clínicas: astenia, falta de aliento, sequedad de boca, sed, palpitaciones, sudoración excesiva, pérdida de apetito, fiebre baja o ausente, tos seca, esputo, sequedad de la lengua, disminución de la orina, pulso delgado o débil.

Fórmula recomendada: ginseng Nansha 10g, ginseng beisha 10g, Ophiopogon japonicus 15g, ginseng americano 6g, Schisandra chinensis 6g, yeso en bruto 15g, hojas de bambú 10g, hojas de moras 10g, raíces de caña 10g, Salvia milgiorrhiza 15g, Herba Hepatica 6g.

Uso recomendado: un paquete al día, 400ml después de decocción, tomar dos veces por la mañana y por la noche.

8. Recuperación temprana

En cuanto a la función respiratoria, fisiológica y el trastorno psicológico de los pacientes con neumonía por coronavirus, se debe llevar a cabo una intervención activa de entrenamiento y rehabilitación para recuperar la capacidad física, la condición corporal y la inmunidad de los pacientes.

XII. Departamento de enfermería

De acuerdo con la situación de los pacientes, es importante definir los puntos clave de la enfermería y realizar un buen trabajo en la enfermería básica. Se enfoca en la monitorización de los signos vitales y la conciencia de los pacientes críticos, centrándose en la oxigenación. En pacientes críticos, se miden y registran cada 4 horas la frecuencia cardíaca, la frecuencia respiratoria, la presión arterial y la saturación de oxígeno.

Es fundamental utilizar de manera razonable y correcta el acceso venoso, manteniendo todo tipo de conductos abiertos y bien fijos. Los pacientes acostados en la cama deben cambiar regularmente su posición para prevenir lesiones por estrés. De acuerdo con las normas de enfermería, se deben utilizar ventilación mecánica no invasiva, ventilación mecánica invasiva, vía aérea artificial, ventilación en posición prona, sedación y analgesia, oxigenación pulmonar de membrana externa, entre otros. Es necesario prestar especial atención al cuidado oral y al manejo de líquidos de los pacientes, evitando la aspiración en pacientes con ventilación mecánica invasiva. En pacientes conscientes, se debe evaluar oportunamente el estado mental y realizar una buena enfermería psicológica.

XIII. Normas de descarga y precauciones posteriores a la descarga

1. Criterios de aprobación para la gestión

1.1. La temperatura corporal debe haber vuelto a la normalidad durante más de tres días.

1.2. Los síntomas respiratorios deben haber mejorado significativamente.

1.3. Las imágenes pulmonares deben haber mostrado una absorción significativa de la inflamación.

1.4. Las muestras de las vías respiratorias (por ejemplo, esputo y hisopos nasofaríngeos) deben haber dado negativo dos veces consecutivas (con un intervalo de al menos 24 horas).

Aquellos que cumplan con las condiciones anteriores pueden ser dados de alta. Para los pacientes que cumplan los criterios 1.1, 1.2 y 1.3, si el ácido nucleico sigue siendo positivo durante más de 4 semanas, se recomienda evaluar la infectividad de los pacientes mediante pruebas de anticuerpos y aislamiento del virus para determinar si deben ser dados de alta.

2.Consideraciones posteriores al alta

2.1. Los hospitales designados deben ponerse en contacto con las instituciones médicas de base en las que viven los pacientes y compartir los historiales médicos de los pacientes, y enviar la información de los pacientes dados de alta al Comité comunitario y a las instituciones médicas de base en las que viven los pacientes.

2.2. Después de salir del hospital, se recomienda que los pacientes monitoreen su estado de salud durante 14 días bajo aislamiento, usen máscaras, vivan en habitaciones individuales bien ventiladas en la medida de lo posible, minimicen el contacto cercano con sus familias, coman por separado, mantengan las manos limpias y eviten salir.

2.3. Se recomienda que los pacientes regresen al hospital dos y cuatro semanas después del alta para un seguimiento y revisión.

XIV. Principios del transporte de pacientes

Los pacientes deben ser transportados de acuerdo con el nuevo programa de trabajo de transferencia de pacientes con COVID-19 (versión experimental) publicado por el Consejo Nacional de Salud.

XV. Prevención y control de infecciones en instituciones médicas

Es importante cumplir estrictamente con los requisitos de las directrices técnicas para la prevención y el control de la infección por SARS-CoV-2 en las instituciones médicas (primera edición) y las directrices para el uso de artículos de protección médica para la prevención y el control de la neumonía causada por la infección por SARS-CoV-2 (ensayo) publicado por el Consejo Nacional de Salud.

XVI. Prevención

Mantener una buena higiene personal y ambiental, una nutrición equilibrada, hacer ejercicio adecuado y tener un descanso adecuado para evitar la fatiga excesiva. Es importante mejorar la alfabetización sanitaria, desarrollar buenos hábitos y estilos de vida saludables como lavarse las manos con frecuencia, usar mascarillas y palillos, estornudar o toser cubriendo la boca y la nariz. También es importante mantener una buena ventilación en interiores, usar protección personal de manera científica y tratar los síntomas respiratorios a tiempo en una clínica de fiebre. La detección del ácido nucleico de SARS-CoV-2 debe comenzar con pacientes que hayan visitado zonas de alto riesgo recientemente o que tengan antecedentes de exposición a casos confirmados o sospechosos.

INVESTIGACIÓN Y ANÁLISIS DEL SÍNDROME DE NEUMONÍA POR CORONAVIRUS DESDE LA PERSPECTIVA DE LA MEDICINA TRADICIONAL CHINA (MTC) — SE IDENTIFICA QUE LA DEPRESIÓN PULMONAR CAUSADA POR EL "VENENO HÚMEDO" ES LA PATOGÉNESIS CENTRAL Y LA CARACTERÍSTICA REGIONAL DE LA ENFERMEDAD

Para lograr una comprensión precisa de la patogénesis central de la neumonía por coronavirus y descubrir las características y reglas de la enfermedad, el académico Zhang Boli organizó al equipo de la Universidad de Medicina Tradicional China de Tianjin en la primera línea de la lucha contra la epidemia para desarrollar rápidamente una aplicación de recolección de síndromes de medicina tradicional china. Además, estableció un nuevo sistema de investigación clínica de neumonía por coronavirus basado en la base de datos clínica de la medicina tradicional china. El equipo liderado por Zhang Boli recopiló información de los síntomas de las personas infectadas por el nuevo coronavirus y llevó a cabo investigaciones de síndromes para aclarar la patogénesis básica de la medicina tradicional china y proporcionar una base clínica.

El sistema de investigación clínica del nuevo coronavirus (2019-nCoV) recopila sistemáticamente información de pacientes diagnosticados con neumonía por coronavirus, siguiendo los requisitos de los cuatro diagnósticos para el diagnóstico clínico de la medicina tradicional china. La información recopilada incluye sexo, edad, fecha de inicio, curso de la enfermedad, síntomas de la enfermedad, enfermedades combinadas, uso de drogas y pronóstico. De esta manera, se resumen sistemáticamente los datos relevantes de los pacientes para identificar el nuevo síndrome de neumonía por coronavirus en la medicina tradicional china.

1. Información general

Del 4 de febrero al 12 de julio de 2020, la Plataforma de Datos incluyó información de 2.135 pacientes de 24 unidades de vigilancia clínica, con un total de 8.836 visitas. De los 2.135 pacientes, 1.066 eran hombres, 1.062 mujeres y 7 no se especificó su género. La mayoría de los pacientes eran de mediana edad y jóvenes.

En total, se registraron 18 síntomas iniciales de los pacientes. De acuerdo con la frecuencia de ocurrencia, los primeros cinco síntomas más comunes, de entre más de 100, fueron fiebre (1.370), tos (1.165), fatiga (795), falta de aire (335) y expectoración (324).

A partir de los síntomas de los pacientes, se observó que la tos, la fatiga, el estupor, las náuseas y la fiebre baja eran los más comunes. En cuanto a la lengua, se observó que era principalmente musgosa, amarilla o blanca, con venas resbaladizas (ver Tabla 1).

Síntomas	Frecuencia	Recubrimiento lingual	Frecuencia	Pulso	Frecuencia
Tos	3989	Musgo blanco	1740	Vena sinovial	2016
Astenia / Burnout	2718	Liquen	1619	Veinlet	702
Nadia /Náuseas / vómitos	2083	Musgo grasiento	1354	Pulso numérico	701
Fiebre baja	978	Musgo delgado	1345	Pulso sumergido	348
Dolor de cabeza y cuerpo	633	Espesor del musgo	516	Otros	338
Peso corporal de la cabeza	310	Menos musgo	155	Vena flotante	322
Distensión estomacal / Plenitud	240	Musgo seco	106	Pulso lento	213
Extremidades frías	21	Musgo resbaladizo	21	Vena hundida	143
Hinchazón corporal	17	Sin musgo	9	Vena de inundación	48
		Musgo polvoriento	8	Pulso nodal	11
		Musgo gris	9	Vena radicular	8
		Musgo marrón	5		

Tabla 1 Síntomas y frecuencia de pulso lingual

De acuerdo con el plan de diagnóstico y tratamiento de la neumonía por coronavirus (octava edición), el período de incubación de la neumonía por coronavirus fue de 1 a 14 días, con la mayoría de los casos presentando síntomas entre los días 3 y 7. Los síntomas principales incluyen fiebre, tos seca y astenia. Algunos pacientes pueden presentar síntomas iniciales como pérdida del olfato, hipoestesia o pérdida del gusto, congestión nasal, secreción nasal, dolor de garganta, conjuntivitis, mialgia y diarrea. Además, algunos pacientes pueden no presentar síntomas clínicos evidentes después de la infección por el nuevo coronavirus. Los pacientes con síntomas leves pueden experimentar fiebre baja, astenia leve y alteraciones en el olfato y el gusto, sin desarrollar neumonía. En cambio, el curso de la enfermedad de los pacientes graves y críticos puede incluir fiebre media o baja, o incluso no presentar fiebre aparente. Los resultados de la investigación epidemiológica clínica respaldan el contenido relevante del programa de diagnóstico y tratamiento.

2. La patogénesis central es la humedad y el estancamiento pulmonary

Los resultados de la investigación sobre el síndrome han demostrado que los pacientes con neumonía por coronavirus presentan síntomas como tos, fiebre baja, astenia y estupor. El recubrimiento de la lengua puede ser grueso y grasiento, blanco o amarillo, y el pulso suele ser resbaladizo.

Lo que resulta impresionante es que, aunque los síntomas principales son astenia, fiebre, estupor y falta de aliento, también se observan síntomas de deficiencia del bazo causada por el exceso de humedad. La apariencia de la lengua puede ser más musgosa y grasienta, y algunos pacientes de mediana edad y ancianos pueden presentar una capa de musgo más gruesa. El pulso resbaladizo es común en estos casos.

Los informes de autopsias de pacientes con neumonía por coronavirus también han revelado una gran cantidad de exudados mucosos en los pulmones, lo que demuestra que la humedad del esputo es el factor patológico principal. La enfermedad se origina en la humedad, la cual se acumula en la flema, y la flema húmeda perpetúa la enfermedad.

Sin embargo, la humedad de la flema es una enfermedad en sí misma, ya que representa un exceso de Yin. Su capacidad de infectar es menor que la de las afecciones más secas. El nuevo coronavirus es más infeccioso que el SARS y algunos pacientes presentan una enfermedad más grave, un Qi y una transmisión rápidos, y una fuerte infectividad. Debido a esto, se ha denominado "enfermedad de la humedad". La patogénesis central de esta enfermedad es la humedad, la toxina, la estasis sanguínea y la deficiencia pulmonar.

3. La morbilidad concurrente es una característica regional

Desde la perspectiva de la medicina occidental, la neumonía causada por el nuevo coronavirus es una enfermedad causada por el virus en sí mismo, pero los pacientes presentan síntomas diferentes en función de la gravedad de la infección. La medicina tradicional china, por su parte, distingue diferentes tipos de manifestaciones de la enfermedad según las características regionales, tales como una persona seca de musgo, dolor de cabeza frío, fiebre amarilla, musgo blanco y grasiento, náuseas y vómitos, aturdimiento, tos asténica, y una variedad de gases malignos.

El análisis del "Plan de prevención y tratamiento de la neumonía causada por el nuevo coronavirus" publicado por todas las provincias y regiones autónomas de China, combinado con la experiencia de diagnóstico y tratamiento de los expertos de cada región, revela que los síntomas de la medicina tradicional china de los pacientes con neumonía causada por el nuevo coronavirus en todas las regiones muestran características regionales evidentes. Estas características regionales se basan en la humedad, y se manifiestan de diferentes maneras en cada región. Por ejemplo, en la región de Lingnan, la humedad y el calor se mezclan con frecuencia, mientras que en la provincia de Jiangsu y la provincia de Zhejiang se mezclan el viento y el calor, y en la región noroccidental y nororiental, así como en la región de Wuhan, la humedad y el frío se mezclan con frecuencia.

En conclusión, la medicina tradicional china distingue diferentes tipos de manifestaciones de la enfermedad según las características regionales, lo que se refleja en el plan de prevención y tratamiento de cada región. La humedad es un factor patógeno que causa la acumulación de Qi y la disfunción del cuerpo, y produce una reacción violenta y síntomas graves. Es importante adaptarse a las condiciones locales y formular un plan de prevención que se ajuste a las características de cada región para obtener un mejor efecto curativo.

4. Manifestaciones clínicas y evolución de la epidemia de virus de la humedad

En resumen, después de investigar y analizar los síntomas de la neumonía por el nuevo coronavirus en la medicina tradicional china, se ha determinado que la enfermedad es causada por el gas de la plaga de la humedad, con la combinación de la humedad y la toxina. La patogénesis central de la enfermedad es el estancamiento del qi, y la manifestación clínica y la evolución de la enfermedad se ajustan a las características patológicas del veneno húmedo. Se le ha dado el nombre de "enfermedad del veneno húmedo" en la medicina tradicional china.

Los síntomas iniciales de la enfermedad incluyen fiebre baja y tos, pero la enfermedad puede desarrollarse rápidamente y provocar jadeo. Además, la inflamación del tracto respiratorio pequeño es prominente, la función de difusión pulmonar está dañada y la saturación de oxígeno en sangre es baja. El curso de la enfermedad es pegajoso y pegajoso, y puede ser difícil de curar, y algunos pacientes pueden desarrollar secuelas que requieren más tiempo para reparar la función inmune y pulmonar. La enfermedad es complicada y puede afectar a otros órganos como el corazón, riñón y nervios, lo que puede provocar una variedad de subtipos clínicos como la pérdida del sentido del olfato, del gusto, daño nervioso, vasculitis, entre otros. El daño a la función inmune es grave, con una disminución significativa en el número de linfocitos y neutrófilos.

Basándose en la investigación epidemiológica de los síndromes de TCM, se han proporcionado datos y orientación científica para el diagnóstico y tratamiento rápido y preciso de la neumonía por coronavirus. Como resultado, la dirección del tratamiento está clara, y durante el tratamiento se utilizan principalmente medicamentos diuréticos como las semillas de Coix, la Agastache, las semillas de lirio y el Atractylodes rizoma, así como la Artemisia annua para eliminar el calor a través del mal y la raíz de la caña para purgar y desintoxicar los pulmones. Además, se hace una diferenciación del síndrome y el tratamiento de acuerdo con las condiciones específicas de los pacientes, considerando si hay frío o calor, claridad o viento, sequedad o humedad. Se han llevado a cabo simultáneamente cuatro estudios clínicos de medicamentos positivos controlados, utilizando Ma Xing Shi Gan Tang, Ma Xing Yi Gan Tang, Qian Jin Wei stem decoction, Wei Li Da Zao Xie Fei decoction y non-Change Jin Zheng Qi sanhua decoction, y se ha demostrado un buen efecto curativo en miles de pacientes leves y graves tratados por el equipo de la Universidad de Medicina Tradicional China de Tianjin.

QUÉ PAPEL HA DESEMPEÑADO LA MEDICINA TRADICIONAL CHINA EN LA PREVENCIÓN Y EL TRATAMIENTO DE LA NEUMONÍA POR CORONAS NUEVAS

Boli Zhang

Fuente: Learning Times, 18 de marzo, 2020.

Desde el brote de la neumonía por coronavirus, bajo el mando general del Comité Central del Partido y el Consejo de Estado, todos los ministerios y comisiones han cooperado y participado activamente en la lucha contra la epidemia en todo el país. Después de arduos esfuerzos, la situación actual de la prevención y el control de la epidemia ha mostrado una tendencia inicial hacia un desarrollo sostenible. Es importante destacar que la medicina tradicional china ha desempeñado un papel especial en la prevención y el tratamiento de la nueva neumonía por coronavirus, su intervención profunda y el tratamiento completo han logrado resultados en diferentes etapas, ganando elogios de los pacientes y la alabanza pública.

1. La medicina tradicional china puede desempeñar un papel integral en la lucha contra las epidemias

Según "The Historical Review of Epidemic diseases in China", editado y publicado por la Academia China de Ciencias de la Medicina Tradicional China, se han producido al menos 321 grandes epidemias en China desde la dinastía Han Occidental hasta el final de la dinastía Qing. Cada brote puede haber sacudido la sociedad en ese momento, pero nunca ha habido una tragedia en la historia de China como la gripe española, la peste negra en Europa y la pandemia mundial que han matado a decenas de millones de personas. La historia de China también es una historia de "epidemias" de guerra, y cada vez que llega una epidemia, la medicina tradicional china nunca está ausente.

Hace 17 años, con el apoyo del Consejo de Estado, participé en la segunda mitad de la lucha contra el SARS. En ese momento, yo era el Comandante en Jefe de la Medicina Tradicional China contra el SARS en Tianjin. Después de lograr un efecto inicial, bajo el apoyo del Comité Municipal del partido, establecimos dos "distritos rojos" independientes de la medicina tradicional china. El tratamiento combinado de la medicina china y occidental logró buenos resultados.

En la prevención y tratamiento de la neumonía por coronavirus, la medicina tradicional china ha desempeñado un papel destacado. Más de 4,000 trabajadores médicos de la medicina tradicional china se apresuraron a la primera línea para participar en el tratamiento médico. Establecieron salas de enfermedades de la medicina tradicional china y el Hospital Integrado de Medicina Tradicional China y Occidental en la provincia de Hubei, el hospital de medicina tradicional china de Wuhan y otros hospitales designados. Movilizaron equipos médicos de la medicina tradicional china para apoyar a Wuhan, prepararon el hospital de la cabaña Jiangxia y proporcionaron a los pacientes un tratamiento sistemático y estandarizado de la medicina tradicional china. Se obtuvieron buenos resultados.

(1) Aislar a "cuatro tipos de personas" e inundar la sopa de hierbas chinas

Cuando llegué por primera vez a Wuhan el 27 de enero, la situación era muy grave y complicada: febril, reservada, íntima, sospechosa. Muchas personas de estas "cuatro categorías de personal" no estaban siendo aisladas. En ese momento, propusimos al Grupo Directivo Central la gestión clasificada, el aislamiento centralizado y el tratamiento con medicina tradicional china. Al mismo tiempo, sugerimos que los pacientes diagnosticados debían ser clasificados para su gestión, tratamiento y aislamiento, y que las instalaciones disponibles, como escuelas y hoteles, se debían utilizar para hacer un uso eficaz de los limitados recursos sanitarios. Sin embargo, muchos pacientes no habían sido diagnosticados en ese momento. De acuerdo con nuestra experiencia previa, recomendamos que todas las personas pertenecientes a estas "cuatro categorías de personal" tomaran medicina tradicional china. Esta medicina tiene cierto efecto curativo en casos de resfriados comunes, gripe y neumonía causada por el coronavirus. Tomar la medicina ayuda a estabilizar el estado de ánimo y a reducir la fiebre en uno o dos días, lo que aumenta la confianza. En el primer día de aislamiento estricto en los 13 distritos de la ciudad de Wuhan, se distribuyeron 3,000 dosis de medicina tradicional china y 10,000 dosis al día siguiente.

(2) Contratando el hospital modular , la fuerza principal de la TCM

Con el aumento del número de pacientes diagnosticados, los expertos recomendaron establecer un hospital de refugio para los pacientes leves. El Grupo Directivo Central aceptó esta recomendación. El profesor Liu Qingquan y yo redactamos inmediatamente una solicitud y propusimos que la medicina tradicional china se utilizara en el hospital Fang. Después de que el Grupo Directivo Central lo aceptara, establecimos el primer equipo médico de TCM, compuesto por 209 expertos de TCM de Tianjin, Jiangsu, Henan, Hunan y Shaanxi. El equipo se dirigió al Hospital Jiangxia, donde se trataba principalmente a pacientes leves y comunes con medicina tradicional china. El tiempo de eliminación de la fiebre y el tiempo de curación se redujeron significativamente, la tasa de cambio de pacientes leves a graves disminuyó y el recuento de neutrófilos y linfocitos también aumentó significativamente. Después de esta experiencia, casi 10,000 pacientes en los últimos doce hospitales de cabañas cuadradas han utilizado la medicina tradicional china, con una tasa de cobertura del 95%. Desde la apertura de la cabaña el 14 de febrero, el Hospital Jiangxia ha tratado a 564 pacientes con neumonía leve y común causada por el coronavirus, de los cuales 392 fueron curados y algunos fueron trasladados. Ninguno de los pacientes tratados se convirtió en un paciente grave y el personal médico no se infectó. Con el último grupo de pacientes saliendo del hospital, el Hospital modular Jiangxia, que había estado funcionando durante 26 días, cerró sus puertas

(3) Terapia adyuvante pesada, pero también la capacidad de hacer olas

Para pacientes graves y críticos, es crucial proporcionar soporte respiratorio, circulatorio y de vida. La medicina tradicional china puede desempeñar un papel complementario en el tratamiento, aunque no siempre es esencial. Si la saturación de oxígeno en la sangre de algunos pacientes es baja y fluctúa, el uso temprano de la inyección de shengmai, la inyección de shenmai y la sopa de dushen puede ayudar a estabilizar los niveles de oxigenación. En algunos casos, los pacientes pueden estar en un ventilador, lo que puede afectar la efectividad de la terapia de oxígeno. En estos casos, se puede utilizar la decocción de chengqi para aliviar la distensión abdominal y los síntomas de flatulencia, lo que puede mejorar significativamente la terapia de oxígeno.

La "Tormenta de citocinas" es un fenómeno que agrava la reacción inflamatoria. La inyección de xuebijing, que tiene propiedades que eliminan el calor y enfrían la sangre, puede tener un efecto positivo en el control del síndrome de reacción inflamatoria. Para aquellos pacientes con una infección pulmonar poco controlada o una absorción lenta, se puede agregar la inyección de termonina y tanreqing, junto con antibióticos, para lograr un efecto sinérgico en el tratamiento.

En la actualidad, muchos hospitales en Wuhan, incluyendo el Hospital Yinyintan, el Hospital de Medicina Pulmonar de Wuhan y el Hospital de la Unión de Wuhan, han comenzado a incorporar tanto la medicina tradicional china como la medicina occidental en el tratamiento de pacientes graves, y muchos pacientes han sido tratados exitosamente con ambas terapias combinadas.

(4) Promover la recuperación y reducir las secuelas

Para los pacientes en proceso de recuperación, es importante promover el proceso de rehabilitación y reducir las secuelas de la enfermedad. Aunque algunos pacientes han dado negativo en la detección del ácido nucleico del virus, siguen experimentando síntomas como fatiga, tos y cambios en los pulmones, lo que indica que la enfermedad aún no ha sido completamente superada. La medicina tradicional china puede ayudar a eliminar los patógenos restantes, mejorar la recuperación del paciente, promover la absorción de la inflamación pulmonar y reducir la adhesión, lo que a su vez mejora la función inmune y la reparación completa de los órganos dañados.

Se han establecido clínicas de rehabilitación en Wuhan que utilizan algunos métodos de medicina tradicional china y fisioterapia para ayudar a los pacientes a fortalecer su resistencia y promover la recuperación completa, reduciendo así las secuelas de la enfermedad. Además, se establecerá una plataforma de gestión de la salud para el personal médico infectado que les permitirá rastrear su estado de salud y recibir intervenciones de la medicina tradicional china y occidental para una recuperación más efectiva. Todo esto se hace con la intención de proporcionar la ayuda necesaria al personal médico infectado que ha trabajado duro y ha hecho sacrificios significativos durante la pandemia.

2. Ciencia y tecnología apoyan la medicina tradicional china en la lucha contra la neumonía causada por el nuevo coronavirus

Al mismo tiempo, hemos organizado una columna vertebral de investigación científica compuesta por 8 unidades en 5 provincias y ciudades, para llevar a cabo el proyecto clave de emergencia del Ministerio de Ciencia y Tecnología: la investigación clínica sobre la prevención y el tratamiento de la neumonía causada por el nuevo coronavirus mediante la combinación de la medicina tradicional china y la medicina occidental. Este es el primer proyecto clave iniciado en la zona epidémica y se están utilizando medios de información modernos, así como aplicaciones de teléfonos móviles, para recoger información en la zona epidémica. En la actualidad, la investigación se está llevando a cabo de manera ordenada.

La neumonía por coronavirus pertenece a la categoría de enfermedades del tipo peste, cuya principal manifestación es el "veneno húmedo", por lo que también se la conoce como "enfermedad del veneno húmedo". Esta enfermedad viral se caracteriza por tener un inicio oculto, síntomas leves al principio, rápida transmisión, múltiples cambios biológicos en los síntomas y dificultad en la curación. Esta es la principal diferencia entre la nueva neumonía coronal y el SARS, ya que es más astuta, cambia más y es más difícil de predecir. El síndrome es la base de la prescripción de la medicina tradicional china, por lo que se ha investigado y analizado el síndrome de los pacientes diagnosticados en hospitales de medicina tradicional china y occidental en las provincias de Hubei, Wuhan, Tianjin y Henan. Se analizó la información de los síndromes de 800 pacientes con diferentes grados de la enfermedad, de los cuales el 67.9% eran comunes, el 20.3% graves, el 1.7% críticos y el 10.1% leves. A través del análisis de la información del síndrome de TCM de los pacientes con diferentes grados de enfermedad, se proporcionó orientación científica para el tratamiento diferencial del síndrome de TCM y el uso clínico racional de medicamentos, lo que proporciona apoyo científico para la prevención y el tratamiento de primera línea.

El uso de la medicina tradicional china en el tratamiento no se basa únicamente en la experiencia, sino también en la ciencia y la tecnología, con pertinencia clínica. Al mismo tiempo, se lleva a cabo investigación básica de la medicina tradicional china en el tratamiento clínico. Muchas unidades seleccionan y evalúan activamente algunos medicamentos chinos patentados con efecto antiviral. El primer lote de 8 proyectos de respuesta de emergencia del Ministerio de Ciencia y Tecnología incluye la selección y evaluación de medicamentos chinos patentados que ya están en el mercado. En la actualidad, se han recopilado 65 tipos de medicamentos chinos patentados contra la gripe y la neumonía, y se ha completado la preparación de componentes de medicamentos chinos patentados, la selección virtual combinada con la evaluación in vitro, el modelo de células de tormenta de citocinas y el modelo de células de fibrosis pulmonar. Los resultados muestran que los comprimidos de Forsythia suspensa Baidu, Xiongju Shangqing Wan y Qingwen Jiedu Tablet tienen un mejor efecto en la inhibición del coronavirus. La píldora QingJin zhisou huatan, la cápsula Tanreqing, el granulado qingre ganmao y el líquido oral antiviral tienen un mejor efecto anti-tormenta de citocinas. Qingwen Jiedu Tablet, Qinggarganta Liyan Granulado, Liushen Wan, Babaodan, QingJin Zhike Huatan Wan, etc. tienen un mejor efecto anti-fibrosis pulmonar. A través de estos resultados de investigación y la experiencia clínica en el tratamiento de la diferenciación del síndrome, se puede proporcionar una referencia para la combinación de la diferenciación del síndrome de la medicina tradicional china y la diferenciación de la enfermedad, lo que permite un tratamiento más específico de la neumonía por coronavirus.

Al mismo tiempo, estamos utilizando la Plataforma Nacional de Investigación Científica para desarrollar nuevos medicamentos. Utilizamos el Laboratorio Nacional Clave de Medicina Tradicional China para llevar a cabo el estudio de detección de la actividad de la medicina tradicional china contra el nuevo coronavirus. En la actualidad, hemos recolectado 2,691 componentes químicos de la Base de Datos de Componentes de la Medicina Tradicional China y llevamos a cabo una detección virtual centrada en los objetivos de 3CLpro, PLpro, RdRp y Spike. El laboratorio nacional clave de enfermedades respiratorias de Guangzhou y el Instituto de Medicamentos de Shanghai de la Academia China de Ciencias verificaron la actividad in vitro de Scutellaria baicalensis Georgi, hojas de moras, semillas de chebula, crisantemo, Polygonum capitatum, hojas de Perilla frutescens, madreselva, madera, raíz de Festuca blanca, Plantago, etc. y se encontraron compuestos con actividad fuerte. Además, realizamos un estudio básico sobre el granulado Xuanfei Baidu, que tiene un efecto clínico claro. El estudio farmacológico de red encontró que los principales componentes químicos de la receta pueden prevenir o aliviar la "Tormenta de citocinas" y proteger los órganos pulmonares con múltiples objetivos. Se completó el estudio sobre el proceso de preparación y el estándar de calidad de los gránulos de acuerdo con los requisitos de la investigación de nuevos medicamentos, y se investigó la estabilidad de tres lotes de productos piloto y piloto. Todo lo anterior refleja plenamente que la investigación científica de la TCM puede proporcionar un fuerte apoyo científico y tecnológico para ganar la guerra de prevención y control de epidemias.

En resumen, la medicina tradicional china ha desempeñado un papel importante en la lucha contra la epidemia de la nueva neumonía coronal. Al igual que en los miles de años en que se enfrentó a grandes epidemias, la TCM no ha estado ausente ni ha retrocedido en el tratamiento de esta enfermedad.

SOLUCIÓN DE PROBLEMAS RELACIONADOS CON EL TRATAMIENTO DE LA NEUMONÍA POR CORONAVIRUS CON LA MEDICINA TRADICIONAL CHINA

Boli Zhang

¿Pregunta 1: Algunos estudiosos proponen que esta nueva neumonía coronal pertenece a la enfermedad fría y húmeda de la medicina tradicional china, mientras que usted propone que pertenece a la enfermedad húmeda. Me pregunto si estas dos posturas son contradictorias?

Respuesta: Para la medicina tradicional china, la clave para el tratamiento es identificar el tipo de síndrome de la enfermedad y encontrar su patogénesis central. Al comienzo del brote, llevamos a cabo una investigación sobre el síndrome de TCM y un análisis de datos de más de 1,000 pacientes con neumonía por coronavirus en 20 hospitales de 4 provincias. Encontramos que los factores del síndrome de la neumonía por coronavirus se caracterizan por "humedad, calor, veneno, estasis sanguínea y deficiencia", y la patogénesis central es "humedad". De acuerdo con el análisis de las características del síndrome de TCM y el plan de diagnóstico y tratamiento en 21 provincias y ciudades, el núcleo es el veneno húmedo, y la aparición de la enfermedad es su característica. Una de las características del mal húmedo es el síndrome de enfermedad múltiple, por lo que el nombre de la enfermedad en medicina se llama "enfermedad del veneno húmedo".

Durante la fase inicial de la epidemia, de acuerdo con las manifestaciones clínicas de algunos pacientes en Wuhan, se observó un síndrome de frío y humedad. Sin embargo, a lo largo de toda la situación epidémica, con la propagación de la epidemia desde el invierno hasta el verano, especialmente hacia finales del período medio, las características de la humedad fría no son obvias y, en cambio, las características de calor, sequedad y otros síntomas se destacan gradualmente. Además, las características del síndrome varían en diferentes áreas: en la zona de Lingnan, predomina el calor húmedo; en la zona de Jiangsu y Zhejiang, principalmente el calor húmedo; en el noroeste de China, también se presenta el patógeno de la sequedad. La mayoría de los casos tienen síndrome de pellizco de viento en el norte.

Por lo tanto, en función de las características de distribución de los síndromes de la enfermedad epidémica, el veneno húmedo ocupa la posición dominante. Además, de acuerdo con el curso de la enfermedad de la nueva neumonía coronal, se ha observado que la enfermedad del mal húmedo es larga, con una característica clínica extraña, donde la condición de inicio de la enfermedad es leve, pero puede agravarse repentinamente. También se han reportado casos de "Fu Yang", "Chang Yang" y una posible segunda infección. La enfermedad es compleja y cambia constantemente, y además de los síntomas respiratorios, también pueden presentarse lesiones en el sistema vascular, nervioso e inmunológico, así como lesiones en múltiples órganos. Se han publicado varias ediciones posteriores sobre este tema.

¿Pregunta 2: La medicina tradicional china tiene una larga y gloriosa historia de lucha contra las epidemias, pero ¿por qué siempre ha ocupado una posición auxiliar en la prevención y el tratamiento de las enfermedades infecciosas contemporáneas?

Respuesta: Dentro de esto, ya se encuentran las razones de por qué la medicina tradicional china siempre ha estado en una posición auxiliar en la prevención y el tratamiento de las enfermedades infecciosas contemporáneas. Por ejemplo, la falta de un sistema disciplinario más completo de la medicina tradicional china para tratar enfermedades, la falta de investigación sistemática en las prescripciones efectivas, la insuficiente evidencia de la medicina basada en la evidencia y el diálogo con la medicina moderna, así como la falta de confianza en el departamento relacionado para prevenir y curar enfermedades infecciosas agudas. Además, el grado de atención que se le presta a la medicina tradicional china en la prevención y el tratamiento de enfermedades infecciosas no es suficiente, entre otras razones. Todo esto lleva a que la medicina tradicional china no pueda ejercer en su totalidad las ventajas que tiene en las nuevas enfermedades infecciosas repentinas.

La nueva epidemia de neumonía coronal es una oportunidad y un desafío para la medicina tradicional china. Después de esta batalla real, las ventajas de la medicina tradicional china en la prevención y el control de enfermedades graves son una vez más motivo de preocupación mundial. Se puede decir que la medicina tradicional china puede ganar una posición en la prevención y el tratamiento de enfermedades infecciosas. Si se le da la oportunidad y el derecho a participar en la guerra, la medicina tradicional china puede desempeñar el papel que le corresponde.

¿Pregunta 3: La medicina tradicional china es una característica importante y un punto brillante en la prevención y el control de la nueva neumonía coronal. ¿Cómo se puede ejercer la superioridad de la medicina tradicional china en el proceso de uso simultáneo de la medicina tradicional china y la medicina occidental?

Respuesta: En junio de 2020, se registraron más de 360 pacientes afectados por la epidemia en Beijing. La ciudad capital aprendió de la experiencia exitosa de Wuhan en la lucha contra la epidemia, y trató a todos los pacientes utilizando todos los medios disponibles y de acuerdo con la condición específica de cada uno de ellos. En este sentido, se empleó tanto la medicina tradicional china como la occidental, aprovechando las ventajas de cada una. Los directores de ambas medicinas visitaron juntos las habitaciones de los pacientes y los resultados demostraron que más de diez casos graves fueron controlados con éxito, lo que es otra evidencia de la superioridad de la combinación de estas dos medicinas.

En la formulación de la prescripción, se llevó a cabo una consulta conjunta entre la medicina tradicional china y la occidental. Es importante prestar atención a la complementariedad de las ventajas de ambas medicinas. Para pacientes graves y peligrosos, el apoyo respiratorio y circulatorio de la medicina occidental es muy importante y es un medio importante para salvar sus vidas. En estos casos, la medicina occidental es la principal, y la medicina tradicional china actúa como un complemento, pero sigue siendo indispensable. Por ejemplo, si algunos pacientes están utilizando ventilador y su saturación de oxígeno en sangre es baja y fluctúa en torno al 85%, agregar medicina tradicional china, como la decocción de dushen, la inyección de shengmai, la inyección de shenmai, etc., después de dos o tres días puede estabilizar la condición del paciente.

En algunos pacientes con inflamación pulmonar que no han sido bien controlados con antibióticos y hormonas, la administración de Jenin, tanreqing (inyección) y otros venenos pirolíticos, junto con la medicina occidental, puede controlar la inflamación. Además, en casos de tormentas de factores inflamatorios, donde el uso excesivo de hormonas puede causar efectos secundarios graves, la inyección de xuebijing puede inhibir la tormenta inflamatoria con resultados obvios. También hay situaciones de confrontación hombre-máquina, disnea y trastornos mentales, en las que la combinación de la medicina tradicional china y occidental puede obtener buenos resultados.

¿Pregunta 4: ¿Cuál es el principio de la medicina tradicional china para enfrentar la nueva neumonía coronal? ¿Cómo es posible que la medicina tradicional china haya desarrollado una prescripción para hacer frente a un virus tan nuevo en un corto período de tiempo?

Respuesta: Cuando la medicina tradicional china y occidental se enfrentan a enfermedades causadas por virus desconocidos, la perspectiva y la atención son diferentes. La medicina occidental presta más atención al virus en sí, por ejemplo, para descifrar la estructura genética del virus, aclarar la forma de invadir el cuerpo humano, qué receptores pueden unirse al cuerpo humano, qué manifestaciones patológicas pueden causar, etc., lo cual requiere un estudio más largo. La medicina tradicional china presta atención a los síntomas y signos del cuerpo después de que el virus invade el cuerpo humano, y analiza las características del síndrome de la enfermedad de acuerdo con esto, y luego trata la diferenciación del síndrome. En el plazo de una semana, se elaboró un cuestionario sobre el síndrome de los pacientes con neumonía por coronavirus y se desarrolló una aplicación móvil. Se llevó a cabo una investigación sobre el síndrome en más de 20 hospitales de 4 provincias y se transmitió información a la plataforma trasera para el procesamiento de datos y el análisis de datos. La nueva neumonía coronal pertenece a la enfermedad de la medicina tradicional china, y la dirección del tratamiento también está clara. Esta es la ventaja de la medicina tradicional china: el tratamiento de la diferenciación del síndrome, de acuerdo con el síndrome para regular el malestar. Desde el punto de vista de la medicina moderna, el mecanismo de la medicina tradicional china consiste en regular la función inmune del cuerpo humano, inhibir la reacción inflamatoria excesiva, mejorar la capacidad inmune del cuerpo, movilizar la capacidad del cuerpo para resistir el virus y reparar la función de los órganos. Sobre la base del tratamiento, también realizamos investigaciones clínicas y obtuvimos una serie de pruebas que demuestran que la medicina tradicional china puede aliviar los síntomas clínicos, mejorar la función inmune del cuerpo humano, inhibir la tormenta inflamatoria y controlar la gravedad de la enfermedad. Un estudio más profundo del mecanismo también encontró que algunos componentes de la medicina tradicional china tienen un efecto inhibitorio sobre el nuevo coronavirus, y más componentes tienen un efecto inhibitorio sobre las cuatro proteínas clave en el proceso de invasión del nuevo coronavirus. Los resultados mostraron que la medicina tradicional china no estaba dirigida principalmente al virus, sino que también desempeñaba un papel en la inhibición y el control del virus, y podía regular la liberación de mediadores inflamatorios, aliviar la reacción inflamatoria a las tormentas y proteger los órganos dañados.

¿Pregunta 5: ¿Ha mutado el virus actual? ¿Es el mismo virus que infectó a los humanos anteriormente?

Respuesta: Según lo que sabemos, el nuevo coronavirus ha mutado en más de 100 sitios en todo el mundo. Especialmente la mutación D614G, que ha aumentado gradualmente en proporción, ha llevado a un aumento en la infectividad del virus, pero no en su virulencia. Afortunadamente, ninguna de las variantes virales es una mutación importante que afecte la eficacia de las vacunas en estudio, por lo que estas siguen siendo efectivas y pueden desempeñar un papel protector.

¿Pregunta 6: ¿En qué aspectos puede la medicina tradicional china desempeñar un papel?

Respuesta: La medicina tradicional china puede desempeñar un papel en la prevención, el tratamiento y la rehabilitación. Para los pacientes leves y comunes, la medicina tradicional china puede ser suficiente por sí sola. Por ejemplo, en el Hospital Jiangxia, que utiliza medicina tradicional china, se tratan pacientes leves y comunes, y no se han registrado casos de cambio a enfermedad grave. Para los pacientes graves y críticos, la combinación de medicina tradicional china y occidental, especialmente en pacientes que necesitan soporte respiratorio y circulatorio, puede mejorar la inmunidad y suprimir la tormenta inflamatoria, lo que puede reducir la tasa de mortalidad.

Después de que el ácido nucleico de los pacientes con neumonía de Nueva Corona se volvió negativo, aunque se considera que no hay infectividad según el estándar de alta, el paciente no se cura completamente. Por ejemplo, la inflamación pulmonar no se absorbe completamente, puede haber fibrosis pulmonar, el trastorno de la función inmune no se corrige completamente, y los órganos dañados no se recuperan por completo. Además, algunos síntomas como astenia, sibilancias, insomnio, hiperhidrosis y mala alimentación pueden persistir. La medicina tradicional china tiene una buena solución para estos problemas y puede mejorarlos de manera efectiva.

¿Pregunta 7: ¿Qué significa cuando se dice que algunos pacientes con neumonía por COVID-19 presentan un síndrome de " Fu Yang"?

RespuestaEn la clínica, hemos observado que alrededor del 10% al 16% de los pacientes presentan la condición de "Fu Yang". El término "Fu Yang" se refiere a pacientes que no se habían recuperado completamente de una enfermedad previa antes de ser infectados con el nuevo virus Corona. En pacientes con infección por coronavirus, el líquido mucoso exudado de los pulmones, especialmente en pacientes graves, puede formar un producto patológico llamado supositorio de esputo, que se deposita en los bronquios medios. Este esputo está cubierto con el nuevo virus Corona. Después del tratamiento, los síntomas desaparecen y el hisopo faríngeo es negativo. En este momento, el tracto respiratorio superior no detecta el virus, pero en el tracto respiratorio inferior, especialmente en pacientes graves, el esputo es empujado hacia los bronquios pequeños formando supositorios de esputo que son difíciles de eliminar a través de un alto flujo de oxígeno. Después de un período de tratamiento, los pacientes se recuperan lentamente, el esputo se mueve gradualmente desde los bronquios hasta los bronquios y luego a la tráquea, saliendo del tracto respiratorio superior. El esputo se elimina y el virus se elimina, pero la prueba de ácido nucleico puede ser positiva debido a la presencia de virus muertos o fragmentos que generalmente no son infecciosos. En Wuhan, no hemos encontrado casos de transmisión de "Fu Yang" a otros pacientes. Los pacientes con "Fu Yang" se recuperan más rápidamente durante el tratamiento y después de unos días de tratamiento, los síntomas pueden cambiar de "Fu Yang" a Yin. Hemos encontrado pocos casos de "Fu Yang", por lo que decir que los pacientes con "Fu Yang" son infecciosos es poco común. Estos pacientes tienen una carga viral baja y son más fáciles de recuperar.

Además del "Fu Yang", también hemos observado otro fenómeno: después del tratamiento, los pacientes pueden presentar una prueba de ácido nucleico positiva a pesar de que los síntomas han desaparecido. La mayoría de estos pacientes, alrededor del 18%, han dado positivo en múltiples pruebas. A este fenómeno lo llamamos "Chang Yang". Para los pacientes con "Chang Yang", realizamos el cultivo del virus y descubrimos que el virus presente en estos pacientes son "virus muertos" o fragmentos del virus que no son infecciosos. La descarga del virus es lenta debido a razones físicas o personales y otras razones especiales.

¿Pregunta 8: ¿Las secuelas de la neumonía por coronavirus son graves? ¿Cuáles son sus síntomas?

Respuesta: Originalmente pensábamos que las secuelas de la neumonía causada por el nuevo coronavirus se presentaban principalmente en pacientes graves, pero después de observar los tratamientos de rehabilitación, encontramos que aunque la mayoría de los pacientes no presentan secuelas, la mayoría de los pacientes que las presentan se recuperan pronto. Las secuelas de los pacientes con neumonía por coronavirus presentan las siguientes características: no tienen correlación positiva con la gravedad de la enfermedad, ya que tanto los pacientes leves como los pacientes comunes también pueden presentar secuelas. En cuanto a las manifestaciones clínicas, las secuelas pueden incluir trauma psicológico y lesiones corporales, como neumonía y fibrosis, fatiga, sudoración excesiva, falta de aire, disfunción inmunológica, y daño cardíaco, pulmonar y renal, mientras que las lesiones psicológicas se manifiestan principalmente como insomnio, ansiedad y depresión. Para el tratamiento de las secuelas, es necesario intervenir temprano, ya que el efecto del tratamiento es mejor cuanto antes se inicie. El tratamiento de rehabilitación integral es más efectivo, utilizando medidas integrales como la medicina occidental, la decocción de la medicina tradicional china, la medicina china patentada, el entrenamiento respiratorio, la terapia física, la moxibustión, la aplicación, el Taijiquan, el brocado de ocho segmentos, entre otras.

¿Pregunta 9: ¿Se ha encontrado la fuente del nuevo coronavirus?

Respuesta: Wuhan fue el primer brote, pero el primer brote no necesariamente es la fuente del virus, ya que son dos conceptos diferentes. Se ha reportado que España detectó un nuevo coronavirus en las aguas residuales subterráneas en marzo de 2019; Italia también encontró un nuevo coronavirus en las aguas residuales en diciembre de 2019; El director del CDC de Estados Unidos ha admitido que algunos de los brotes de gripe estacional en septiembre de 2019 fueron causados por nuevas infecciones por coronavirus. A partir de estos aspectos, es probable que el nuevo coronavirus haya existido en todo el mundo durante mucho tiempo, pero oculto, latente, sin brotes, y que en el momento adecuado surgieron muchos brotes. Esta opinión ha sido ampliamente aceptada.

¿Pregunta 10: ¿La medicina tradicional china está luchando contra esta situación epidémica mediante la construcción de hospitales modulares de rápida instalación? ¿Se originó esta iniciativa del gobierno chino o es una medida temporal?

Respuesta: De la experiencia. En 2003, durante el brote de "SARS", yo era el Comandante en Jefe encargado de la lucha contra la epidemia en Tianjin. Sin embargo, en ese momento no permití el tratamiento temprano de la medicina tradicional china y solo enviamos un equipo para participar en el tratamiento de la medicina occidental. Más tarde, el Director de un hospital occidental se me acercó y me informó que un pariente suyo estaba gravemente enfermo. Habían utilizado todos los medios de la medicina occidental disponibles, pero no parecían funcionar. Me preguntó si podíamos probar el tratamiento de medicina tradicional china. Me pareció razonable y procedí a realizar la diferenciación del síndrome y receté un par de dosis de sopa de medicina tradicional china para el paciente. Tres o cuatro días después, el decano me informó que debía haber salvado su vida. El paciente que originalmente solo podía respirar varias veces en un minuto y hablar intermitentemente, ahora podía realizar una llamada telefónica continua de 15 minutos y tenía apetito. Dije que sería mejor informar a los líderes de la ciudad esta noche en la reunión de la ciudad. Después de explicar la situación, el líder de la ciudad entendió y reconoció la eficacia de la medicina tradicional china. Sin embargo, otro médico occidental expresó su opinión, argumentando que solo un caso no era suficiente para demostrar la eficacia. En respuesta, sugeri que podríamos seleccionar a diez pacientes, algunos gravemente enfermos y otros menos graves, y evaluar el efecto de la medicina tradicional china durante una semana. Después de cinco días, el Comandante en Jefe de la medicina occidental reconoció la eficacia y admitió que la mayoría de los pacientes habían mejorado.

En ese momento, sugerí directamente que podríamos establecer una "zona roja" para la medicina tradicional china. El liderazgo apoyó esta idea y en dos días se organizó un equipo para entrar en el "Distrito rojo". Después de una semana, la zona fue controlada y se ganó el segundo "Distrito rojo". Trabajamos allí durante más de un mes y aprendimos muchas experiencias valiosas en el tratamiento de la medicina tradicional china. En junio de ese año, la epidemia se detuvo repentinamente y no hubo nuevos casos. Esta experiencia me hizo darme cuenta de que, en caso de una epidemia similar en el futuro, deberíamos considerar seriamente el uso de la medicina tradicional china y darle la importancia que se merece.

Por lo tanto, la medicina tradicional china no solo cuenta con una base histórica y teórica para el tratamiento de enfermedades epidémicas, sino que también tiene experiencia práctica en el tratamiento de epidemias

¿Pregunta 11: ¿Están relacionados este nuevo brote de neumonía coronaviral y los brotes a pequeña escala en Beijing, Qingdao y otros lugares con el mercado de mariscos? ¿Podría darnos alguna pista?

Respuesta: En retrospectiva, desde finales de 2019 hasta la fecha, ha habido seis brotes de neumonía por el nuevo coronavirus en China. El primer brote se originó en el mercado de mariscos del sur de China, lo que está estrechamente relacionado con la aparición inicial de la epidemia en Wuhan. El segundo brote más grande ocurrió en el noreste de China, presumiblemente como resultado de infecciones de entrada de trabajadores migrantes. El tercer brote, la epidemia de Beijing, se relacionó con el mercado de mariscos de Xinfadi, donde se detectó el nuevo virus de la Corona en la tabla de procesamiento de salmón y la bolsa de camarones. Luego, estalló una nueva cadena de transmisión en Xinjiang, en la "ruta terrestre" del comercio de importación y exportación de China occidental. Antes del brote en Dalian, la aduana local detectó ácido nucleico del nuevo coronavirus en tres muestras de embalaje exterior que contenían camarones blancos sudamericanos congelados producidos en Ecuador. La situación epidémica de la neumonía de la nueva corona en Qingdao se ha identificado actualmente como una epidemia agregada en el hospital causada por trabajadores infectados con el virus de la nueva corona. Además, el CDC chino ha aislado el virus de la nueva corona detectado en paquetes de abadejo refrigerado importados por los trabajadores. Se han registrado seis casos de brotes a gran escala de neumonía por el nuevo coronavirus en China, dos de los cuales ocurrieron en mercados de mariscos, otros tres en puertos y ciudades portuarias interiores, y la mayoría de ellos se relacionaron con el transporte de productos frescos en frío en la cadena de frío. Por lo tanto, además de la prevención de las personas, es necesario prestar atención a la prevención de objetos y artículos de la cadena de frío importados. Esta vulnerabilidad no puede ser ignorada, y es muy probable que aparezca el mismo peligro en el futuro. Por lo tanto, he presentado varias propuestas a las partes interesadas del Comité Central:

(1) Se debe fortalecer el control de la cuarentena y aumentar la densidad de muestreo de los embarques. Los embarques que den positivo en la prueba de virus deben ser rechazados y no se les permitirá descargar la carga. Los departamentos estatales relevantes establecerán un mecanismo de seguimiento para los alimentos congelados importados y suspenderán las importaciones de productos virales de países y regiones afectadas.

(2) Se deben realizar reformas en la salud ambiental del mercado mayorista de productos agrícolas y mariscos. Se debe separar de manera independiente la zona de alimentos congelados y establecer un mecanismo de trazabilidad para toda la cadena de suministro de alimentos congelados.

(3) Las unidades de importación deben realizar desinfección rutinaria de la superficie de los envases después de recibir las mercancías. Las empresas pertinentes deben cumplir estrictamente con las responsabilidades de prevención y control de epidemias y gestión de la salud de los empleados, y deben hacer un buen trabajo en la producción, procesamiento y venta de alimentos congelados, incluyendo la gestión ambiental y la desinfección de las instalaciones.

(4) Los trabajadores de los puertos, transporte de la cadena de frío, carga y descarga de alimentos deben seguir estrictamente las normas y requisitos correspondientes. Deben usar mascarillas, gorros y guantes al transportar, vender y procesar alimentos congelados importados, y desecharlos en cajas de tratamiento especiales después del procesamiento. Es necesario fortalecer la auto-vigilancia de la salud, y en caso de presentar síntomas como fiebre, tos o fatiga, deben abandonar su puesto de inmediato, buscar atención médica y notificar de su situación, ya que no se debe propagar la enfermedad en el lugar de trabajo.

(5) Los mariscos congelados, especialmente los importados, deben pasar por una rigurosa cuarentena antes de ser vendidos en el mercado nacional. El virus debe ser controlado con mayor eficacia en las aduanas, para garantizar que no haya problemas antes de que los mariscos entren en el mercado.

(6) El correo y los paquetes provenientes de zonas de alto riesgo en el extranjero también deben ser desinfectados en la superficie. Los artículos dentro del paquete deben ser colocados en un balcón durante unos días antes de ser procesados.

(7) Es importante fortalecer la propaganda y la educación de la población sobre la prevención de epidemias. Al comprar alimentos congelados, es recomendable evitar el contacto directo con las manos, almacenar los productos preferentemente en envases cerrados e independientes, y no comer mariscos crudos o fríos, sino cocinarlos adecuadamente antes de su consumo. Durante el procesamiento de alimentos, también se debe prestar atención a la separación entre alimentos crudos y maduros.

REFERENCIAS

[1] HE X, LAU E H Y, WU P, et al. Temporal dynamics in viral shedding and transmissibility of COVID-19[J]. Nat Med, 2020, 26(5): 672-675.

[2] ARONS M M, HATFIELD K M, REDDY S C, et al. Presymptomatic SARS-CoV-2 Infections and Transmission in a Skilled Nursing Facility[J]. N Engl J Med, 2020, 382(22): 2081-2090.

[3] LEE S, KIM T, LEE E, et al. Clinical course and molecular viral shedding among asymptomatic and symptomatic patients with SARS-CoV-2 infection in a community treatment center in the republic of Korea[J]. JAMA Intern Med, 2020, 180(11): 1-6.

[4] YANG C, JIANG M, WANG X, et al. Viral RNA level, serum antibody responses, and transmission risk in recovered COVID-19 patients with recurrent positive SARS-CoV-2 RNA test results: a population-based observational cohort study[J]. Emerg Microbes Infect, 2020, 9(1): 2368-2378.

[5] KLOMPAS M, BAKER M A, RHEE C. Airborne transmission of SARS-CoV-2: theoretical considerations and available evidence[J]. JAMA, 2020, 324(5): 441-442.

[6] KOTLYAR A M, GRECHUKHINA O, CHEN A, et al. Vertical transmission of coronavirus disease 2019: a systematic review and meta-analysis[J]. Am J Obstet Gynecol, 2021, 224(1): 35-53.

[7] The general office of the National Health Commission and the office of the State Administration of traditional Chinese medicine. Diagnosis and Treatment Protocol for COVID-19 (Trial Version 6) [EB/OL]. [2020-03-07]. http://www.nhc.-gov.cn/xcs/zhengcwj/202002/8334a8326dd94d329df351d7da8aefc2/files/b218c-feb1bc54639af227f922bf6b817.pdf.

[8] WORLD HEALTH ORGANISATION. WHO Director-General's opening remarks at the media briefing on COVID-19-11 March 2020[EB/OL]. [2020-03-11]. https://www.who.int/dg/speeches/detail/who-director-general-s-opening-remarks-at-the-media-briefing-on-covid-19-11-march-2020.

[9] China's action against the novel coronavirus pneumonia: white paper [EB/OL]. [2020-06-07]. http://www.scio.gov.cn/zfbps/32832/Document/1681801/1681801.htm.

[10] Beijing Municipal Commission of health. Beijing yesterday reported 3 novel corona-virus pneumonia confirmed cases, 1 cases were cured and discharged. [EB/OL]. [2020-07-01]. http://wjw.beijing.gov.cn/xwz-x_20031/wnxw/202007/t20200701_1935952.html.

[11] Beijing Municipal Commission of health. Relevant information of newly confirmed cases on June 25[EB/OL]. [2020-06-26]. http://wjw.beijing.gov.cn/xwz-x_20031/wnxw/202006/t20200626_1932775.html.

[12] SHEAHAN T P, SIMS A C, GRAHAM R L, et al. Broad-spectrum antiviral GS-

5734 inhibits both epidemic and zoonotic coronaviruses[J]. Sci Transl Med, 2017, 9: 396.

[13] The general office of the National Health Commission and the office of the State Administration of traditional Chinese medicine. Diagnosis and Treatment Protocol for COVID-19 (Trial Version 8) [EB/OL]. [2020-03-03]. http://www.gov.cn/zheng-ce/zhengceku/2020-03/04/5486705/files/ae61004f930d475987110d4cbf874a9.pdf.

[14] CERAOLO C, GIORGI F M. Genomic variance of the 2019-nCoV coronavirus[J]. J Med Virol, 2020, 92(5): 522-528.

[15] ZHOU P, YANG X L, WANG X G, et al. A pneumonia outbreak associated with a new coronavirus of probable bat origin[J]. Nature, 2020.

[16] CHEN K, SU B, YANG Y, et al. Advances in etiology and clinical characteristics of New Coronavirus pneumonia[J]. Med J Chin PAP, 2020, 31(3): 102-105.

[17] XU X, CHEN P, WANG J, et al. Evolution of the novel coronavirus from the ongoing Wuhan outbreak and modeling of its spike protein for risk of human transmission[J]. Sci China Life Sci, 2020, 63: 457-460.

[18] WRAPP D, WANG N, CORBETT K S, et al. Cryo-EM structure of the 2019-nCoV spike in the prefusion conformation[J]. Science, 2020, 367(6483): 1260-1263.

[19] WU F, ZHAO S, YU B, et al. A new coronavirus associated with human respiratory disease in China[J]. Nature, 2020, DOI:10.1038/s41586-020-2008-3.

[20] FORSTER P, FORSTER L, RENFREW C, et al. Phylogenetic network analysis of SARS-CoV-2 genomes[J]. Proceedings of the National Academy of Sciences, 2020.

[21] XIONG Z J, ZHANG Z, WANG Y Q, et al. New Coronavirus genome variation and diagnosis [J/OL]. Journal of Xi'an Jiao Tong University (Medical Science). 2020: 1-10. [2020-06-19]. http://kns.cnki.net/kcms/detail/61.1399.R.20200224.0933.008.html.

[22] STEIN R A. The 2019 Coronavirus: Learning Curves, Lessons, and the Weakest Link[J]. International Journal of Clinical Practice, 2020.

[23] LIU P P, BLET A, SMYTH D, et al. The Science Underlying COVID-19: Implications for the Cardiovascular System[J]. Circulation, 2020.

[24] CONNORS J M, LEVY J H. COVID-19 and its implications for thrombosis and anticoagulation[J]. Blood, 2020, 135(23): 2033-2040.

[25] VARGA Z, FLAMMER A J, STEIGER P, et al. Endothelial cell infection and endotheliitis in COVID-19[J]. Lancet, 2020, 395(10234): 1417-1418.

[26] MIN R, LIU J, DAI Z, et al. Progress in pathogenesis and clinical research of New Coronavirus pneumonia [J]. Chin J Nosocomiol, 2020, 30(8): 1136-1141.

[27] ZOU X, CHEN K, ZOU J W, et al. The single-cell RNA-seq data analysis on the receptor ACE2 expression reveals the potential risk of different human organs vulnerable to Wuhan 2019-nCoV infection[J]. Frontiers of Medicine. https://doi.org/10.1007/s11684-020-0754-0.

[28] ZHANG H, KANG Z J, GONG H Y, et al. The digestive system is a potential route of 2019-nCov infection: a bioinformatics analysis based on single-cell transcriptomes[J]. bioRxiv, 2020.

[29] CHEN N, ZHOU M, DONG X, et al. Epidemiological and clinical characteristics

of 99 cases of 2019 novel coronavirus pneumonia in Wuhan, China: a descriptive study[J]. Lancet, 2020, 395(10223): 507-513.

[30] WANG D W, HU B, HU C, et al. Clinical Characteristics of 138 Hospitalized Patients With 2019 Novel Coronavirus Infected Pneumonia in Wuhan, China[J]. JAMA, 2020.

[31] XU Z, SHI L, WANG Y, et al. Pathological findings of COVID-19 associated with acute respiratory distress syndrome[J]. Lancet Respir Med, 2020.

[32] ZHANG Y F, ZHAO P F, SHEN T Y. Chinese medicine pathology research of New Coronavirus pneumonia [J/ OL]. Journal of Chinese medicine. 2020: 1-11 [2020-03-07]. http://kns.cnki.net/kcms/detail/41.1411.R.20200306.1110.004.html.

[33] ZHENG W K, ZHANG J H, YANG F W, et al. Comprehensive analysis of TCM diagnosis and treatment plan for New Coronavirus pneumonia [J]. Chinese medicine magazine, 2020, 61(4): 277-280.

[34] WANG F, ZHANG C. What to do next to control the 2019-nCoV epidemic?[J]. The Lancet, 2020, 395(10222): 391-393.

[35] ROTHE C. Transmission of 2019-nCoV Infection from an Asymptomatic Contact in Germany[J]. N Engl J Med, 2020.

[36] HOLSHUE M L, DEBOLT C, LINDQUIST S, et al. First Case of 2019 Novel Coronavirus in the United States[J]. N Engl J Med, 2020, 382(10): 929-936.

[37] CHEN H J, GUO J J, WANG C, et al. Clinical characteristics and intrauterine vertical transmission potential of COVID-19 infection in nine pregnant women: a retrospective review of medical records[J]. The Lancet, 2020.

[38] VAN DOREMALEN N, BUSHMAKER T, MORRIS D H, et al. Aerosol and Surface Stability of SARS-CoV-2 as Compared with SARS-CoV-1[J]. N Engl J Med, 2020, 382(16): 1564-1567.

[39] COVID-19 incubation could be as long as 27 days. [EB/OL].[2020-06-30].https://www.nst.com.my/world/world/2020/02/567972/covid-19-incubation-could-belong-27-days.

[40] HEYMANN D L, SHINDO N. WHO Scientific and Technical Advisory Group for Infectious Hazards. COVID-19: what is next for public health?[J]. Lancet, 2020, 395(10224): 542-545.

[41] Position Statement from the National Centre for Infectious Diseases and the Chapter of Infectious Disease Physicians[J/OL]. Academy of Medicine Singapore (2020-05-23)[2020-06-30].   https://www.ams.edu.sg/view-pdf.aspx?file=media%5C5556_fi_331.pdf&ofile=Period+of+Infectivity+Position+Statement+(final)+23-5-20+(logos).pdf.

[42] WU Z, MCGOOGAN J M. Characteristics of and Important Lessons From the Coronavirus Disease 2019 (COVID-19) Outbreak in China: Summary of a Report of 72 314 Cases From the Chinese Center for Disease Control and Prevention[J]. JAMA, 2020.

[43] Report of the WHO-China Joint Mission on Coronavirus Disease 2019 (COVID-19) [R/OL].(2020-02-24)[2020-06-30]. https://www.who.int/docs/default-source/coronaviruse/who-china-joint-mission-on-covid-19-final-report-1100hr-28feb2020-11mar-update.pdf?sfvrsn=1a13fda0_2&download=true.

[44] WORLD HEALTH ORGANISATION. Coronavirus disease (COVID-2019) situation reports: situation report-162 [R/OL]. (2020-02-23)[2020-06-30]. https://www.who.int/docs/default-source/coronaviruse/20200630-covid-19-sitrep-162.pdf?sfvrsn=e00a5466_2.

[45] LI L M. The latest understanding of epidemiology of New Coronavirus pneumonia [J]. Chinese Journal of epidemiology, 2020, 41(2): 139-144.

[46] Xinhuanet. The results of Wuhan nucleic acid "Census" were released, and the four focus questions were answered [EB/OL]. [2020-06-03]. http://www.xinhuanet.com/health/2020/06/03/c_1126066939. htm.

[47] WILDER-SMITH A, CHIEW C J, LEE V J. Can we contain the COVID-19 outbreak with the same measures as for SARS?[J]. Lancet Infect Dis, 2020: 20.

[48] WORLD HEALTH ORGANISATION. Global Health Security. Consensus document on the epidemiology of severe acute respiratory syndrome (SARS) [R/OL]. (2003-11-24)[2020-06-30].WHO/CDS/CSR/GAR/2003.11. https://www.who.int/csr/sars/en/WHOconsensus.pdf?ua=1.

[49] YANG Y, LIU M. Epidemiological and clinical features of the 2019 novel coronavirus outbreak in China[J]. medRxiv, 2020.

[50] GUAN W, HU Y. Clinical characteristics of 2019 novel coronavirus infection in China-med[J/OL].Rxiv preprint , 2020. [2020-02-09]doi:http://dx.DOI.org/10.1101/2020.02.06.20020974.

[51] Respiratory disease professional committee of Shanghai Society of integrated traditional Chinese and Western Medicine. Suggestions on Integrated TCM and Western medicine for some hot issues of New Coronavirus pneumonia [J/OL]. Shanghai Journal of traditional Chinese Medicine, 2020:1-4[2020-02-24].https://doi.org/10.16305/j.1007-1334.2020.04.001.

[52] National Health Commission of the People's Republic of China. National Health Commission Press Conference[Z]. Beijing, 2020-02-04.

[53] LU R, ZHAO X, LI J, et al. Genomic characterisation and epidemiology of 2019 novel coronavirus: implications for virus origins and receptor binding[J]. The Lancet, 2020, 395(10224): 565-574.

[54] LIU Q, WANG R S, QU G Q, et al. Gross observation report of systematic anatomy of dead bodies of New Coronavirus pneumonia [J]. Journal of forensic medicine, 2020, 36(1): 21-23.

[55] LUO W, YU H, GOU J, et al. Clinical Pathology of Critical Patient with Novel Coronavirus Pneumonia (COVID-19) [J]. Preprints, 2020.

[56] BIAN X W. The COVID-19 Pathology Team. Autopsy of COVID-19 victims in China[J/OL]. National Science Review, nwaa1232020[2020-06-06]. https://doi.org/10.1093/nsr/nwaa123.

[57] LU M M, YUAN F. Advances in imaging features of 2019 New Coronavirus pneumonia (COVID-2019) [J]. Armed police medicine, 2020, 31 (3): 265-268.

[58] RAN Q S, XIONG Y, ZHANG X, et al. 2019 differential diagnosis of New Coronavirus pneumonia: from screening to accuracy diagnosis [J/OL]. Laboratory medicine and clinic, 2020:1-11[2020-06-30].http://kns.cnki.net/kcms/detail/50.1167.r.20200420.1325.002.html.

[59] CHEN Z M, FU J F, SHU Q, et al. Guidelines for diagnosis and treatment of children's 2019 coronavirus disease (COVID-19) (Second Edition) [J]. Journal of Zhejiang University (Medical Edition), 2020, 49 (2): 139-146.

[60] HE C, JIANG H, XIE Y, Et al. Laboratory test path for diagnosis and treatment of New Coronavirus pneumonia [J]. China Journal of respiratory and critical care, 2020, 19 (2): 125-127.

[61] KUANG H H, YU M, YU S, et al. New Coronavirus laboratory nucleic acid detection method and practice [J]. Chinese Journal of nosocomial infection, 2020, 30 (6): 830-833.

[62] QIU F, WANG H J, ZHANG Z K, et al. Laboratory testing technology of New Coronavirus SARS-CoV-2 [J]. Journal of Southern Medical University, 2020, 40 (2): 164-167.

[63] LI Q, GUAN X, WU P, et al. Early Transmission Dynamics in Wuhan, China, of Novel Coronavirus-Infected Pneumonia[J]. N Engl J Med, 2020, 382(13): 1199-1207.

[64] WORLD HEALTH ORGANIZATION. Laboratory testing for 2019 novel coronavirus (2019-nCoV) in suspected human cases[J]. 2020.

[65] ZHONG H Y, ZHAO Z Z, SONG X B, et al. New Coronavirus nucleic acid clinical testing essentials and experience [J]. International Journal of laboratory medicine, 2020, 41 (5): 523-526.

[66] WANG D, DONG L, QING S, et al. Misunderstanding in New Coronavirus nucleic acid detection [J]. Chinese Journal of nosocomial infection, 2020, 30 (8): 1167-1170.

[67] LU Y, JU J, LI D H. Combination of nucleic acid and serological indexes, joint inspection of multiple types of samples to improve the quality of new drugs detection rate of coronavirus [J]. Laboratory medicine and clinic, 2020, 17 (9): 1161-1163.

[68] ZHENG P M, CUI F C, ZHANG F M, et al. Different detection methods for New Coronavirus IgM and IgG antibodies evaluation of clinical application in New Coronavirus infection [J]. Laboratory medicine, 2020, 35 (4): 291-294.

[69] NING Y T, HOU X, LU Y Y, et al. Application of New Coronavirus serum specific antibody detection technology discussion [J / OL]. Union Medical Journal, 2020:1-9 [2020-06-30]. http://kns.cnki.net/kcms/detail/11.5882.R.20200305.1652.002.html.

[70] WU J, WANG J J. Application status and results of New Coronavirus laboratory examination method interpretation [J/OL]. Journal of medical postgraduates, 2020:1-5 [2020-06-30] http://kns.cnki.net/kcms/detail/32.1574.r.20200408.1119.002.html.

[71] FENG Y, YUAN L F, ZHENG C X, et al. CT and nucleic acid detection in New Coronavirus pneumonia diagnosis application of [J/OL]. Guangdong medicine, 2020 [2020-02-28] https://doi. org/10.13820/j.cnki.gdyx.20200302.

[72] ZHAO Y, WU W S, HE H Y, et al. Confirmed cases of New Coronavirus pneumonia in Tianjin were cured after discharge. Analysis of nucleic acid positive transformation [J]. Journal of the Third Military Medical University, 2020, 42 (9): 879-882.

[73] LI Q, ZHANG H, DENG S Y, et al. Comparative study on lymphocyte subsets and

morphological characteristics of convalescent and negative patients with COVID-19 virus nucleic acid detection [J/OL]. Chongqing medicine: 1-6 [2020-06-30]. Http://kns.cnki.net/kcms/detail/50.1097.R.20200402.1901.010.html.

[74] AI X Y, FU X X, LIN L P, et al. 30 cases of New Coronavirus nucleic acid complicated with Yang returning to hospital case characteristics [J/OL]. Chinese Journal of infection control, 2020:1-6 [2020-06-30] http://kns.cnki.net/kcms/detail/43.1390.R.20200615.0817.002.html.

[75] KUCIRKA L M, LAUER S A, LAEYENDECKER O, et al. Variation in False-Negative Rate of Reverse Transcriptase Polymerase Chain Reaction-Based SARS-CoV-2 Tests by Time Since Exposure [J]. Ann Intern Med, 2020: 1495.

[76] National Health Commission. New Coronavirus series of questions and answers for asymptomatic infections in New Coronavirus [J]. Health China observation, 2020, 5: 95-96.

[77] MICHAEL D. COVID-19: identifying and isolating asymptomatic people helped eliminate virus in Italian village[J]. BMJ, 2020L 368.

[78] MIZUMOTO K J, KAGAYA K, ZAREBSKI A, et al. Estimating the asymptomatic proportion of coronavirus disease 2019 (COVID-19) cases on board the Diamond Princess cruise ship, Yokohama, Japan, 2020[J]. Euro Surveill, 2020, 25: 10.

[79] The State Council should deal with the joint prevention and control mechanism of New Coronavirus infection pneumonia. The State Council should respond to the New Coronavirus infection pneumonia prevention and control mechanism, the notice on Issuing the management regulations for asymptomatic infections in COVID-19 (National inventions electricity 〔2020〕 13) [EB/OL]. [2020-04-06]. http://www.gov.cn/zhengce/content/2020-04/08/content_5500371.htm.

[80] DENG W, GUANG T W, YANG M, et al. Positive results for patients with COVID-19 discharged form hospital in Chongqing, China[J]. BMC Infect Dis, 2020, 20(1): 429.

[81] ORAN D P, TOPOL E J. Prevalence of asymptomatic SARS-CoV-2 infection: a narrative review[J]. Ann Intern Med, 2020, 173(5): 362-367.

[82] MEI Q, LI J, DU R, et al. Assessment of patients who tested positive for COVID-19 after recovery[J]. Lancet Infect Dis, 2020, 20(9): 1004-1005.

[83] DE VRIEZE J. Reinfections, still rare, provide clues on immunity[J]. Science, 2020, 370(6519): 895-897.

[84] China Association of non public medical institutions. Notice of recommending novel coronavirus pneumonia for assisting new crown pneumonia [EB/OL].[2020-2-15].http://www.cnmia.org/NoticeDetail_69B3504FE9124BF3AA2C4FBA0E3-F8234.html.

[85] NI Z, QIN H, LI J, et al. New Coronavirus pneumonia patients use nasal high volume oxygen therapy for management home consensus [J/OL]. Chinese Journal of respiratory and critical care, 2020[2020-02-26]. http://kns.cnki. net/kcms/detail/51.1631.r.20-200218.1536.002. html.

[86] ZHENG R Q, HU M, LI X Y, et al. Expert on respiratory tract therapy for severe New Coronavirus pneumonia, [J/OL]. Chinese Journal of critical care medicine, 2020[2020-02-09]. http://rs.yiigle.com/yufabiao/1180124.html.

[87] ZHU Y G, DENG Z W, LIU L H, et al. Novel coronavirus pneumonia treatment protocol [J]. Central south pharmacy, 2020, 18 (3): 345-358.

[88] National Health Commission. Plasma treatment for novel coronavirus pneumonia rehabilitation (trial version second) [EB/OL]. [2020-03-04].http://www.nhc.gov.cn/yzygj/s7658/202003/61d608a7e8bf49fca418a6074c2bf5a2.shtml.

[89] YU X H, LI M, LONG Y Q, et al. The rationality of New Coronavirus in the treatment of Human Immunoglobulin pneumonia use and pharmaceutical care [J]. China pharmaceutical industry, 2020, 29 (8): 41-45.

[90] ZHANG J H, ZHU L Q, LIU Z Y, et al. Clinical pharmacology guideline of New Coronavirus in the treatment of New Coronavirus [J]. China Journal of hospital pharmacy, 2020, 40 (10): 1077-1080.

[91] National Health Commission. Guidelines for clinical application of respiratory support therapy and extracorporeal membrane oxygenation in critically ill patients with New Coronavirus pneumonia (Trial Implementation) [EB/OL]. [2020-7-16]. http://www.nhc.gov.cn/yzygj/s7653p/202007/1616bc3af09340c2b9be8550abd471c0.shtml.

[92] ZHANG J H, ZHU L Q, LIU Z Y, et al. Clinical pharmacology guideline of New Coronavirus in the treatment of New Coronavirus, China Journal of hospital pharmacy, 2020:1-5[2020-03-26]. http://kns.cnki.net/kcms/detail/42.1204.R.20200316.1247.002.html.

[93] novel coronavirus pneumonia treatment protocol drug information compilation (Second Edition) [J/OL]. Central south pharmacy, 2020:1-31[2020-06-30]. http://kns.cnki.net/kcms/deta-il/43.1408.R.20200423.0902.002.html.

[94] national health and Health Committee. Diagnosis and treatment plan for severe and severe cases of New Coronavirus pneumonia (Trial second Edition) [EB / OL]. [2020-2-14] http://www.nhc.gov.cn/yzygj/s7653p/202004/c083f2b0e7eb4036a59-be419374ea89a.shtml.

[95] National nephrology medical quality management and control center. Expert advice on CRRT application in New Coronavirus pneumonia treatment [EB/OL]. [2020-02-06].

[96] Wuhan Tongji Hospital New Coronavirus pneumonia treatment cooperation group. Severe New Coronavirus infection pneumonia diagnosis and treatment and management consensus [J]. Internal medicine emergency and critical care journal, 2020, 26 (1): 1-5.

[97] National Center for infectious diseases clinical research, State Key Laboratory of infectious diseases diagnosis and treatment. Expert consensus on treatment of severe and severe New Coronavirus pneumonia by artificial liver blood purification system [J]. Chinese Journal of clinical infectious diseases, 2020, 13 (1): 1-3.

[98] Chinese Pharmaceutical Association. Coronavirus sars-cov-2 infection: expert consensus on hospital pharmaceutical work guidance and prevention and control strategy (version 2) [EB/OL]. [2020-02-12] http://www.cpa.org.cn/index.php?do=info&cid=75175.

[99] ZHENG W K, ZHANG J H, YANG F W, et al. Treatment of respiratory diseases

of New Coronavirus infection from [J]. Journal of traditional Chinese Medicine, 2020:1-5.

[100] YU C, LI X C, WANG L, et al. Retrospective analysis of 608 cases of New Coronavirus pneumonia in outpatient and emergency department [J]. Journal of traditional Chinese Medicine, 2020:1-3.

[101] ZHANG B L. TCM has played an important role in the prevention and treatment of COVID-19 [N]. Learning times, 2020-03-18.

[102] YANG Q, SUN Q G, JIANG B, et al. Retrospective clinical study on Integrated Traditional Chinese and Western medicine in treating severe New Coronavirus pneumonia [J]. Chinese herbal medicine, 2020, 51 (8): 2050-2054.

[103] LIU Q Q, XIA W G, AN C Q, et al. Thoughts on the role of integrated traditional Chinese and Western medicine in the treatment of New Coronavirus pneumonia [J]. Journal of Chinese medicine, 2020, 61 (6): 463-464.

[104] ZHAO D, WU Y, WANG M H, et al. The treatment of New Coronavirus pneumonia with gastrointestinal tract as the first symptom [J]. The world science and technology: modernization of traditional Chinese medicine, 2020:1-4.

[105] DU H T, WANG P, MA Q Y, et al. The effective ingredients and mechanisms of New Coronavirus in the process of inhibiting New Coronavirus replication [J]. The world science and technology: modernization of traditional Chinese medicine, 2020:1-7.

[106] LIU Z L, LI X H, GOU C Y, et al. Effect of Jinhua Qinggan granules on novel coronavirus pneumonia in patients[J]. Journal of traditional Chinese medicine, 2020, 40: 3.

[107] Duan C, Xia W G, Zheng C J, et al. Jinhua Qinggan Granule for treating New Coronavirus infection pneumonia [J]. Journal of traditional Chinese medicine, 2020:1-5.

[108] QI G D, QI W, JIANG Q, et al., Systematic review of Lianhua Qingwen combined with western medicine on the efficacy of general treatment of COVID-19 [J]. Chinese medicine clinical journal, 2020:1-9.

[109] CHEN L L, GE G B, RONG Y, et al. Application and research progress of Chinese medicine in prevention and treatment of COVID-19 [J]. Journal of Shanghai University of Traditional Chinese Medicine, 2020, 34 (3): 1-8.

[110] ZHANG L J, FAN H, CHEN R, et al. Rational application of Qingfei Paidu decoction from clinical practice [J]. Journal of traditional Chinese medicine, 2020:1-5.

[111] WANG Y, LI X, ZHANG J H, et al. The mechanism of Xuan Fei Du Tang based on network pharmacology in the treatment of COVID-19 [J]. China Journal of Chinese medicine, 2020, 45 (10): 2249-2256.

[112] PAN F. TCM is deeply involved in the whole process of diagnosis and treatment of COVID-19: an interview with Professor Zhang Boli, member of the Chinese Academy of engineering and member of the central steering group [J]. Chinese medicine guide, 2020, 17 (12): 1-3.

[113] WANG H, SONG H X, WANG D F, et al. Exploring the molecular mechanism

of Xuanfei Baidu recipe in the treatment of COVID-19 based on network pharmacology and molecular docking [J]. Journal of Hainan Medical College, 2020:1-13.

[114] TENG J, JIANG Y N, CHAI X L, et al. Progress in the treatment of COVID-19 with integrated traditional Chinese and Western medicine [J]. Journal of Chinese medicine, 2020, 35 (4): 720-725.

[115] BA Y M, WANG L Q, LI W N, et al. A multicenter clinical study of "Fei Yan 1" hao in the treatment of 451 cases of COVID-19 [J]. World Chinese medicine, 2020:1-8.

[116] SHEN A M, ZHANG W, WU Z, et al. Qingfei Peidu decoction in the treatment of COVID-19: a theoretical analysis of traditional Chinese medicine [J]. Liaoning Journal of traditional Chinese medicine, 2020, 47 (3): 106-108.

[117] CHEN L, CHENG Z Q, LIU F, et al. Analysis of 131 cases of COVID-19 treated with Ganlu Xiaodu decoction [J]. China Journal of Chinese medicine, 2020, 45 (10): 2232-2238.

[118] XIA W G, AN C Q, ZHENG C J, et al. Clinical study on 34 cases of COVID-19 treated by Integrated Traditional Chinese and Western medicine [J]. Chinese medicine magazine, 2020, 61 (5): 375-382.

[119] XIA L, WU H, LIU P, et al. Efficacy of combined traditional Chinese and Western medicine in Treating 100 cases of COVID-19 and analysis of liver injury [J]. Shanghai Journal of traditional Chinese medicine, 2020:1-6.

[120] ZOU B L, LI M, FAN T B, et al. Experience of TCM in treating severe COVID-19 and suggestions for diagnosis and treatment [J]. Chinese medicine journal, 2020:1-5.

[121] SHI X M, TONG X L, SUN G J, et al. Guidance on acupuncture intervention for COVID-19 (Second Edition) [J]. China acupuncture, 2020, 40 (5): 462-463.

[122] JIANG P F, LI S N, LIU P, et al. Analysis of TCM Prevention and treatment of COVID-19 in various regions of the country [J]. Journal of Chinese medicine, 2020, 35 (4): 709-719.

[123] WANG J F, TU H, KONG W C, et al. Based on the etiology and pathogenesis, the treatment of COVID-19 in various provinces and municipalities by traditional Chinese medicine in prevention and treatment of [J]. Fujian Chinese medicine, 2020, 51 (2): 4-6.

[124] JIE J, GAO S, LI L, et al. Summary and analysis of TCM pathogenesis and differential diagnosis and treatment of COVID-19 [J]. Chinese medicine, Tianjin, 2020, 37 (5): 517-523.

[125] XIAN N X, ZHANG Z, LI N, et al. Based on the etiology and pathogenesis of COVID-19, we discuss critically ill patients from the heart to treat [J]. Chinese Journal of traditional Chinese medicine, 2020, 38 (4): 20-24.

[126] ZHOU L, LIU H G. Early identification and assessment of COVID-19 patients [J]. Chinese Journal of tuberculosis and respiratory medicine, 2020, 43:3.

[127] WU J J, XIA H Y, WANG X H. Cytokine storm and drug therapy for severe COVID-19 patients [J/OL]. Medical Herald, 2020:1-15[2020-07-01]. http://kns.cnki.net/kcms/detail/42.1293.R.20200610.1901.002.html.

[128] AZIZ M, FATIMA R, ASSALY R. Elevated interleukin-6 and severe COVID-19: A meta-analysis[J]. J Med Virol, 2020.

[129] HUANG C L, WANG Y M, LI X W, et al. Clinical features of patients infected with 2019 novel coronavirus in Wuhan, China[J]. The Lancet, 2020, 395(10223): 497-506.

[130] PEDERSEN SAVANNAH F, HO YA-CHI. SARS-CoV-2: a storm is raging[J]. J Clin Invest, 2020, 130: 2202-2205.

[131] XU Y M, LV D D, KE Y H, et al. Research progress of bleeding and coagulation dysfunction in COVID-19 [J / OL]. Journal of Zhejiang University (Medical Edition), 2020:1-10 [2020-07-01]http://kns.cnki.net/kcms/detail/33.1248.r.20200522.1121.010.html.

[132] Mei H, Hu Y. COVID-19 etiology, diagnosis and treatment strategy of coagulation disorders [J]. Chinese Journal of Hematology, 2020 (3): 185-191.

[133] WICHMANN D, SPERHAKE J P, LÜTGEHETMANN M, et al. Autopsy Findings and Venous Thromboembolism in Patients With COVID-19[J]. Ann Intern Med, 2020.

[134] HENRY BM, VIKSE J, BENOIT S, et al. Hyperinflammation and derangement of renin-angiotensin-aldosterone system in COVID-19: A novel hypothesis for clinically suspected hypercoagulopathy and microvascular immunothrombosis[J]. Clin Chim Acta, 2020, 507: 167-173.

[135] RALI A S, RANKA S, SHAH Z, et al. Mechanisms of Myocardial Injury in Coronavirus Disease 2019[J]. Card Fail Rev, 2020, 6: 15.

[136] GUO T, FAN Y, CHEN M, et al. Cardiovascular Implications of Fatal Outcomes of Patients With COVID-19 [J]. JAMA Cardiol, 2020.

[137] MO X, JIAN W, SU Z, et al. Abnormal pulmonary function in COVID-19 patients at time of hospital discharge[J]. Eur Respir J, 2020, 55(6): 2001217.

[138] ZHAN X, LIU B, TONG C H. Current situation and thinking of pulmonary fibrosis after New Coronavirus pneumonia pneumonia [J]. Chinese Journal of tuberculosis and respiratory medicine, 2020: 43.

[139] BARTON L M, DUVAL E J, STROBERG E, et al. COVID-19 Autopsies, Oklahoma, USA[J]. Am J Clin Pathol, 2020, 153(6): 725-733.

[140] MAO L, JIN H, WANG M, et al. Neurologic Manifestations of Hospitalized Patients With Coronavirus Disease 2019 in Wuhan, China[J]. JAMA Neurol, 2020, 77(6): 1-9.

[141] WANG L, SHEN Y, LI M, et al. Clinical manifestations and evidence of neurological involvement in 2019 novel coronavirus SARS-CoV-2: a systematic review and meta-analysis[J]. J Neurol, 2020: 1-13.

[142] CHAU T N, LEE K C, YAO H, et al. SARS-associated viral hepatitis caused by a novel coronavirus: report of three cases[J]. Hepatology, 2004, 39(2): 302-310.

[143] ALSAAD K O, HAJEER A H, AL BALWI M, et al. Histopathology of Middle East respiratory syndrome coronavirus (MERS-CoV) infection-clinicopathological and ultrastructural study[J]. Histopathology, 2018, 72(3): 516-524.

[144] ZHOU F, YU T, DU R, et al. Clinical course and risk factors for mortality of adult

inpatients with COVID-19 in Wuhan, China: a retrospective cohort study[J]. Lancet, 2020, 395(10229): 1054-1062.

[145] HUANG Y, ZHOU H, YANG R, et al. Clinical characteristics of 36 non-survivors with COVID-19 in Wuhan, China[J]. medRxiv, 2020.

[146] ZHANG B, ZHOU X, QIU Y, et al. Clinical characteristics of 82 death cases with COVID-19[J]. medRxiv, 2020.

[147] FAN Z, CHEN L, JUN L I, et al. Clinical features of COVID-19 related liver damage[J]. medRxiv, 2020.

[148] AGARWAL A, CHEN A, RAVINDRAN N, et al. Gastrointestinal and Liver Manifestations of COVID-19[J]. J Clin Exp Hepatol, 2020, 10(3): 263-265.

[149] FANELLI V, FIORENTINO M, CANTALUPPI V, et al. Acute kidney injury in SARS-CoV-2 infected patients[J]. Crit Care, 2020, 24(1): 155.

[150] GABARRE P, DUMAS G, DUPONT T, et al. Acute kidney injury in critically ill patients with COVID-19[J]. Intensive Care Med, 2020: 1-10.

[151] SELBY N M, FORNI L G, LAING C M, et al. COVID-19 and acute kidney injury in hospital: summary of NICE guidelines[J]. BMJ, 2020: 369.

[152] SU H, YANG M, WAN C, et al. Renal histopathological analysis of 26 post-mortem findings of patients with COVID-19 in China[J]. Kidney Int, 2020, 98(1): 219-227.

[153] PAN X W, XU D, ZHANG H, et al. Identification of a potential mechanism of acute kidney injury during the COVID-19 outbreak: a study based on single-cell transcriptome analysis[J]. Intensive Care Med, 2020, 46(6): 1114-1116.

[154] CHENG Y, LUO R, WANG K, et al. Kidney disease is associated with in-hospital death of patients with COVID-19[J]. Kidney Int, 2020, 97(5): 829-838.

[155] PEI G, ZHANG Z, PENG J, et al. Renal Involvement and Early Prognosis in Patients with COVID-19 Pneumonia[J]. J Am Soc Nephrol, 2020, 31(6): 1157-1165.

[156] MCCULLOUGH P A, OSTERMANN M, FORNI L G, et al. Serial Urinary Tissue Inhibitor of Metalloproteinase-2 and Insulin-Like Growth Factor-Binding Protein 7 and the Prognosis for Acute Kidney Injury over the Course of Critical Illness[J]. Cardiorenal Med, 2019, 9(6): 358-369.

[157] WANG Z, XU X. scRNA-seq Profiling of Human Testes Reveals the Presence of the ACE2 Receptor, A Target for SARS-CoV-2 Infection in Spermatogonia, Leydig and Sertoli Cells[J]. Cells, 2020, 9(4): 920.

[158] SONG C, WANG Y, LI W, et al. Absence of 2019 novel coronavirus in semen and testes of COVID-19 patients[J]. Biol Reprod, 2020, 103(1): 4-6.

[159] ROGERS J P, CHESNEY E, OLIVER D, et al. Psychiatric and neuropsychiatric presentations associated with severe coronavirus infections: a systematic review and meta-analysis with comparison to the COVID-19 pandemic[J]. Lancet Psychiatry, 2020, 7(7): 611-627.

[160] HUNTLEY B J F, HUNTLEY E S, DI MASCIO D, et al. Rates of Maternal and Perinatal Mortality and Vertical Transmission in Pregnancies Complicated by Severe Acute Respiratory Syndrome Coronavirus 2 (SARS-Co-V-2) Infection: A Systematic Review[J]. Obstet Gynecol, 2020: 10.

[161] MILLER J, CANTOR A, ZACHARIAH P, et al. Gastrointestinal symptoms as a major presentation component of a novel multisystem inflammatory syndrome in children (MIS-C) that is related to COVID-19: a single center experience of 44 cases[J]. Gastroenterology, 2020, 20: 34753.

[162] BELHADJER Z, MÉOT M BAJOLLE F, et al. Acute heart failure in multisystem inflammatory syndrome in children (MIS-C) in the context of global SARS-CoV-2 pandemic [J]. Circulation, 2020.

[163] NEW YORK STATE. Governor Cuomo announces state is helping to develop the national criteria for identifying and responding to COVID-related illness in children[EB/OL].(2020-05-0)[2020-06-30].   https://www.governor.ny.gov/news/governor-cuomo-announces-state-helping-develop-national-criteria-identifyingand-responding.

[164] BELOT A, ANTONA D, RENOLLEAU S, et al. SARS-CoV-2-related paediatric inflammatory multisystem syndrome, epidemiological study, France[J]. Euro Surveill, 2020, 25(22): 10.

[165] TOUBIANA J, POIRAULT C, CORSIA A, et al. Kawasaki-like multisystem inflammatory syndrome in children during the COVID-19 pandemic in Paris, France: prospective observational study[J]. BMJ, 2020: 369.

[166] WEI H M, LI Y F, YU J, et al. From the perspective of traditional Chinese medicine, we analyzed the sequela of New Coronavirus pneumonia to prevent and cure [J]. World Chinese medicine, 2020, 15 (2): 166-171.

[167] FAN Y S, XIE G Q. Discussion on prevention and treatment of New Coronavirus pneumonia from TCM epidemic diseases [J]. Journal of Zhejiang Chinese Medicine University, 2020, 44 (4): 313-315.

[168] The Zhejiang edition New Coronavirus Infection Prevention Handbook is coming. [EB/OL]. (2020-01-29) [2020-06-30].http://zjnews.china.com.cn/yuanchuan/2020-01-29/209434.html.

[169] Please circulate it! New Coronavirus pneumonia prevention guidelines [EB/OL]. (2020-01-29)[2020-06-30].   https://mp.weixin.qq.com/s?src=11×tamp=1599720525&ver=2575&signature=ClvKXSMtLS9-uAE8qXgvIICtCX-XEHTbpA8PCyogD67Zki-AWpLNv2Bm4LUhjeYwPp*TXovjfCJZrejDcgRn2eStv8G8B3nAxs9MqmPvuSs-J5J4E*kMbEWs1kZyMJLm6w&new=1.

[170] WANG Q, GU X H, LIU Q Q. Handbook of diagnosis and treatment of New Coronavirus pneumonia Chinese medicine [M]. Beijing: China traditional Chinese Medicine Press, 2020:27-29.

[171] Guizhou administration of traditional Chinese medicine. Notice on the issuance of the reference plan for the prevention and treatment of New Coronavirus pneumonia in Guizhou province (Second Edition) [EB/OL]. (2020-02-17)[2020-06-30].http://atcm.guizhou.gov.cn/zwgk/xxgkml/jcxxgk/zcwj_5130534/bmwj/202002/t20200220_50331794.html.

[172] ZHONG D L. COVID-19 prevention prescription [N]. Jiangxi daily, 2020-02-22.

[173] WEN J. Traditional Chinese medicine has achieved initial results in the treatment

of new pneumonia. The famous expert LV Wenliang has compiled a home prevention and maintenance manual [N]. Hubei Daily, 2020-01-30.

[174] DU W S. COVID-19 Chinese Medicine Prevention Manual [M]. Tianjin: Tianjin science and Technology Translation Publishing Co., Ltd., 2020.

[175] FANG B J, QI W S, HUANG Y. New Coronavirus infection pneumonia prevention and control manual of traditional Chinese medicine [M]. Beijing: People's Health Publishing House, 2020.

[176] SHI S F, LIU Q Q. from the "Jiangxia shelter TCM mode" to explore the value of Chinese medicine in the treatment of New Coronavirus pneumonia [J]. Jiangsu Chinese medicine, 2020, 52 (4): 11-14.

[177] Medical administration and hospital administration of National Health Commission, medical management service guidance center of National Health Commission. Working manual of square cabin hospital (Third Edition) [EB/OL]. (2020-02-22) [2020-07-01]. https://mp.weixin.qq.com/s/va9vs4HuP8wRQM5fALQcrg.

[178] WANG C J, LIN C. Anti AIDS drug darunavir [J]. World clinical drug, 2008 (3): 191-192.

[179] Guiding principles for clinical application of glucocorticoids [J]. Chinese Journal of Endocrinology and metabolism, 2012, 28 (2): 171-202.

[180] BLAISING J, POLYAK S J, PECHEUR E I. Arbidol as a broad-spectrum antiviral: an update[J]. Antiviral Res, 2014, 107: 84-94.

[181] ZHAO X, ZHOU X B, ZHONG W, et al. Antiviral drug: fabiravir [J]. Journal of clinical drug therapy, 2015, 13 (4): 16-20.

[182] AL-BARI M. Targeting endosomal acidification by chloroquine analogs as a promising strategy for the treatment of emerging viral diseases[J]. Pharmacol Res Perspect, 2017, 5(1): 293.

[183] SONG Y, YAO C, YAO Y, et al. XueBiJing Injection Versus Placebo for Critically Ill Patients With Severe Community-Acquired Pneumonia: A Randomized Controlled Trial[J]. Crit Care Med, 2019, 4(9): 735-743.

[184] XIE L H, WANG J Q, LIN X Y, et al. Xingnaojing injection protects New Coronavirus from damage to the nervous system by network analysis and mechanism prediction [J]. Chinese herbal medicine, 2020, 51 (12): 3211-3222.

[185] CHEN Y K, ZENG A, LUO Z H, et al. Preliminary study on active ingredients and potential mechanism of re Du Ning Injection in treating New Coronavirus pneumonia [J]. Journal of Guangdong Pharmaceutical University, 2020, 36 (3): 381-387.

[186] HUANG J W, AN L F, HAN X, et al. Based on network pharmacology study on the potential mechanism of Shu Feng Jiedu Capsule in preventing and treating New Coronavirus pneumonia [J]. Journal of Hainan Medical University, 2020, 26 (11): 814-819.

[187] LIU Y, LIU J B, PENG W. Based on network pharmacology to explore the mechanism of Huashi Baidu recipe in treating COVID-19 [J]. Journal of Hainan Medical University, 2020, 26 (11): 804-813.

[188] QIN Y L, SONG Y Y, ZHOU L, et al. Clinical efficacy of Reduning combined

with methylprednisolone in the treatment of severe COVID-19 [J]. China pharmaceutical, 2020, 29 (9): 19-22.

[189] YAN B H, JIANG Z W, ZENG J P, et al. Large sample prospective clinical study on the combined use of Huoxiang Zhengqi oral liquid and Jinhao Jiere granule on the preventive intervention of COVID-19 in community population [J]. Chinese Journal of traditional Chinese medicine, 2020:1-9.

[190] HAN Y Q, LIU Y C, WU Q, et al. The mechanism of Tanreqing capsule based on network pharmacology in the treatment of COVID-19 study [J]. Chinese herbal medicine, 2020, 51 (11): 2967-2976.

[191] SHEN F, FU Z Y, WU Y R, et al. Study on the potential molecular mechanism of active compounds in Jinhua Qinggan Granules Combined with SARS-CoV-2 specific target protein interfering with COVID-19 based on network pharmacology and high-throughput molecular docking [J]. World science and technology: modernization of traditional Chinese medicine, 2020:1-10.

[192] ZHANG C Y, ZHANG S, WANG W, et al. Clinical efficacy of Xuebijing injection in treating COVID-19 [J]. China Journal of hospital pharmacy, 2020: 1-5.

[193] LI K Y, AN W, XIA F, et al. A retrospective study on Qingfei Tongdu Decoction plus antiviral drugs for COVID-19 [J]. Chinese herbal medicine, 2020, 51 (8): 2046-2049.

[194] WANG L, YANG Z H, ZHANG H R, et al. Network pharmacology study on the treatment of 2019-nCoV pneumonia with Lianhua Qingwen, and preliminary identification of [J]. Chinese medicinal materials, 2020 (3): 772-778.

[195] LUO N Y. Huashi Baidu granule won the clinical trial approval of the State Food and Drug Administration [J]. Journal of traditional Chinese medicine management, 2020, 28 (6): 142.

[196] GONG P Y, GUO Y J, LI X P, et al. Based on network pharmacology and molecular docking technology, Jinhua Qinggan Granule [J]. Chinese herbal medicine, 2020, 51 (7): 1685-1693.

[197] WANG T, HAN L F, WANG Y F, et al. Research progress of Chinese patent medicine in the treatment of viral pneumonia [J]. Journal of traditional Chinese medicine, 2020, 45 (7): 1509-1514.

[198] SHEN F, FU Z Y, WU Y R, et al. Based on network pharmacology and molecular docking technology, we studied the potential targets and mechanisms of Shu Feng Jiedu Capsule in treating COVID-19 [J]. Chinese medicine guide, 2020, 26 (5): 8-15.

[199] Guangdong provincial science and technology department and Guangdong provincial health and Health Committee. Expert consensus on New Coronavirus chloroquine treatment for COVID-19 [J]. Chinese Journal of tuberculosis and respiratory medicine, 2020, 3:185-186.

[200] CHENG D Z, WANG W J, LI Y, et al. Efficacy analysis of 51 cases of COVID-19 treated with Lianhua Qingwen, a multicenter retrospective study [J]. Chinese medicine, Tianjin, 2020, 37 (5): 509-516.

[201] XIAO Q, JIANG Y J, WU S S, et al. The value analysis of Chinese medicine Shufeng Jiedu capsule combined with the treatment of COVID-19 by using the same

medicine [J]. China emergency of Chinese medicine, 2020, 29 (5): 756-758.

[202] XU D Y, XU Y L, WANG Z W, et al. Based on network pharmacology study the mechanism of Qingfei detoxification Decoction in treating COVID-19 [J]. Chinese medicine pharmacology and clinic, 2020, 36 (1): 26-32.

[203] CAI N, LI Y J, ZHOU G R, et al. The theoretical basis and characteristics of andrographolide preparations against COVID-19 [J]. Chinese herbal medicine, 2020, 51 (5): 1159-1166.

[204] QU X K, HAO S L, MA J H, et al. A retrospective study on the treatment of COVID-19 with Shufeng Jiedu Capsule Combined with ibid [J]. Chinese herbal medicine, 2020, 51 (5): 1167-1170.

[205] DENG Y J, LIU B W, HE Z X, et al. Based on network pharmacology and molecular docking method to explore the active compounds of New Coronavirus in the prevention of COVID-19 [J]. Chinese herbal medicine, 2020, 51 (5): 1113-1122.

[206] HE Q H, LIU Y K, SUN X R, et al. Chinese medicine to COVID-19 Liang Jian: the State Administration of traditional Chinese Medicine issued "Qingfei detoxification soup" significance and role [J]. Chinese medicine magazine, 2020:1-4.

[207] LI C Y, ZHANG X Y, LIU S, et al. Evidence basis and research prospect of Xuebijing injection in treating COVID-19. Prospective [J]. World science and technology: modernization of Chinese medicine, 2020, 22 (2): 242-247.

[208] XUE B S, YAO K W, XUE Y X. "Qingfei Jiedu decoction" is effective in the treatment of COVID-19 in TCM theory analysis [J]. Chinese medicine magazine, 2020, 61 (6): 461-462.

[209] LV R B, WANG W J, LI X. Clinical observation on 63 cases of suspected COVID-19 treated with Lianhua Qingwen, Chinese medicine [J]. Journal of traditional Chinese medicine, 2020:1-5.

[210] CHEN J, LING Y, XI X H, et al. Efficacy of Lopinavir/ritonavir and avito in the treatment of COVID-19 [J]. Chinese Journal of infectious diseases, 2020, 2: 86-87.

[211] ZHOU Q, CHEN V, SHANNON C P, et al. Interferon-alpha2b Treatment for COVID-19[J]. Front Immunol, 2020, 11: 1061.

[212] TAKAHASHI T, UI-TEI K. Mutual Regulation of RNA Silencing and the IFN Response as an Antiviral Defense System in Mammalian Cells[J]. Int J Mol Sci, 2020, 21: 4.

[213] HU K, GUAN W J, BI Y, et al. Efficacy and safety of Lianhuaqingwen capsules, a repurposed Chinese herb, in patients with coronavirus disease 2019: A multicenter, prospective, randomized controlled trial[J]. Phytomedicine, 2020: 153242.

[214] HUNG I F, LUNG K C, TSO E Y, et al. Triple combination of interferon beta-1b, lopinavir-ritonavir, and ribavirin in the treatment of patients admitted to hospital with COVID-19: an open-label, randomized, phase 2 trial[J]. Lancet, 2020, 395 (10238): 1695-1704.

[215] TANG W, CAO Z, HAN M, et al. Hydroxychloroquine in patients with mainly mild to moderate coronavirus disease 2019: open label, randomised controlled trial[J]. BMJ, 2020, 369: 1849.

[216] DENG L, LI C, ZENG Q, et al. Arbidol combined with LPV/r versus LPV/r alone against Corona Virus Disease 2019: A retrospective cohort study[J]. J Infect, 2020,

81(1): 1-5.

[217] RUNFENG L, YUNLONG H, JICHENG H, et al. Lianhuaqingwen exerts antiviral and anti-inflammatory activity against SARS-CoV-2 [J]. Pharmacol Res, 2020, 156:104761.

[218] WANG M, CAO R, ZHANG L, et al. Remdesivir and chloroquine effectively inhibit the recently emerged 2019-nCoV in vitro[J]. Cell Res, 2020, 30(3): 269-271.

[219] DU Y X, CHEN X P. Favipiravir: Pharmacokinetics and Concerns About Clinical Trials for 2019-nCoV Infection[J]. Clin Pharmacol Ther, 2020.

[220] ZHU Z, LU Z, XU T, et al. Arbidol monotherapy is superior to lopinavir/ritonavir in treating COVID-19[J]. J Infect, 2020, 81(1): 21-23.

[221] HUANG M, TANG T, PANG P, et al. Treating COVID-19 with Chloroquine[J]. J Mol Cell Biol, 2020, 12(4): 322-325.

[222] CAO B, WANG Y, WEN D, et al. A Trial of Lopinavir-Ritonavir in Adults Hospitalized with Severe Covid-19[J]. N Engl J Med, 2020, 382(19): 1787-1799.

[223] YE X T, LUO Y L, XIA S C, et al. Clinical efficacy of lopinavir/ritonavir in the treatment of Coronavirus disease 2019[J]. Eur Rev Med Pharmacol Sci, 2020, 24(6): 3390-3396.

[224] LUO P, LIU Y, QIU L, et al. Tocilizumab treatment in COVID-19: A single center experience[J]. J Med Virol, 2020, 92(7): 814-818.

[225] SARMA P, KAUR H, KUMAR H, et al. Virological and clinical cure in COVID-19 patients treated with hydroxychloroquine: A systematic review and meta-analysis[J]. J Med Virol, 2020, 92(7): 776-785.

[226] CHOY K T, WONG A Y, KAEWPREEDEE P, et al. Remdesivir, lopinavir, emetine, and homoharringtonine inhibit SARS-CoV-2 replication in vitro[J]. Antiviral Res, 2020, 178: 104786.

[227] CAI Q, YANG M, LIU D, et al. Experimental Treatment with Favipiravir for COVID-19: An Open-Label Control Study[J]. Engineering (Beijing) , 2020.

[228] BORBA M, VAL F, SAMPAIO V S, et al. Effect of High vs Low Doses of Chloroquine Diphosphate as Adjunctive Therapy for Patients Hospitalized With Severe Acute Respiratory Syndrome Coronavirus 2 (SARS-CoV-2) Infection: A Randomized Clinical Trial[J]. JAMA Netw Open, 2020, 3(4): 208857.

[229] XU X, HAN M, LI T, et al. Effective treatment of severe COVID-19 patients with tocilizumab[J]. Proc Natl Acad Sci U S A, 2020, 117(20): 10970-10975.

[230] WU C, CHEN X, CAI Y, et al. Risk Factors Associated With Acute Respiratory Distress Syndrome and Death in Patients With Coronavirus Disease 2019 Pneumonia in Wuhan, China[J]. JAMA Intern Med, 2020.

[231] WANG Y, JIANG W, HE Q, et al. A retrospective cohort study of methylprednisolone therapy in severe patients with COVID-19 pneumonia[J]. Signal Transduct Target Ther, 2020, 5(1): 57.

[232] HUANG M, LI M, XIAO F, et al. Preliminary evidence from a multicenter prospective observational study of the safety and efficacy of chloroquine for the treatment of COVID-19[J]. National Science Review, 2020.

[233] CHEN C, ZHANG Y, HUANG J et al. Favipiravir versus Arbidol for COVID-

19: A Randomized Clinical Trial[EB/OL]. (2020-04-15)[2020-06-30]https://www.medrxiv.org/content/10.1101/2020.03.17.20037432v4.

[234] BELOUZARD S, CHU V C, WHITTAKER G R. Activation of the SARS coronavirus spike protein via sequential proteolytic cleavage at two distinct sites[J]. Proc Natl Acad Sci U S A, 2009, 106: 5871-5876.

[235] CAO W, LIU X, BAI T, et al. High-dose intravenous immunoglobulin as a therapeutic option for deteriorating patients with Coronavirus Disease 2019[J]. In Open Forum Infectious Diseases, 2020.

[236] EYAL N, MARC L, SMITH P G. Human Challenge Studies to Accelerate Coronavirus Vaccine Licensure[J/OL]. J Infect Dis, 2020, 221(11): 1752-1756.[2020-05-11]. http://nrs.harvard.edu/urn-3:HUL.InstRepos:dash.current.termsofuse#LAA, 2020.

[237] MARKUS H, KLEINE-WEBER H, NADINE K, et al. The novel coronavirus 2019 (2019-nCoV) uses the SARS-coronavirus receptor ACE2 and the cellular protease TMPRSS2 for entry into target cells[J]. J bioRxiv, 2020.

[238] JAQUELINE G J, CLAUDIO S, INGRA C, et al. First report of COVID-19 in South America[J]. Virological, 2020.

[239] JASPER F W C, SHUOFENG Y, KIN-HANG K et al. A familial cluster of pneumonia associated with the 2019 novel coronavirus indicating person-to-person transmission: a study of a family cluster[J]. Lancet, 2020.

[240] LIU Q, ZHOU Y, YANG Z. The cytokine storm of severe influenza and development of immunomodulatory therapy[J]. Cellular & molecular immunology, 2016, 13(1): 3-10.

[241] LIN L, LU L, CAO W, et al. Hypothesis for potential pathogenesis of SARS-CoV-2 infection: a review of immune changes in patients with viral pneumonia[J]. Emerging Microbes & Infections, 2020: 1-14.

[242] LI W H, MICHAEL J, MOORE N V, et al. Angiotensin-converting enzyme 2 is a functional receptor for the SARS coronavirus[J]. Nature, 2003, 426: 450-454.

[243] TISONCIK J R, KORTH M J, SIMMONS C P, et al. Into the eye of the cytokine storm[J]. Microbiol Mol Biol Rev, 2012, 76(1): 16-32.

[244] WALLS A C, TORTORICI M A, SNIJDER J, et al. Tectonic conformational changes of a coronavirus spike glycoprotein promote membrane fusion[J]. Proc Natl Acad Sci U S A, 2017, 114: 11157-11162.

[245] WALLS A C, XIONG X, PARK Y J, et al. Unexpected Receptor Functional Mimicry Elucidates Activation of Coronavirus Fusion[J]. Cell, 2019, 176: 1026-1039.

[246] WHO. Initiates a Clinical Trial for Four Drugs in Fight Against COVID-19[R/OL]. (2020-03-27) [2020-06-30].https://www.accessdata.fda.gov/scripts/opd-listing/oopd/detailedIndex.cfm?cfgridkey=490515.

[247] TANG X L, WU C C, LI X, et al. On the origin andcontinuing evolution of SARS-CoV-2[J/OL]. National Science Review, 2020[2020-06-30]. https://doi.org/10.1093/nsr/nwaa036.

[248] JU X L. The potential mechanism and research progress of mesenchymal stem cells in the treatment of COVID-19 [J/OL]. Journal of Shandong University (Medical

Science), 2020:1-6[2020-03-31]. http://kns.cnki.net/kcms/detail/37.1390.r.20200304.1426.002.html.

[249] MENG L, QIU F, JIA Y T, et al. Ribavirin and α Interferon risk signal mining [J / OL]. Journal of adverse drug reactions, 2020:22 [2020-03-24] http://rs.yiigle.com/yufabiao/1185911. htm. DOI: 10.3760/cma.j.cn114015-20200225-00167.

[250] SHEAHAN T P, SIMS A C, LEIST S R, et al. Comparative therapeutic efficacy of remdesivir and combination lopinavir, ritonavir, and interferon beta against MERS-CoV[J]. Nature Communications, 2020, 11(1): 1-14.

[251] MOLINA J M, DELAUGERRE C. No Evidence of Rapid Antiviral Clearance or Clinical Benefit with the Combination of Hydroxychloroquine and Azithromycin in Patients with Severe COVID-19 Infection[EB/OL]. (2020-03-30)[2020-06-30]. https://www.ncbi.nlm.nih.gov/pubmed/32240719.

[252] WANG L, WANG Y, YE D, et al. Review of the 2019 novel coronavirus (SARS-CoV-2） based on current evidence[J]. Int J Antimicrob Agents, 2020, 55(6): 105948.

[253] JASON A T. Is COVID-19 receiving ADE from other coronaviruses? [J]. Microbes and Infection, 2020, 2(22): 72-73.

[254] BIRYUKOV S, ANGOV E, LANDMESSER M E, et al. Complement and Antibody-mediated Enhancement of Red Blood Cell Invasion and Growth of Malaria Parasites[J]. EBioMedicine, 2016, 9: 207-216.

[255] HALSTEAD S B, O'ROURKE E J. Dengue viruses and mononuclear phagocytes I. Infection enhancement by non-neutralizing antibody[J]. J Exp Med, 1977, 146(1): 201-217.

[256] HAWKES R A. Enhancement of the infectivity of arboviruses by specific antisera produced in domestic fowls[J]. Australian Journal of Experimental Biology and Medical Science, 1964, 42: 465-482.

[257] TAUBENBERGER J K, REID A H, FANNING T G. The 1918 influenza virus: a killer comes into view[J]. Virology, 2000, 274: 241-245.

[258] TAUBENBERGER J K, MORENS D. 1918 Influenza: the mother of all pandemics[J]. Emerg Infect Dis, 2006, 12(1): 15-22.

[259] ZHOU J F, YANG L, LAN Y, et al. Overview of etiology of Spanish influenza (H1N1)in 1918 / 1919 [J]. Journal of viruses, 2009, 25 (1): 8-11.

[260] WINTERNITZ M C, WASONI M, MCNAMARA F P. The pathology of influenza [M]. New Haven CT: Yale University Press, 1920.

[261] CHENG K F, LEUNG P C. What happened in China during the 1918 influenza pandemic[J]. Inter J Infect Dis, 2007, 11: 360-364.

[262] JOHNSON N P, MUELLER J. Updating the accounts: global mortality of the 1918—1920 Spanish influenza pandemic[J]. Bull Hist Med, 2002, 76(1): 105-115.

[263] MURRAY C J, LOPEZ A D, CHIN B, et al. Estimation of potential global pandemic influenza mortality on the basis of vital registry data from the 1918—1920 pandemic: a quantitative analysis[J]. Lancet, 2006, 368(9554): 2211-2218.

[264] FORSTER P, FORSTER L, RENFREW C, et al. Phylogenetic network analysis of SARS-CoV-2 genomes[J]. Proceedings of the National Academy of Sciences, 2020, 117(17): 9241-9243.

[265] FREEMAN E E, MCMAHON D E, LIPOFF J B, et al. Pernio-like skin lesions associated with COVID-19: a case series of 318 patients from 8 countries[J]. Journal of the American Academy of Dermatology, 2020.

[266] Low-cost dexamethasone reduces death by up to one third in hospitalised patients with severe respiratory complications of COVID-19[EB/OL]. (2020-06-16)[2020-06-30]. https://www.recoverytrial.net/news/low-cost-dexamethasone-reducesdeath-by-up-to-one-third-in-hospitalised-patients-with-severe-respiratorycomplications-of-covid-19.

[267] GUO H S. Agricultural dictionary [M]. Beijing: China Agricultural Publishing House, 1998.

[268] BEIGEL J H, TOMASHEK K M, DODD L E, et al. Remdesivir for the Treatment of COVID-19: Preliminary Report[J]. The new england journal of medicine, 2020.

[269] WHO. Coronavirus disease (COVID-19) Situation Report[R]. Geneva: WHO, 2020.

[270] JIN X Y. Core outcome set for clinical trials on coronavirus disease 2019 (COS-COVID) [J]. Engineering, 2020, 6(10): 1147-1152.

[271] CHEN J. Clinical evaluation of shufeng jiedu capsules combined with umifenovir (arbidol) in the treatment of common-type COVID-19: a retrospective study[J]. Expert review of respiratory medicine, 2021, 15: 257-265.

[272] TIAN J X. Hanshiyi Formula, a medicine for Sars-Cov-2 infection in China, reduced the proportion of mild and moderate COVID-19 patients turning to severe status: a cohort study[J]. Pharmacological research, 2020, 161: 105127.

[273] GUO HU. Xuebijing injection in the treatment of COVID-19: a retrospective casecontrol study. Annals of palliative medicine[J]. 2020, 9(5): 3235-3248.

[274] PUNTMANN VO, CARERJ ML, WIETERS I, et al. Outcomes of cardiovascular magnetic resonance imaging in patients recently recovered from coronavirus disease 2019 (COVID-19) [J]. JAMA Cardiol, 2020, 5(11): 1265-1273.

[275] HUANG L, ZHAO P, TANG D, et al. Cardiac involvement in patients recovered from COVID-19 identified using magnetic resonance imaging[J]. JACC Cardiovasc Imaging, 2020, 13(11): 2330-2339.

[276] NATIONAL INSTITUTE FOR HEALTH AND CARE EXCELLENCE. COVID-19 rapid guideline: managing the long-term effects of COVID-19[R]. 2020.

[277] TOWNSEND L, DYER A H, JONES K, et al. Persistent fatigue following SARS-CoV-2 infection is common and independent of severity of initial infection[J]. PLoS One, 2020, 15(11): 240784.

[278] CARFI A, BERNABEI R, LANDI F, et al. Persistent symptoms in patients after acute COVID-19[J]. JAMA, 2020, 324(6): 603-605.

[279] HALPIN S J, MCIVOR C, WHYATT G, et al. Postdischarge symptoms and rehabilitation needs in survivors of COVID-19 infection: a cross-sectional evaluation[J]. J Med Virol, 2020.

[280] HUANG Y, TAN C, WU J, et al. Impact of coronavirus disease 2019 on pulmonary function in early convalescence phase[J]. Respir Res, 2020, 21(1): 163.

[281] WEERAHANDI H, HOCHMAN K A, SIMON E, et al. Post-Discharge Health

Status and Symptoms in Patients with Severe COVID-19[J]. J Gen Intern Med, 2021: 1-8.

[282] MAZZA M G, DE LORENZO R, CONTE C, et al. Anxiety and depression in COVID-19 survivors: Role of inflammatory and clinical predictors[J]. Brain Behav Immun, 2020, 89: 594-600.

[283] CAI X, HU X, EKUMI I O, et al. Psychological distress and its correlates among COVID-19 survivors during early convalescence across age groups[J]. Am J Geriatr Psychiatry, 2020, 28(10): 1030-1039.

[284] YU H Y, REN X H, QI X X, et al. A retrospective study on the efficacy of apidor, Qingfei Peidu decoction, Lianhua Qingwen capsule and Jin Ye Baidu Granule on the mild/moderate COVID-19 in a square cabin hospital [J]. Chinese medicine pharmacology and clinic, 2020, 36 (6): 2-6.

[285] ESLAMI G, MOUSAVIASL S, RADMANESH E, et al. The impact of sofosbuvir/daclatasvir or ribavirin in patients with severe COVID-19[J]. J Antimicrob Chemother, 2020, 75(11): 3366-3372.

[286] PAN H, PETO R, HENAO-RESTREPO A M, et al. Repurposed Antiviral Drugs for COVID-19-Interim WHO Solidarity Trial Results[J]. N Engl J Med, 2021, 384(6): 497-511.

[287] SALAMA C, HAN J, YAU L, et al. Tocilizumab in Patients Hospitalized with COVID-19 Pneumonia[J]. N Engl J Med, 2021, 384(1): 20-30.

[288] STONE J H, FRIGAULT M J, SERLING-BOYD N J, et al. Efficacy of Tocilizumab in Patients Hospitalized with COVID-19[J]. N Engl J Med, 2020, 383(24): 2333-2344.

[289] STERNE J, MURTHY S, DIAZ J V, et al. Association between administration of systemic corticosteroids and mortality among critically ill patients with COVID-19: A Meta-analysis[J]. JAMA, 2020, 324(13): 1330-1341.

[290] SIMONOVICH V A, BURGOS P L, SCIBONA P, et al. A randomized trial of convalescent plasma in COVID-19 severe pneumonia[J]. N Engl J Med, 2021, 384 (7): 619-629.

[291] LI L, ZHANG W, HU Y, et al. Effect of convalescent plasma therapy on time to clinical improvement in patients with severe and life-threatening COVID-19: a randomized clinical trial[J]. JAMA, 2020, 324(5): 460-470.

[292] SHEN C, WANG Z, ZHAO F, et al. Treatment of 5 critically Ill patients with COVID-19 with convalescent plasma[J]. JAMA, 2020, 323(16): 1582-1589.

[293] LIU S, LIN H M, BAINE I, et al. Convalescent plasma treatment of severe COVID-19: a propensity score-matched control study[J]. Nat Med, 2020, 26(11): 1708-1713.

[294] Transcript of the press conference of the joint prevention and control mechanism of the State Council on December 21, 2020. http://www.nhc.gov.cn/xcs/s3574/202012/3c29b1dcc9cb4967b67a2dc0be9020e6.shtml.

www.ingramcontent.com/pod-product-compliance
Lightning Source LLC
LaVergne TN
LVHW010500200726
843506LV00013B/2464